THE

BLOOD SUGAR SOLUTION

THE ULTRAHEALTHY PROGRAM FOR LOSING WEIGHT, PREVENTING DISEASE, AND FEELING GREAT NOW!

血糖解方

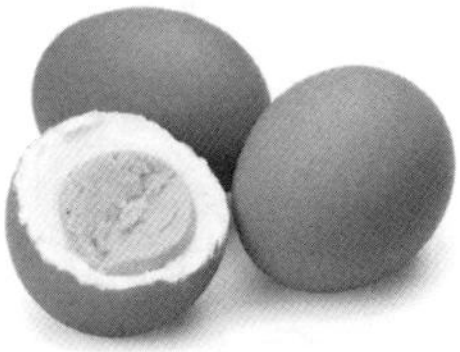

慢性病的根源在血糖震盪，
功能醫學名醫幫你量身打造屬於自己的血糖解方

馬克．海曼 醫師 Mark Hyman 著

美國功能醫學研究院主席．《健康與醫學的另類療法》總編輯
終極健康中心創辦人兼醫療主任．十五次登上紐約時報排行榜暢銷作家

高子梅 譯

【推薦序】

自然醫學界的巨人——馬克・海曼醫師

賴宇凡
（美國NTA認證自然醫學營養治療師、《要瘦就瘦、要健康就健康：把飲食金字塔倒過來吃就對了》暢銷書作者）

多年前，我開始寫書向台灣人介紹健康飲食的觀念。讀者常常問我，為何我寫的這幾本書，本本都如此著重血糖？那是因為，在我長年開設的心理及營養門診中，無論是體重問題、血壓、心血管疾病、高血脂、失智，以及各類癌症、神經、心理疾病等問題，追索分析到最後，病根常常都是血糖不穩定引起的。要讓這些影響我們身心健康至鉅的慢性病痊癒，就不能不正視血糖。

血糖平衡對我們身體健康的重要性，在全世界已有許多重要的研究成果，而最重視血糖這個慢性病病根，並能具體提出解決方案的人就是馬克・海曼醫師（Mark Hyman, MD）了。

海曼醫師原本在美國擔任家庭醫師，因為體會到只治療症狀的醫療方式對慢性疾病束手無策，於是自原本的醫療體系中出走，加入自然醫學的領域，成為美國自然醫學領域的領航者。

在自然醫學「治本不治標，啟動人體自癒能力」的共通哲理下，海曼醫師藉由功能醫學（Functional Medicine），希望能用可驗證的科學方式，找出疾病病根，支援病患改變生活環境與習慣，以去除病根，徹底痊癒慢性病。海曼醫師的治癒方案因為成效卓著，成為全球性的自然醫學領航者，二〇〇九年時因而受邀到美國國會為自然醫學的治癒能力做證。他是美國第四十二任總統柯林頓的御醫，美國功能醫學研究院的主席（Chairman of the Institute for Functional Medicine），也是功能醫學界最有權威的期刊《健康與醫學的另類療法》（*Alternative Therapies in Health and Medicine*）的總編輯，著作甚多，在美國出版的書，本本都是《紐約時報》書籍排行榜的暢銷書。

在全世界的政府都為健保政策沉重的財務壓力而傷透腦筋且爭辯不已的現在，海曼醫師提醒我們，真正的挑戰不在給付制度，而是血糖。海曼醫師在應邀至國會作證時曾說，如果血糖問題不獲得解決，健保政策再完善，國家最終都要破產。如果血糖問題不能得以控制，未來二十年內，全世界將支出四十七兆美元治療血糖所引發的併發症。血糖問題所引發的各類疾病，可以把最好的健康及經濟體質一起拖垮。台灣當然也不例外。

海曼醫師所有的著作中，《血糖解方》（*Blood Sugar Solution*）是其中最重要的一本，因為他認為，不管老少、人種、黨派、性別，人人都有發生血糖問題的可能，但是，人人也都有痊癒與預防血糖問題的力量，因為科學研究的證據已經非常齊全，只需要開始實踐。血糖問題其實人人可以避免，穩定血糖不是夢。只要血糖穩定，體重、血壓、血脂、失智、癌症、心理疾病這些我們現階段只能用藥處理的慢性疾病，全部都能連根拔起。

常有人告訴我，說我在台灣所推動的飲食方式，等同革命。其實我的覺醒源自於巨人的努力，海曼醫師便是這些巨人之一。由於有他這樣前輩的勇氣與推動，美國醫界的治療與飲食方向現在都已在進行大幅度的修正與改變。在史丹佛大學的全觀醫療中心（Stanford Complementary Medicine Clinic）中，病人不會被分割為單一器官，而是透過心理諮商、自然醫學、中醫、西醫專科、精神科醫師，甚至按摩師，合作問診，聯合擬治療策略。此外，在今年六月二十三日出版的《時代》雜誌封面話題〈停止向油脂宣戰〉（Ending the War on Fat）一文中，也已不再視油脂為健康殺手，不但為油脂對人體的功用提出說明，也提出讓血管堵塞的小分子ＬＤＬ（低密度膽固醇）多是碳水化合物造成的。

研究日日往前推進，現今對病理與飲食的認知，早已與以往大大的不同。想要獲得健康，就一定要跟上巨人的腳步。海曼醫師的《血糖解方》一書把最新的科學研究告訴你，並且提供全面的血糖問題預防及治療方法。記住，飲食的比例與方式或許適應個人有所調整，但人體生化運作的原則卻是一樣。把這本書帶回家，你將能躲過慢性病可能帶來的健康浩劫，也能扭轉現有的痛苦與掙扎。我誠心向你推薦海曼醫師的《血糖解方》一書。

《血糖解方》佳評如潮

「最近十年來，肥胖症和糖尿病崛起肆虐，威脅我們的家人、全球經濟和下一代的健康。自從二〇〇四年我心臟病發後，我就在飲食習慣上做了很大的改變，再加上定期運動。我希望海曼醫師的新書也能像啟發我一樣地啟發你。」

——比爾・柯林頓總統（Bill Clinton）

「海曼醫師在役表現傑出，提供了一套攻擊糖尿病的完整作戰計畫。」

——《享瘦南灘：風靡全美的邁阿密瘦身健康祕訣》（*The South Beach Diet*）作者亞瑟・蓋斯頓醫師（Arthur Agatston）

「馬克・海曼醫師把你的健康管理變得比想像中簡單。現在就是行動的最好時機，今天就行動！」

——《標竿人生》（*The Purpose Driven Life*）作者華理克（Rick Warren）

「馬克・海曼醫師是用他的慈悲和權威在解決暴食、肥胖症、糖尿病、心臟病、癌症，甚至胰島素問題背後的真正成因。你可以從他那套針對個人所設計的扎實辦法裡，找到一條通往健康的康莊大道。」

——《超腦零極限》（*Super Brain*）作者狄帕克・喬布拉醫師（Deepak Chopra, MD）

「精準無比，等於是為我們國民健康的重建計畫提出藍圖。」

——《女性身體，女性智慧》（*Women's Bodies, Women's Widsom*）
作者克莉絲汀・諾珊普（Christiane Northrup）

「海曼醫師又辦到了……這是一份處方箋，極有創意，以科學為基礎，而且淺顯易懂。現在就展開你的療癒之旅吧！」

——梅曼・歐茲醫師（Mehmet Oz. MD）

「壞消息是：未來幾年，將有半數的美國人會受第二型糖尿病和前期糖尿病的影響。好消息是：只要改變飲食習慣和生活習慣，**現在**的糖尿病是可以徹底預防的，對多數人來說甚至可以治癒。馬克・海曼醫師會在《血糖解方》裡教你怎麼做。」

——《歐尼斯光譜保健法讓你的基因變得更好》（*The Spectrum*）
作者狄恩・歐尼斯醫師（Dean Ornish, MD.）

「馬克・海曼醫師的革命性作品擁有無比的力量，可以讓你的生活徹底改觀和向上提升。在你打造快樂健康的身體的同時，就讓馬克當你的嚮導和你的導師吧。」

——《全食物救命奇蹟》（*Crazy Sexy Diet*）
作者克莉斯・卡爾（Kris Carr）

「在《血糖解方》裡，馬克・海曼博士繪出一條有利於每個人的健康大道。請為你自己、你家人、你朋友讀這本書。也請把這本書送給你所愛的人。」

——《EQ》（*Emotional Intelligence*）
作者丹尼爾・高曼（Daniel Goleman）

「讀這本書，就能永遠解決你和體重、糖尿病，以及其他疾病的糾纏問題。」

——心靈雞湯系列叢書的合著作者傑克．坎菲爾（Jack Canfield）

「我們的世界危機重重，包括糖尿病的崛起盛行，《血糖解方》來得正是時候。馬克．海曼醫師堅持找出肥胖症和糖尿病的社會根本成因，這關鍵的一步打破了我們長久以來先入為主的觀念，帶領我們找到真正的解決之道。我們的孩子值得有更美好的未來。」

——賀芬頓郵報媒體集團董事長兼總編

亞利安娜．賀芬頓（Arianna Huffington）

《血糖解方》讀者見證

■「血糖解方」改變了我和食物之間的關係……

自從高中以後，我就和體重糾纏不清，我試過所有方法……所有常見的減重課程、線上聊天室、流質飲食。但沒有一個有效……事實上，不管什麼減肥法，我都很少成功，也總是饑腸轆轆。幾年前，我讀了海曼醫師的《歐賣尬！不用節食就能瘦身！？二十一世紀最新最強新陳代謝減肥法》（*Ultrametabolism: The Simple Plan for Automatic Weight Loss*），於是決定找他諮詢。我相信只要見到他，我的人生、自尊和神智就都有救了。

我們找到了幾個以前從來沒有人找到的問題，其中最麻煩的是我的新陳代謝症狀，以及我的前期糖尿病。我試著吃乾淨飲食（eat clendiet），幫身體排毒，解決甲狀腺機能低下的問題。我的體重減輕了一些，但還不夠。海曼醫師說我們必須「重設我的胰島素」。為了達到這個目標，他要我執行八週的「血糖解方」進階計畫。我自知兩個月對我來說不是問題，於是決定貫徹到底。二〇一一年夏天，我完成八週計畫，減輕九公斤。在我執筆寫這篇文章時，我總共減輕了二十七公斤。最厲害的是，我對食物的癮不見了！而且到現在都沒復發。

我生平第一次覺得自己和食物的關係變得正常。我對自己說：「原來這就是正常人的感覺！」老實說，這輩子心情從來沒有現在這麼好過。

——威斯康辛州，E

感謝海曼醫師救了我的命……

我的健康是海曼醫師給的。我第一次見到海曼醫師時，情況非常不樂觀……體重過重、高血壓、瀕臨糖尿病邊緣，最糟的是，我覺得自己悲慘極了。我靠著海曼醫師的計畫，一年減輕了三十四公斤，而且不再需要服用血壓藥。我改變了生活和飲食習慣，更小心我的健康。今天我很自豪地說，我的生活還是過得很健康，而且已經完全不用服藥。感謝海曼醫生救了我的命。

——珍・葛里姆（Jane Grimm）

馬克・海曼帶給我希望。而且不只這樣：還帶給我成果。四個月內，我瘦了二十四公斤。我的血液報告顯示我不再有糖尿病……

在見到海曼醫師之前，我的人生盪到谷底，體重老是居高不下，血壓和血糖失去控制。藥物治療不再有效。我的內分泌醫師建議我開始注射胰島素，因為我的空腹血糖就算服用口服藥，還是飆到168。我的心臟科醫師加了更多藥物，試圖把我的血壓降到正常值，但早上起床對我來說是件難事——我身體說不出來的僵硬和疼痛，關節腫脹，還有頭痛。

等我終於來到他的診間，我記得他詢問我的病歷時，我就坐在他對面。他抬頭看著我：「你想知道什麼？」我等丈夫離開診間才提出我最想問的問題：「我想知道我還有多久……」我已經為死亡做好準備。

他低頭看看圖表：「這得看情況而定，不過我想大概六個月到一年。」

他聽見我大口吸氣，趕緊抬頭，很驚訝我竟然快哭出來，因為我正在打算如何告訴我的孩子我還可以活多久。他臉色大變，改以溫柔的語氣問道：「你以為你快死了嗎？」我只顧著點頭，這時我丈夫已經又回到診間。

「派莉，你沒有快死掉，」他微笑道，「我說的六個月到一年是指你需要這麼長的時間恢復健康。」

馬克．海曼帶給我希望，而且不只這樣：還帶給我成果。四個月內，我瘦了二十四公斤，我的血液報告顯示我不再有糖尿病，我的血壓比正常值還正常。我覺得自己煥然一新，真的。海曼醫師支持我，了解我，提供我工具，讓我不再失衡，永遠保持最佳狀態。

——派莉．阿弗塔布（Parry Aftab）

這個計畫不只幫助我減重十二公斤（一週平均一．五公斤），腰圍也少了約十五公分，連我的慢性牙周病都治好了。我又能回去騎我最愛騎的腳踏車，膝蓋也不再疼痛。

看見體重計數字將近一百公斤，是件令人憂心的事。我以前就反覆見過那個數字出現，我告訴自己絕不重蹈覆轍。生活壓力源和自作自受的個人選擇，不只害我的體重再度上升，連膽固醇也飆高。我的醫師堅持我必須服用藥物，但我知道一旦服藥，不只象徵個人的失敗，也代表你開始陷入症狀治療的循環，而非解決真正的問題，並且會出現更多症狀，然後又需要服用更多藥物，沒完沒了。不過我終究得接受一件事實，那就是我缺乏意志力去解決所有問題，也沒辦法自己解決問題。我知道我的飲食習慣必須改變，可是我抵擋不了冰淇淋或健怡汽水。我從食物中尋求安慰，但它正在害我慢性自殺，而且是在不知不覺中……

因此當我有機會使用「血糖解方」時，我好希望這個計畫不同於以往所試過的方法，結果它真的完全符合我的期待。它燃起我的希望，想再嘗試一次；它提供工具和資訊，幫助我成功，也為我的每一步指引正確方向。在經過八週計畫後，我的生活品質毫無疑問地提升了。

這個計畫不只幫助我減重十二公斤（一週平均一．五公斤），腰圍也少了約十五公分，連我的慢性牙周病都治好了。我又能回去騎我最愛騎的腳踏車，膝蓋也不再疼痛。我因為體重減輕和腰圍縮小，而不再害羞。七年來我都是買ＸＬ尺寸以上的褲子，現在終於可以穿進L號的褲子，你可以想像我有多吃驚。聽到我的家人和朋友說：「你看起來棒極了！」那種感覺真的很飄飄然。現在我又有精神和體力陪孫子玩捉迷藏，簡直是人間一大快事。

我好高興我當初選擇了這個計畫！

——喬安．布里克利（Joan Brinkley）

「血糖解方」徹底改造了我，我無以言謝。

腦霧（Brain Fog）是一種腦損傷。它害我無法工作，無法享受人生，也害我抬不起頭來，開始懷疑自己。這個計畫送給我一份很棒的禮物，那就是我又有了清楚的腦袋。現在我有兩份工作，兩位老闆都很看重我，我很自豪我有很棒的工作。這是我十五年來第一次有這種感覺。我瘦了近八公斤，我的朋友都注意到我的煥然一新。

我和丈夫都很得意我們做出了這麼大的改變，因此決定繼續維持下去，讓它變成我們的生活習慣。我很難用言語形容「血糖解方」所帶給我的改變。我的老闆最近說：「你改變飲食習慣之後，一定覺得神清氣爽多了。」他的形容仍過於保守，它根本是徹底改造了我，我無以言謝。

——吉兒．艾倫（Jill Allen）

目錄

第二單元　糖胖症的七步驟改善方法

第三單元　血糖解方：做好準備

第四單元　六週行動計畫

如何使用本書

你選擇這本書，可能有很多理由。

也許你想了解肥胖和第二型糖尿病（或者應該稱為「糖胖症」[*1]〔diabesity〕）這種全球性現代疾病的流行範圍和影響層面。

也或許你想了解是什麼社會、政治或經濟因素，助長它的流行，我們該怎麼辦？又或許你是正在尋求解方的立法者、健康照護機構、教育者，或宗教領袖。

更或許你是個對保健科學很有求知精神的消費者，或者是醫療服務提供者，想更了解肥胖和糖尿病的生物原理，以及何以現代醫藥如此發達，卻難以找到有效的解決方案。

又或許你想成立或加入某個團體，抑或想參與基層社會運動，試圖改變這種流行病的趨勢。

又或者你只是想找出實際的對策或計畫，來幫助你減重和扭轉你的第二型糖尿病或前期糖尿病。

不管理由是什麼，這本書都是為你寫的。

我們面臨的問題，是全世界每個人幾乎都會碰到的問題，我們身處在肥胖和第二型糖尿病流行的風暴中心。

身為醫師、科學家、教育者和市民的我，費盡心思，找到了一套周全辦法。而這也促使我寫出了這本書《血糖解方》（*The Blood Sugar Solution*）。

【注意】儘管這本書以肥胖症和第二型糖尿病為主，不過對於想要平衡血糖、過健康生活的第一型糖尿病患者來說，這本書也有相當助益。第一型糖尿病是一種自體免疫疾病，會傷害胰臟，造成「胰島素缺乏」。第二型糖尿病則是一種發炎性疾病，症狀是「胰島素分泌過多」，造成細胞對體內胰島素麻痺，也就是所謂的「胰島素阻抗」（insulin resistance），它通常出現在第二型糖尿病發病前，時間長達幾年或幾十年。這本書談的就是第二型糖尿病和胰島素阻抗，所以在本書裡，不管我何時提到糖尿病，都是指第二型糖尿病。

這裡談的不只是血糖，更直指問題根源，並從生物、個人、社會和經濟層面來提供解決方案。

這本書會先從簡單的測驗開始，目的是要確認你是否有「糖胖症」。由於每兩個美國人裡就有一個患此疾病，所以答案通常是「有」。

在第一單元的第一章「認識現代瘟疫」裡，將探討這種流行病在全球散播的範圍。它的影響所及不僅止於富裕的西方國家，更包括開發中世界。

在第二章，將會檢討此流行病背後真正的生物學原因——胰島素阻抗——以及為何目前的方法都不管用。

第三章，將會破除阻礙我們有效對付此流行病的種種迷思。包括肥胖症和第二型糖尿病純屬基因問題、或者第二型糖尿病是不能治癒的、抑或糖尿病或其他相關疾病可以靠藥物來有效預防或治療。

第四章，會探討「食物成癮症」（food addiction）生物學原因的最新研究，以及為何不能責怪自己渴望食物（food cravings）和暴飲暴食（overeating）。反要改而質疑目前的食品行銷手法，以及它們對孩

＊1. 糖尿肥胖症（diabesity），簡稱糖胖症，是肥胖症（obesity）加上糖尿病（diabetes）的一種現代疾病。

童和兒童肥胖（childhood obesity）的影響。

第五章，我將探討食品大廠、大型農產公司和大型製藥公司如何助長肥胖症、糖尿病和慢性病的全球流行，以及如何一手創造「致胖環境」（obesogenic enviorment），並說明我們該如何聯手對付它。

在第六章，我會介紹一種以科學為基礎的全新全系統醫學模式，就像一張用來解決二十一世紀慢性病的地圖，稱為**功能醫學**（functional medicine），專門處理肥胖症和糖尿病背後的生物學病因。它就像是在實際的地圖上活用個人化醫療、基因體學，和系統生物學的先進知識，來診斷、治療和扭轉病情。這是一種強調成因與過程的醫學，而不是強調身體部位和症狀。我們處理的是土壤和地形，而非種在上面的植物。這方法對肥胖症和第二型糖尿病尤其有效。

在第二單元「糖胖症的七步驟治療」裡，解釋了我們對肥胖和糖尿病生物學原因科學新知的了解，揭開這種問題背後的生物學病因。肥胖症和糖尿病是眾多不同病因下的共業結果，包括營養問題、荷爾蒙問題、免疫學、發炎、消化失衡，以及環境毒素、新陳代謝失衡和壓力。以上每個問題都可能單獨或集體出現在你身上。透過第二單元的測驗找到問題所在，再針對自己的狀況，擬定個人化對策，才是治癒疾病的關鍵。

【終極健康測驗】找出體重增加和罹患糖尿病的元凶

這本書將有助於你認識和對付體重問題與糖尿病，以及幾乎所有慢性疾病的潛在元凶。書中所謂的「終極健康測驗」（The UltraWellness Quiz），是由幾個特殊的測驗組成。它是幫你找到身上所有病症背後元凶和治療方法的關鍵鑰匙，為你創造一條通往健康的專屬個人大道。而這背後的科學原理是來自於功能醫學或全系統醫學（whole systems medicine），讓你透過一套具體的測驗來找到健康問題的真正源頭。

你可以直接作答本書的「終極健康測驗」，不過我更鼓勵你上 www.bloodsugarsolution.com 網站線上作答，追蹤自己的終極健康得分（UltraWellness Score），展開你一生追求健康與活力的旅程。

在第三單元「血糖解方：做好準備」裡，你將學會如何為自己的身心及廚房做好準備，以便展開六週的行動計畫；也將學會如何自我振作，成立或加入一個可充後盾的小團體；最後學會如何透過「血糖解方」的測驗和實驗室裡的檢驗來評量自己的健康，這些都有助於你了解糖胖症背後的成因與嚴重性。

第四單元「六週行動計畫」是一套為期六週的六步驟實用計畫，可以單獨執行，也可以和你的醫護人員共同合作。此外，它會教你如何成立一個團體當你的後盾。因為若有一群人能在背後支持和回饋意見給你，將使整個計畫變得更有趣和更有效率，改變的步伐才能走得更長遠。

六週行動計畫概要：

- 如何在自己身上找到胰島素阻抗和肥胖症的根本原因。
- 專屬於個人的自我照護治療處置，來幫你對付糖胖症的根本原因。
- 如何改變你的飲食習慣，逆轉問題，把食物當良藥。
- 一套容易打理的美味菜單計畫，內有食譜與採買清單。
- 為了改善和優化胰島素的功能及平衡血糖，必須服用哪些營養補充品和藥物。
- 如何更有成效和更有效率地運動。
- 可逆轉糖胖症的減壓工具。
- 如何解決和降低你暴露在環境毒素裡的機會，減少它對身體的負擔。
- 要做哪種檢驗才知道自己是不是出了問題。
- 如何和醫師合作，得到所需的資訊、檢驗和治療，以有效解決問題，必要時，聰明地服用藥物。
- 教導你如何利用我們的線上支援工具和社群 www.bloodsugarsolution.com。
- 如何追求終生健康。

第五單元是一份宣言，召集大家展開行動，這是為身為個人，以及身為家庭、社群、學校、工作職場，以至信仰團體一分子的我們所準備的宣言，目的是要「重拾健康」。唯有依賴以社群為基礎的多元活動，才能有效逆轉這種流行病。我們絕對不能只著眼自己，還要幫助我們的孩子和他們的下一代。在此我想改述我的朋友希拉蕊·柯林頓（Hillary Clinton）說過的一句話：我們需要社群的力量來獲得健康（It takes a village to get healthy）。

【注意】此六週行動計畫可以讓你快速降低血糖，但若你正在服藥，恐怕會血糖過低。所以，如果正在服藥，又希望執行這套計畫，請務必小心監測血糖，必要時，請向醫師諮詢。你可能必須降低正在服用的藥物劑量，若改變劑量，一定得在醫生的協助和監督下進行。

今天就加入血糖解方社群

為了幫助你追求終生健康，我打造一些資源，而這本書只是開端。這是我在美國設立的輔助網站www.bloodsugarsolution.com*，提供線上課程、計畫進階工具、各項資源、持續性的進修教育和後援。你們會了解到，社群是很重要的。我已經打造完整的線上經驗，可以幫助你們共同追求健康。你們可以從這個網站裡找到志同道合的人互相支援。改變是困難的，要成功地有所改變，最好的良方就是靠心得分享和彼此支援。我也是這個社群的一分子，我一定會盡全力與你們串連，一路上做你們的後盾。

請上 www.bloodsugarsolution.com 網站，學習如何：

1. **加入團體**。加入我們線上社群的團體，或者你當地的社群團體。
2. **接受測驗**。我們有提供線上版的血糖解方測驗，可以幫你自我診斷病因，找到正確的治療方法。
3. **血糖解方十二週線上課程**。其中包括兩週的準備課程，六週課程、持續性支援、每週行動步驟，以及從不停歇的進修教育與支援，幫助你保持終生健康。
4. **取得線上核對清單**。利用我們的每日和每週核對清單，來幫忙你成功執行計畫。
5. **利用健康追蹤系統**。進入線上版和手機版的體重、身高、體脂率（body mass index，簡稱 BMI）和實驗室檢驗追蹤系統，安全隱祕地跟著課程進度記錄各種數值變化。
6. **製作你的個人日誌**。把自己的經驗記錄下來，安全隱密地追蹤你的日常飲食和運動。
7. **了解該服用何種營養補充品**。我會提供具體建議，告訴你若要成功落實計畫，必須攝取何種營養和攝取何種營養補充品。

8. **取得身心工具**。我開發了一套簡單好用的線上運動，可以幫忙放鬆你的身心靈，包括呼吸練習和瑜伽。

9. **進行檢驗**。認識各種自我檢測與醫藥檢驗的資源。

10. **充分利用我們的專業保健營養指導**，訓練有素的營養學專家將提供個人專業指導，幫助你成功完成計畫。

11. **取得更多食譜**。在專業廚師的協助下，我們研發了許多美味食譜和適合孩童食用的食譜。

12. **加入線上烹飪課程**。我設計一套簡單的烹飪課程，主角就是我——你那友善的醫師主廚。

13. **取得健康生活資源**。提供資訊，教你如何找到好食物、全天然和環保產品，以及和健身及身心平衡有關的各種資源。

14. **觀看具有教育功能的報導、影片和在線研討會**。可以觀賞影片、參加在線研討會和教育訓練，讓你邁向健康之路的同時，擁有充分的後盾和支援。

15. **找到醫生**。提供各種連結，讓你在居住地可以找到功能醫學和整合式醫學的健康照護提供者。

16. **加入運動，重拾健康**。提供你明確的行動步驟，讓你把家人、家庭生活、學校、工作職場、信仰團體、健康照護系統，以至民主制度，全納入運動裡。

17. **分享你的成功**。一個可以張貼自己故事的地方，激勵數以千計的人，也被他們激勵。

請上 www.bloodsugarsolution.com，加入我們。

＊編註：**www.bloodsugarsolution.com** 網址已跳轉至 **https://drhyman.com/** 服務，此網站提供除血糖外，還包括代謝、腸道等最新健康及醫療訊息。本書中所提到的進一步相關主題，可在 **https://drhyman.com/** 網站中的搜尋功能中找到。

你有糖胖症嗎？

現在讓我們看看你是否有糖胖症或可能罹患糖胖症的風險。

在作答時，若有任何一題的答案是肯定的，就表示你可能已經得到糖胖症或正步上糖胖症這條路。

不過，你現在可能還不知道如何回答所有問題，第三單元會提供更大範疇的測驗及檢測指南，協助你確定你的糖胖症嚴不嚴重。

	是	不是
• 你有糖尿病、心臟病或肥胖症的家族病史嗎？	☐	☐
• 你的祖先有非白種人嗎？（非洲人、亞洲人、美國原住民、太平洋島民？拉丁美洲人、印度人、中東人）	☐	☐
• 你體重過重嗎？（BMI 或體脂率高於 25）請參考第 175 頁，根據體重身高，算出你的 BMI。	☐	☐
• 你的腹部特別肥胖嗎？你的腰圍大於 89 公分（指女性）或大於 102 公分（指男性）嗎？	☐	☐
• 你會嗜食糖或精製的碳水化合物嗎？	☐	☐
• 低脂飲食減重計畫對你來說很困難嗎？	☐	☐
• 你的醫生告訴過你，你的空腹血糖（fasting blood sugar）有點高（高於 100mg/dl），或者你曾被診斷出你有胰島素阻抗、前期糖尿病或糖尿病嗎？	☐	☐
• 你的三酸甘油脂（triglycerides）過高（超過 100mg/dl）？或者高密度脂蛋白膽固醇（或稱 HDL cholesterol，好膽固醇）有點低（低於 50mg/dl）？	☐	☐
• 你有心臟病嗎？	☐	☐
• 你有高血壓嗎？	☐	☐
• 你很少運動嗎（一個禮拜運動少於四次，每次少於三十分鐘）？	☐	☐
• 你曾得過妊娠糖尿病或多囊性卵巢症候群嗎？	☐	☐
• 你有不孕症，性冷感或性功能障礙的問題嗎？	☐	☐

【前言】

糖胖症：你的無知可能害死你

這些名稱具有什麼意義：胰島素阻抗、新陳代謝症候群、代謝症候群、糖胖症、前期糖尿病、成人型糖尿病、第二型糖尿病。基本上它們的問題都一樣，只是嚴重程度不同而已，但結果都是致命的。事實上，要診斷和治療這些病症的根本原因，都是使用同樣的方法。

糖胖症是種較全面性的說法，泛指從理想的血糖平衡值到發生胰島素阻抗，再到典型糖尿病的整個過程。如果你在回答前面問題時，有任何一題的答案是肯定的，你就可能已經得到糖胖症。

幾乎所有體重過重者（美國的成年人有七〇%體重過重）都患有「前期糖尿病」，因此有很高的罹病和死亡風險，只是他們不知道而已。更糟的是，雖然「糖胖症」這個名詞是由肥胖症和糖尿病所組合，但就連那些體重沒有過重的人都可能有此疾病。他們都是所謂的「泡芙人」（skinny fat），意即假瘦（肌肉量少，脂肪偏多），體重沒有過重，但是腹圍偏廣，或稱「肥肚皮」。對健康照護提供者來說，目前沒有任何全國性的篩檢方法、治療指南、業經核准的藥物療法或補償辦法，可用來診斷和治療典型糖尿病以外的其他疾病。想像一下，原來**沒有人指望過醫生，或者訓練醫生，抑或付錢給醫師，請他們診斷和治療這種全美流行的單一慢性疾病**，而它和抽菸一樣是造成二十一世紀醫療負擔的最大元凶，包括心臟病、中風、失智症，甚至癌症。不過，這裡有個好消息——我已經在這本書裡幫你安排好一種科學證實有效的解決方法。

目前的醫學診療作業還沒跟上層出不窮的新知。二〇〇八年，美國內分泌學院（American College of

Endocrinology）和美國臨床內分泌學者學會（American Association of Clinical Endocrinologists）召集了二十二名專家共同檢討，和前期糖尿病及糖尿病有關的科學資料。他們吹響號角，喚醒個人、醫療團體，和全球各地的政府，[1]做出以下結論：

1. 前期糖尿病和糖尿病的診斷方式都過於武斷。空腹血糖超過100mg/dl，被視為前期糖尿病，血糖超過126mg/dl則被視為糖尿病。**但是，他們發現這些臨界值並不能反映風險的全貌——包括心臟病、癌症、失智症、中風，甚至腎臟和神經方面在內的受損問題，都是從很低的數值便開始出現異常，甚至是低到多數人認定的正常值就開始發生。**
2. 以兩萬兩千人為研究對象的高血糖研究（DECODE study，一項歐洲大規模研究）[2]調查了連續性風險（continuum of risk），它不只測量空腹血糖，也測量喝了大量含糖飲料後的血糖（這是診斷糖尿病的最好方法）。結果顯示，即便一開始血糖值是正常的（95 mg/dl），還是有很大風險在低於尚可接受的非正常值前期糖尿病（140mg/dl以下）時，以及遠低於糖尿病臨界值200mg/dl時，就罹患心臟病和其他併發症。

重點是，就算你有非常正常的血糖，還是可能坐在一顆叫做糖胖症的隱形定時炸彈上，阻撓你減重和過健康的生活。在已開發國家和大部分的開發中國家裡，胰島素阻抗是造成老化和死亡的主因。這本書將幫助你找到問題癥結，加以扭轉，更提供全面性的行動計畫，讓你們展開集體行動、分頭或共同解決問題，攜手追求健康。

第一單元

I

認識現代瘟疫

為此，我們必須及早和盡可能地展開有效行動，
要做到不假思索和習以為常的地步，
像防範瘟疫一樣防堵它蔓延開來，對我們造成危害。

——威廉．詹姆斯（William James）《當紅科學月刊》（*The Popular Science Monthly*）
一八八七年二月號「習慣定律」（*The Laws of Habit*）

害你惹上麻煩的不是你的無知，而是你自以為很懂的事情，
它根本和你想的不一樣。

——馬克．吐溫（Mark Twain）

【第一章】

隱密的流行病：糖尿病氾濫的美國

糖胖症的問題範圍，從輕度胰島素阻抗和體重過重，到肥胖症及糖尿病，都涵括在內，堪稱是我們這時代全球最盛行的疾病。它是造成心臟病、失智症、癌症和早逝在全世界氾濫的主因之一，而且幾乎都是拜環境及生活因素之賜。這代表它是百分之百可以預防和治癒的疾病。

糖胖症影響所及的全球人口超過十七億人。科學家保守估計，到二〇二〇年以前，每兩個美國人中就有一人受它影響，而且他們當中有九〇％**未被診斷出來**。我相信它現在的影響所及**已經**不只是二分之一的美國人，在某些人口裡，甚至高達七〇％到八〇％。

在美國及全球各地可預防的死亡（preventable death）案例裡，肥胖症（向來和糖胖症脫不了關係）是主要元凶。體重每增加五到七公斤左右，糖胖症的罹患風險就升高兩倍；每增加約八到十一公斤，則提高三倍。**儘管如此，政府單位或主要機構亦不曾提出任何全國性的建言，教我們如何篩檢或治療前期糖尿病**。美國現正逐漸成為一個糖尿病國家。

自一九八〇年代以來，美國境內第二型糖尿病的罹病率呈三倍成長。二〇一〇年，有兩千七百萬名美國人罹患糖尿病（這些人中有二五％的人未被診斷出來），六千七百萬名美國人罹患前期糖尿病（這些人中有九〇％的人未被診斷出來）。非裔、拉丁裔和亞裔美國人罹患糖胖症的比例，更高於高加索白種人。[1] 到二〇一五年為止，全球將有一十三億人體重過重，七億人過度肥胖。這個世紀中以前，糖尿病患的人數將從今天的每十個美國人就有一人罹患，增加到每三個美國人就有一人。

孩童問題

最令人不安的，可能是這種流行病對兒童的影響正在加劇，我們正養育出比父母更體弱多病和更容易早逝的第一代美國人。就人類歷史來看，平均壽命正首度下降。

下列的統計數字令人震驚：

- 在美國，每三個兒童就有一個體重過重。
- 從一九八〇年到二〇一〇年，美國兒童肥胖症呈現三倍成長。
- 美國現今有兩百多萬名病態肥胖的兒童，其體重是在第九十九百分位數以上。
- 在紐約市，四〇%的兒童體重過重或肥胖。
- 今天誕生的孩子，每三個就有一個這一生會罹患糖尿病。
- 兒童肥胖症對兒童平均壽命的影響，甚至超過所有兒童癌症的加總。

【專欄】兒童肥胖症和糖尿病——兒童專用血糖解方

最大的悲劇是兒童肥胖症正在全球蔓延，就連成年糖尿病或第二型糖尿病也開始在小孩身上出現。現在，八歲的孩子罹患糖尿病，十五歲的孩子中風，二十五歲的年輕人需要做心臟繞道手術，已經相當常見。雖然「血糖解方」這個計畫是以成年人為主，但對孩童也有不錯的成效。它要求整個家族都必須參與，我們必須把我們的家、社區和學校，打造成對兒童來說安全的場所。

「血糖解方」裡有許多有益兒童的食譜，此外也為大家準備了一些營養補充品，尤其是嬰兒和兒童。事實上，只要年齡超過十二歲，患有糖胖症的小孩，都可以照這套基本的血糖解方計畫做。小於十二歲的孩子或者符合進階級計畫的人，則該找一位有經驗的功能醫學執業醫師一起合作。如果你的孩子體重過重或者罹患第二型糖尿病，請上 www.bloodsugarsolution.com 網站，查詢如何妥善照料這類病患的健康。

全球問題

糖尿病也在世界其他地方擴散蔓延：二〇〇七年，全球估算有兩億四千萬人罹患糖尿病。預估二〇三〇年以前，影響所及將高達三億八千萬人，大約比ＨＩＶ感染／愛滋病（ＨＩＶ／ＡＩＤＳ）影響所及多出十倍。令人遺憾的是，這還只是粗略的低估而已。因為二〇一一年的估算，全球糖尿病患總數就高達三億五千萬人。光是中國一地，二十五年前糖尿病罹患率幾乎是零，但到了二〇〇七年，中國已經有兩千四百萬名糖尿病患者。科學家曾經預估，到二〇三〇年以前，中國的糖尿病患者將多達四千兩百萬人。可是才到二〇一〇年，中國就已經有九千三百萬名糖尿病患者和一億四千八百萬名前期糖尿病患者，這些人以前幾乎都沒被診斷出來。試想，一個國家一夜之間突然冒出一億四千八百萬名新的愛滋病患者，會是什麼情況？

全球六〇%的糖尿病患者來自於亞洲，因為那裡是全球人口密度最高的地區。由於有愈來愈多人對糖和加工食品的不良影響出現基因易感（genetic susceptibility）的狀況，葡萄糖耐受性不佳或前期糖尿病患者的人數將大幅增加。值得注意的是，亞洲人（雖然他們並不肥胖，可是天生容易罹患糖尿病）因為接受西方飲食，也漸漸受到影響。此外，環境法規的不彰，也讓他們暴露在更多毒素底下，誠如我們隨後所見，環境毒素也是糖胖症背後的一個重要元凶。[3]

想想看：一九八三年到二〇〇八年，全球糖尿病患者增加了七倍，從三千五百萬人暴增到兩億四千萬人。光是二〇〇八年到二〇一一年的短短三年間，全球人口就多添了一億一千萬名糖尿病患者。所以，我們應該先問**為什麼會發生這種事？**而不是問**我們能夠找到什麼新藥來治療它？**其實我們的方法是一種跨越所有界線、成本低廉，且能廣泛運用的創新方法。為了找到「解方」，已經浪費掉數十億美元，但這個解方其實就在我們面前。這種疾病和生活習慣及環境息息相關，不能僅靠藥物來治療。

糖胖症：慢性病和平均壽命降低的元凶

糖胖症是二十一世紀慢性病的元凶之一，這些慢性病包括心臟病、中風、失智症和癌症。[4]請思考下列幾點：

- 三分之一的糖尿病患者被證實有心臟病。[5]
- 有第二型糖尿病的人幾乎都有未確診的心臟血管疾病。
- 糖尿病患者死於心臟病的風險多出四倍，中風的機率也高出三到四倍。
- 前期糖尿病患者死於心臟病的風險也多出四倍。[6]所以就風險來說，所謂的前期糖尿病並非真正的「前期」。
- 糖尿病患者有多出四倍的風險罹患失智症。[7]而前期糖尿病也是「前期失智症」的元凶，亦即所謂的「輕度認知功能障礙」。
- 肥胖症和癌症之間的關聯性已經獲得證實，它是胰島素阻抗造成的。[8]
- 在我們這個社會，糖胖症是造成高血壓的元凶。七五％的糖尿病患者都有高血壓的疾病。
- 此外，糖胖症也是非酒精性脂肪性肝炎（non-alcoholic steatohepatitis，簡稱ＮＡＳＨ）的背後元凶，也就是俗稱的脂肪肝。在美國，約有三〇％的人口（約九千萬人）有脂肪肝，而在這些人裡，七〇％到九〇％的人有糖胖症。有脂肪肝的人心臟病發的風險和死亡風險都很高。[9]
- 糖胖症是憂鬱症和情緒障礙的重要元凶。罹患糖尿病的婦女有高出二九％罹患憂鬱症的可能性。服用胰島素的婦人有多出五三％罹患憂鬱症的可能性。[10]
- 六〇％到七〇％的糖尿病患者神經系統受損，進而造成手部和足部知覺的喪失、消化不良、腕隧道症候群、性功能障礙和其他問題。四十歲以上的糖尿病患者，三〇％幾乎都有足部知覺受損，最後步上截肢一途。

- 二十歲到七十四歲的人失明的主要元凶，也是糖胖症。
- 糖胖症是腎衰竭的元凶——占每年新病例的四四%。
- 糖尿病控制不良的人，有高出三倍的可能罹患牙周病或嚴重的牙齦疾病。

最近有一項著名的研究在《新英格蘭醫學期刊》（*New England Journal of Medicine*）公布研究結果，該研究在八十二萬九百人當中，檢視了十二萬三千兩百零五名死者，結果發現，平均而言，糖尿病患者比非糖尿病患者早逝六年，其中四〇%並非死於心臟病或和糖尿病有關的常見病因，[11]而是死於與糖尿病沒有明顯關係的其他併發症，而這些併發症大多和糖尿病無必然關聯。不過，如果糖胖症是多數慢性病的根本元凶，那麼這個調查結果就絕對合理。

糖胖症：嚴重威脅全球的經濟發展

過去十年來，美國花在糖尿病和前期糖尿病的直接醫療保健成本是三．四兆美元，亦即每花十美元的醫療成本，就有一美元是花在糖尿病上。美國健康照護系統對肥胖公民的付出成本，比正常體重的公民多出四〇%。在有一千萬名保戶的商業保險計畫裡，無糖尿病的人一年成本是四千美元，糖尿病患者的一年成本則是一萬一千七百美元，至於因糖尿病而有其他併發症的人則是兩萬七百美元。

糖胖症對整個社會造成很大的經濟負擔。二〇〇七年糖尿病在美國所製造的直接和間接成本，總計達到一千七百四十億美元。肥胖症的成本也相當可觀，每年總計一千一百三十億美元。從二〇〇〇年到二〇一〇年，這兩種病已經讓我們付出共三兆美元的成本，等於是修復全套健康照護系統預估成本的三倍。[12]

我們丟這些錢進去值得嗎？我們現在用的辦法能戰勝這些可預防和治癒的疾病嗎？很顯然，答案是不能！

糖胖症對開發中國家的影響

糖胖症不只是食物過多的富裕國家所面臨的問題，也是窮人的疾病[13]，開發中國家裡的罹病人數正在上升中。[14]在印度，糖尿病的死亡風險高過於傳染性疾病。在中東，有二〇％到二五％的人口是糖尿病患者。二〇一〇年海地大地震過後，我到海地幫忙救難（那是西半球最貧窮的國家），當時曾請教海地一級公立醫院的負責人，在大地震之前，那裡最嚴重的醫療問題是什麼。他的答案令我驚訝：心臟病、高血壓和糖尿病……全是糖胖症引起的。

二〇二〇年以前，全球將有不到兩千萬人死於傳染病，卻有五千多萬人將死於和生活習慣有關且可以預防的慢性病，包括心臟病、糖尿病和癌症。而這些疾病的助長，都來自於可預防的風險因素：高血壓、體重過重、疏於運動、高血糖、高膽固醇和抽菸。令人側目的是，九五％的私人和公營基金及組織行動，幾乎都把重點完全放在傳染性和感染性疾病上。[15]

解方：重拾健康

這裡有一個現成的解方，它很容易取得，也可以檢測，對大家來說都很方便，只要下一點成本便能預防、改善和扭轉糖胖症。而這本書就是為個人、社區和國家所準備的解方，它需要從各個層面去改變，但是我們每個人都有能力扭轉這問題。

除了從個人的層面去治療糖胖症之外，還需要發起運動。我稱它為**重拾健康**運動。我會在第四單元裡說明這個運動的加入辦法，讓大家一起來追求健康。先從個人開始，再擴及家庭、社區、工作職場、學校、信仰組織，最後透過我們的力量，蔓延到政府機關和企業機構。

接下來的章節，我們將檢視糖胖症的真正元凶，以及為什麼現有的療法毫不管用。

【第二章】

糖胖症的真正元凶

我以前當過急診室醫師，所以知道要處理急性病症和外傷，最好的方法莫過於現有慣用醫學的工具和知識。但說到慢性病和糖胖症這種流行病，顯然還有太多問題有待解決。我們都知道現在的預防和治療方法並不管用，因為這種病的罹患人數每年都以數百萬名在增加。僅依賴藥物或胰島素治療糖尿病，就像是拿拖把不停地擦地板，但水龍頭的水還是不斷流到地上一般。這也是我的病人珍來找我之前所做的治療，她是五十三歲的非裔美國人，是名企業主管。

【病人的故事】逆轉糖尿病

集聰明與成就於一身的珍，其實有的是時間和資源來治療她那失控的糖尿病，只除了一件事——沒有人提供她必要的知識與工具，來避免日後步上胰島素注射之路（這正是醫師接下來給她的建議），或實際改善她的問題。事實上，當糖尿病患者開始注射胰島素之後，體重通常會增加，血壓和膽固醇也跟著上升，於是患者會變得沮喪。這是因為胰島素過多所造成的問題，所以根本不是解藥。雖然它可以降低血糖，但糖尿病背後的真正元凶始終沒有揪出。

珍出現一堆狀況，包括高血壓、高密度脂蛋白太低（HDL，好膽固醇）、三酸甘油脂過高，還有睡眠呼吸中止症（sleep apnea）。等我見到珍時，她已經罹患糖尿病十年，雖然服用最高劑量的糖尿病藥物，譬如美福明（metformin）和格力本（glyburide），但血糖還是超過３００mg/dl（低於90 mg/dl才是正常值），而且她的糖化血紅素（hemoglobin A1c），也就是過去六到八週以來測出的平均血糖值是１０·３（理想值必須低於５·５，糖尿病患者都是超過６·０）。

她盡量注意飲食。早餐吃燕麥，午餐、晚餐吃雞肉和沙拉。但到了晚上，她的食欲開始失控，嗜吃糖份、糖果和冰淇淋。多數晚上，她下班回家已經累到不想煮任何東西或做任何運動。事實上，她太累了，累到打算提前退休，因為她無法專心工作，以致無法跟上工作進度。

醫師針對她的高血壓和高膽固醇（這兩種症狀會更加惡化糖尿病和胰島素阻抗），分別開立乙型交感神經阻斷劑（beta-blocker）和立普妥（Lipitor）。當然，她的糖尿病是有一些誘發因子——她父親五十五歲死於中風（很可能是前期糖尿病），她的母親和阿姨們都有第二型糖尿病。

珍的體型肥胖，她身高一五八公分，體重約八十六公斤，ＢＭＩ值34，雖然有服血壓藥，血壓還是很高——１６４／１０４。

她因糖尿病而有脂肪肝。但膽固醇的問題因服用立普妥，而看起來正常。低密度脂蛋白（ＬＤＬ）是１００mg/dl，但沒有人幫她做過最重要的膽固醇檢測：膽固醇顆粒的大小。小顆粒的膽固醇是胰島素阻抗所造成的，對身體有害，就算服用斯達汀類（statin drugs）降血脂藥也改善不了。小顆粒膽固醇的數量要低於六百顆才算無害，珍體內的數量高達一千三百二十顆。她的維生素D也偏低，只有17 ng/dl（正常值是高於45 ng/dl），這同樣會助長糖胖症，而問題就出在她的工作環境是室內，膚色黯沉，且住在東北部。

此外，她的粒線體（mitochondria）也有諸多問題，粒線體是細胞製造能量的工廠。這也是會有胰島素阻抗的主要原因（請參考第十三章），表示你需要輔酶Q10（coenzyme Q 10，或稱輔酶Q10）、硫辛酸（alpha lipoic acid）和包括生物素（biotin）在內的維生素B群。她體內的礦物質偏低，包括鎂和鉻在內，而這兩者是控制血糖的重要元素。此外，她也有氧化壓力（oxidative stress）

和很高的脂質過氧化物（lipid peroxides），這表示她血液裡有腐臭脂肪——全都和糖尿病有關。

我們要求她做的第一件事是控制食欲，幫助她恢復體力，方法是教她只吃真正天然的食品（絕對不吃包裝食品或加工食品），而且排除所有麵粉和糖份。為了抑制她的嗜食和縮小她的胃口，我們要她每餐都攝取蛋白質（包括早餐在內），早上和下午可以吃蛋白質類的點心，睡前三小時內不要吃任何食物。珍的飲食變得很有機，包括更乾淨的蛋白質來源（瘦肉、魚、雞蛋、高蛋白粉）、低升糖（低糖）點心棒、果仁、種籽、豆類、新鮮水果、蔬菜和全麥。飲食計畫一開始，她就很有動力地清掉廚房櫃子裡所有不健康的食品，然後到只賣天然食品的市場購入多種不同食物。

珍自承她第一個禮拜嚴格遵守飲食計畫，後來又開始偷懶。當她偷懶的時候，她注意到有些食物會引起徵狀，乳製品和含糖食品尤其會加劇她午後的疲憊感。

於是她又重回血糖解方飲食計畫裡，精神很快變好，終於她覺得自己可以運動了。我要她開始間隔性地進行阻力／肌力訓練，這種訓練有助於逆轉糖尿病。

我們幫她補充她所缺乏的維生素Ｂ群、維生素Ｄ、鉻、鎂，並添加魚油。更提供輔酶Ｑ10和硫辛酸，幫忙提升她的體力和細胞內的卡路里燃燒。此外，也給了一種叫做ＰＧＸ的高纖補充劑，每頓飯前服用，幫忙降低糖份和脂肪的吸收，這種高纖補充劑會讓人有飽足感，不會吃進太多食物。她早餐不再吃含糖燕麥片，改吃藥用的高蛋白奶昔（protein shake）。這些東西都證明有益血糖的控制，和改善胰島素阻抗。

我們要她服用高劑量的菸鹼酸（niacin，維生素Ｂ３），增加膽固醇顆粒的體積，不再提供乙型交感神經阻斷劑和糖尿病藥物格力本，促使胰島素升高。這類泛稱為口服降血糖劑（oral hypoglycemic）的藥物，長期服用會讓胰臟製造出更多胰島素，使得病況惡化。它的黑色藥盒上甚至加註此藥會**增加**心臟病發作風險的警告，所以應該盡量避免依賴這類藥物來降低血糖。

四個月後，珍的體力大幅改善。她的血糖從３００mg/dl以上降低到90 mg/dl左右，血壓也從

164／104降到127／79。她的膚色變亮，不再嗜食。她每天運動，體重減輕九公斤，睡眠呼吸中止症也沒了。

又過了幾個月，她總共減掉十四公斤，血糖、糖化血紅素、肝指數、膽固醇和維生素D的數值都恢復正常。就連她那黏稠的膽固醇小顆粒，也都變輕、變大、變鬆軟，數量從一千三百二十顆降低到六百一十五顆。她的粒腺體和卡路里燃燒回到正常值。她從病到幾乎退休，變成對生命和健康擁有自主權，而且「活在一種神奇的時刻底下，生活美滿又快意」。

找到問題的元凶

珍需要的不是胰島素，而是正確的知識和妥善的計畫。身為內科醫師的我們，所受的訓練都是要我們提供藥物或手術來解決糖尿病的問題（或一般疾病），但真正病因卻是不良飲食、缺乏營養素、荷爾蒙失調、過敏原、細菌、消化失衡、毒素、細胞活力等問題，還有壓力。我們以為透過藥物治療高血糖、高膽固醇和高血壓等這類風險因素，會有幫助，但卻沒學會找到方法以根治疾病。

醫生（和病人）從不問最關鍵的一個問題：為什麼你的血糖、血壓或膽固醇太高，為什麼你的血液黏稠到像快凝結了一樣。

事實上，糖尿病和升高的血糖、血壓及膽固醇，都只是飲食、生活習慣、環境毒素和我們特有的易感基因互動下的結果。

為什麼降低血糖反而害了你

有些驚人的新發現，令我們開始質疑那種只靠藥物或胰島素降低血糖的過時療法。發表在二〇〇八年《新英格蘭醫學期刊》的「控制糖尿病患者心血管疾病風險的行動」研究（Action to Control Cardiovascular Risk in Diabetes, ACCORD），總共找來一萬名糖尿病患者，為了降低血糖，他們都接受過密集或定期治療。[1]他們受到監控，也評估了心臟病發作、中風和死亡的風險。

令人驚訝的是，血糖降得最低的病人，死亡風險反而較高。事實上，美國衛生研究院（National Institutes of Health）在三年半後終止這項研究，因為太積極降低血糖，顯然導致更多病人的死亡和心臟病發作。

如果我們相信血糖升高是糖尿病一切罪惡的元凶，為什麼還會發生這種事？為什麼降低血糖疾病反而惡化？

你可能會嚇一跳，但許多降低血糖的方法，譬如胰島素或口服降血糖劑，都會因為升高胰島素而使問題更惡化。第二型糖尿病和糖胖症是因為胰島素太多而非太低引起的，這和多數人的想法完全相反。胰島素正是驅動糖胖症的背後真正元凶。

胰島素阻抗：糖胖症的背後元凶

當你的飲食充斥著「空熱量」（empty calories），以及可以被大量快速吸收的糖份、液體熱量（liquid calories，汽水、果汁、運動飲料或維生素水）[2]，和精緻的碳水化合物（麵包、義大利麵、米、馬鈴薯）時，細胞就會慢慢對胰島素產生抗性或變得麻痺，於是需要更多胰島素來維持你血糖的平衡。這就是所謂的**胰島素阻抗**。胰島素水平偏高是這個疾病的第一個指標，可惜的是，多數醫生從不檢測這一點。你的胰島素水平愈高，胰島素阻抗就愈嚴重。隨著問題惡化，你的身體會開始失去肌肉、生出脂肪，造成發炎，快速老化和退化。事實上，胰島素阻抗是最重要的單一現象，會引發快速老化和未老先衰，以及最終引發包括心臟病、中風、失智症和癌症等疾病。[3,4]

過高的胰島素水平會指揮你的身體將脂肪囤積在腹部周圍，久而久之，你的身材就會變得像蘋果一樣圓滾滾。此外，胰島素是一種肥胖荷爾蒙，因此會造成更多發炎現象和氧化壓力，而帶來各種有害結果，包括高血壓、高膽固醇、低ＨＤＬ、高三酸甘油脂[5]、性欲低落、不孕、血液黏稠、癌症風險大增、阿茲海默症和憂鬱症。

低血糖症（血糖過低）通常是胰島素阻抗的初期徵兆。如果你跳過正餐不吃，或者吃進太多糖或精緻碳水化合物，便會經歷血糖的劇烈起伏，於是感到焦慮、急躁、疲倦，甚至引起心悸或恐慌發作。囫圇吞進一個肉桂麵包或牛飲５、６００c.c.的汽水，都會造成糖份和胰島素的急劇升高，讓精神頓時增強百倍，然後又隨著血糖的直線下降，而癱軟下來。最後，你的細胞會對胰島素產生抗阻，血糖開始居高不下，胰臟終於無力製造足夠的胰島素去對抗高血糖和你那已然麻痺的細胞，這時候你就越過了糖尿病那條臨界線。

糖胖症是可預防、治療和逆轉的。但解決辦法絕非是更好的新藥或療程。糖胖症無法靠一顆藥丸或手術治癒。像梵蒂雅（Avandia）這類阻斷劑藥物根本無法達成它們宣稱的效果，甚至可能造成傷害。美國過去十年來，胃部繞道手術從平均每年一萬人增加到二十萬人。但在全世界體重過重的十七億人口當中，有多少人可以做胃部繞道手術？又有多少人復重？

我們目前的解決方法、診斷方法，還有治療方法，仍然是照十九、二十世紀的那套準則，只看源頭的疾病，無視生物學以及社會、政治，和整個經濟大環境間的複雜關聯，不是從根本去解決目前的慢性流行病。

慢性病往往源自於生物機制的失衡，而這種失衡來自於我們的基因和環境的交互作用。首先，必須把焦點放在那些干擾人體系統的元凶上（不良飲食、壓力、毒素、細菌、過敏原）。我們必須認識和解決因居住環境的影響，而失衡的生物系統網絡。我們必須利用新的地圖去探索慢性病，它根據的是全新的慢性病治療模式，稱為**功能醫學**（www.functionalmedicine.org）。它是在治療疾病的元凶，不是只治療風險因素；它治療的是整個系統，而非症狀；它是在打造健康，而非單純地治療疾病。事實上，如果你把重點放在健康的打造上，不是只去治療疾病，疾病就會自己痊癒，自動消失，彷若健康的副作用一樣。

【第三章】

讓我們不斷生病的七種肥胖症和糖尿病迷思

我們對疾病有許多先入為主的看法，但其實都是誤解或謊言，糖尿病和肥胖症尤其如此。我們先撇開不談症狀和風險因素的治療，改而檢視糖尿病的迷思，再拋開它。

迷思一：糖尿病是遺傳性疾病

我們一直都相信，糖尿病是遺傳性疾病，如果家族裡有糖尿病病史，我們罹患糖尿病的可能性就偏高。糖尿病基本上是一種我們無法控制的隨機性基因疾病。

事實並非如此。

誠如我先前所言，從一九八三年到二〇〇八年，全球糖尿病患者的數量增加了七倍，從三千五百萬人暴增到兩億四千萬人（我相信這數字絕對是嚴重低估）。在這麼短時間內變化如此之大，絕非單純的基因或遺傳所造成。人類的基因密碼每兩萬年才有〇．二%的變動。它不會每一代都變動。有一點很多人都不明白，那就是基因會受環境的影響。我們的基因密碼本身不會改變，但基因的**表現**方式卻受到周遭世界的影響甚鉅。而我們的環境過去數百年來改變幅度之大，遠勝過自有人類歷史以來的紀錄。

事實上，糖尿病幾乎都是因為環境和生活因素所誘發。雖然有一些致病基因，但只有在不良飲食、久坐不動、壓力過大，和暴露於環境毒素等情況下，才會被啟動（或「表現」）。因此，尋找糖尿病基因和尋求神奇的解藥或基因療法，只是徒勞，針對肥胖症和糖尿病基因進行人類基因組合檢測的科學家們早已不抱希望。[1]雖然了解自己的基因和遺傳體質，可以幫助我們視個人需求調整新陳代謝和減重的方法，但也可能轉移我們的注意，而讓我們忽略最重要的目標——可以改變的生活習慣和環境因素，它們才是促成此病盛行的真正原因。**我們的飲食方式、運動量、壓力管理方式、環境毒素和食物毒素的暴露程度，以及影響這些因素的結構性暴力（structural violence）或「致胖環境」，才是造成今天糖胖症盛行的真正元凶。**

我們每個人經歷到的這些環境、飲食和生活習慣等，統稱為環境暴露（exposome）。[2]我們所暴露的外在環境會影響我們的基因表現，反而比我們身上實際的基因組合，更能決定我們的健康狀況或疾病。現在已經愈來愈清楚有九〇%的疾病風險來自於環境的差異，而非基因。[3]看看身體以外的因素（空氣、水、飲食、藥物、有機污染物、重金屬、輻射、生理或心理上的壓力誘因），以及身體內的生理過程（發炎、自由基的製造、氧化壓力、過敏原、感染，甚至腸內菌群）是如何衝擊我們的基因，便能對慢性病盛行的源頭和治療方法有更深刻的認識與理解。改變你環境所暴露的，是「血糖解方」的基礎。

環境暴露直接影響人體基因，造成基因在功能或表現方式上的改變，進而引起糖胖症此種失序的生物狀態。基因密碼本身不會改變，但基因的哪個部分被表現出來，卻可以改變。這是一個重要的觀念，我們不能改變自己的基因，但是我們可以改變它們的功能和表現。我們生活中的各種經驗集合（包括我們的子宮環境、飲食、毒素、細菌、過敏原、壓力、社會人際關係、思想和信仰），都在決定哪個基因會被啟動或關閉。此外，這些蛋白質的變化和作用，也會決定DNA所製造的蛋白質品質和類型。

更令人吃驚的是，如果你的DNA被某環境因素標記了，這些基因表現的變動就會一代一代傳下去。基因被環境暴露給標記或啟動／關閉的現象，稱為「表觀遺傳學」（epigenetics，是指由於非基因序列改變所引起的可遺傳的基因表達變化）。表觀基因（epigenome）是會遺傳的。如果你的祖母吃了太多的糖，或者抽過菸，抑或因吃太多壽司而暴露在汞金屬裡，她可能就「啟動」糖胖症的誘發基因，於是疾病風險升高的表觀基因便會一代一代地傳下去。這表示你的患病風險增加了，但這不是在判你死刑。

你的基因是體內蛋白質的行動指南，它控制著你的生理和生物機能。你可能有糖尿病或肥胖的遺傳體質，但絕非命中注定。你有能力在任何時候扭轉自己的基因表現，進而逆轉疾病，而方法就是改變你傳遞給ＤＮＡ的訊息和指示，你可以「關閉」老祖母在幾個世代以前「啟動」的基因。

有些人沒有被說服，仍然相信糖尿病是遺傳性疾病，因此我要在這裡說一則亞歷桑那州皮馬族印第安人（Pima Indians）的故事。這一支印第安人曾在艱困的沙漠環境中居住數百年之久，直到二十世紀才進入西方文化和飲食環境裡。他們的傳統飲食是以植物為主（粗糧、南瓜、甜瓜、蔬菜、豆類和紅辣椒），再補充一些採集來的食物，譬如墨西哥合歡、橡子、仙人掌、鼠尾草、藥草和魚。雖然飲食裡的碳水化合物很高，但都是低升糖碳水化合物，意思是，它們在體內轉化成糖的速度相當慢，所以不會造成血糖水平過高。

但是，才短短一個世代，皮馬族就改以富含糖份、汽水、白麵粉、反式脂肪，和加工食品的飲食為主。我稱這種飲食為「白色恐怖」（white menace）：白糖、白麵粉、白油脂（酥油）。本來身材精瘦，沒有肥胖、糖尿病或心臟病等問題的皮馬族，立刻變成全世界第二肥胖的人口。有八％的亞利桑那州皮馬族印第安人在三十歲前罹患糖尿病，能活到五十六歲就算幸運了。皮馬族裡甚至出現三、四歲孩童罹患成人型糖尿病，到了二十歲，還得做心臟繞道手術。

在皮馬族裡肆虐的糖胖症，並非是因為基因有了最新突變，而是因為他們向久居沙漠的古老基因下達完全不同的指令。**食物不只是卡路里而已，也是種訊息。**典型的美國高糖飲食啟動了皮馬族的糖胖症基因。

他們沒有太多選擇。但是你有。這種飲食習慣不只影響窮人或美國原住民，也影響我們所有人。肥胖症會讓一般人的壽命少掉九年，[4]青少年肥胖症所面臨的早逝風險，與重度菸癮的致死率相等。[5]

所以別懷疑，嚴格來說，糖胖症不是遺傳性疾病。雖然你父母或祖父母遺傳給你的基因的確可能讓你有較高的罹病風險，但不表示你一定會罹患糖胖症。糖胖症是飲食、生活習慣和環境因素，啟動了所有錯誤基因後的**直接**下場。問題在於不好的「環境暴露」，而非不好的基因。你可以關閉這些基因，「血糖解方」會教你方法。

迷思二：糖尿病好不了

我們總是被告知糖尿病是好不了的，身體功能只會漸漸走下坡，最後出現心臟病、腎功能衰竭、眼盲、截肢、中風和失智症。此外，我們也認為肥胖症不可能治得好，或者要長期減重是不可能的事。我們認為唯一的辦法就是盡量降低它所帶來的影響，和減少併發症的可能。

科學文獻提出清楚的證據，只要早期發現，糖尿病是可以逆轉的。透過積極改變生活習慣，補充該有的營養，佐以藥物治療，便能痊癒。[6]即便是最晚期的糖尿病，也可以透過生活習慣的積極改變，以及藥物和營養補充品的幫忙而好轉。

某項驚人的研究清楚明白顯示[7]，就算是末期的第二型糖尿病患者，即便胰臟已經喪失功能，製造胰島素的細胞（beta 細胞）已經受損，還是可以復元，透過飲食的徹底改變（低糖、低卡路里、以蔬果為主的飲食），在一週內讓糖尿病好轉。在這項研究裡，病人的血糖直降而下，三酸甘油脂降低了，胰臟也復元了（透過精密的核磁共振技術所得出的檢驗結果）。才一週時間，他們便不再需要服藥，證明糖尿病不是一種會日漸加劇、無法治癒的疾病。飲食比藥物更有效。沒錯，也許必須花很大工夫才能逆轉病情，但如果環境條件處理得當，還是可以恢復健康。

問題是多數醫師未能早期診斷出糖尿病，醫師通常會檢測空腹血糖（從用餐八小時後的血液樣本裡檢測葡萄糖）。最近的研究顯示，空腹血糖超過87 mg/dl 的人，有較高的風險罹患糖尿病。然而，多數醫師都是等到血糖超過１１０mg/dl或更糟的１２６mg/dl，糖尿病幾乎成定局時，才開始擔心病人可能罹患此病。但這時候才診斷出有胰島素阻抗和血糖控制有問題，其實已經為時已晚。事實上，你的**血糖是到最後期才會上升，先升高的是胰島素**。

雖然這是一種可以早期檢測出問題的簡易方法，但很少有醫師會為病人做兩小時的葡萄糖耐受力檢測，這種檢測不僅能測出葡萄糖，還可以測出空腹和含糖飲料攝取過後一到兩小時的胰島素水平——這是在發病前，找出問題的最有效方法。（請上網 www.bloodsugarsolution.com 參考線上指南《如何與醫師合作，取得所需》〔*How to Work with Your Doctor to Get What You Need*〕，了解自己該要求做何種檢驗，以及如何詮釋檢驗結果。）

我建議只要有人有第二型糖尿病的家族病史，或者中廣身材，抑或膽固醇不正常，都該提早做這種檢測。本書一開始的血糖測驗以及第三單元更詳盡的糖胖症測驗，都能幫助你了解自己所承受的風險。提早行動，不要等到血糖飆高了，才發現為時已晚。

就算你已經是第二型糖尿病的末期，胰臟已經受損，若能利用本書所概述的全系統方法來處理問題，還是可以重拾健康與活力。千萬記住：糖尿病是可以好轉的。[8]

迷思三：前期糖尿病不是什麼大問題，等它變成糖尿病才是病

本書有一個最重要的觀念：**前期糖尿病絕非只是「前期」的玩意兒而已**。它就是致命疾病，會帶來更可怕的殺手——心臟病發作、中風、癌症、失智症等。

【病人的故事】心臟病發作絕非只是「前期」的玩意兒而已

約翰對前期糖尿病的認識，可說是得來不易。他是四十九歲的業務員，職業生涯大半是在各工地度過。十年來，每次工作一忙便以速食裹腹的他，有一天終於出現可怕的胸悶和左臂疼痛現象。心臟病的發作令他有所警覺，他做了血管造影，用兩根支架撐開被阻塞的動脈。他來找我，不懂自己為何會遇上這種事。雖然他有點過胖，但他一直以為自己很健康。他沒有高血壓或糖尿病，他的膽固醇也是正常值173。但他不知道他其實有前期糖尿病，他的醫生沒在他的年度體檢裡檢測出來。

他的飲食習慣就像典型的美國男性一樣——速食、漢堡、薯條、汽水、洋芋片。他每天喝兩罐啤酒，唯一吃的綠色食物是綠色的M&M巧克力。十年來，他的感情一直不順，母親過逝，他胖了二十三公斤，腰圍從八十一公分增加到九十二公分。血液檢測結果顯示他的血糖和膽固醇正常，但好的膽固醇，也就是DHL很低，只有34 mg/dl（理想值是大於60 mg/dl）。此外，他因為常吃含糖和加工食品而有脂肪肝。當我們做更深入的檢測時，發現他喝完含糖飲料後（這是檢測前期糖尿病和糖尿病的最好方法），胰島素和血糖立刻飆高，這顯然是前期糖尿病的症狀。此外，我們也發現即便他有服用立普妥，膽固醇顆粒還是很小很稠密，而且血中汞金屬濃度很高（他住在海灣地區，常吃魚）。雖然他常吃魚，omega-3脂肪酸（EPA和DHA）卻不高，而這種脂肪有助於血糖正常、改善對胰島素的敏感度，以及降低心臟疾病的罹患風險。

我見到他的時候，他已經是藥罐子了，服用的藥物包括乙型交感神經阻斷劑（這使得他經常感到疲倦），還有劑量驚人的立普妥，服用量是初始劑量的八倍（這會造成更嚴重的胰島素阻抗，還會提高糖尿病的罹患風險）。像立普妥這種斯達汀類降血脂藥會降低輔酶Q10，而這是細胞製造能量和燃燒卡路里的所需元素。他還另外服用血壓藥（血管收縮素轉化酶抑制劑〔ACE inhibitor〕）和兩種血液稀釋劑（保栓通〔Plavix〕和阿斯匹靈）。心臟病發作後，他瘦了幾公斤，但要走的路仍很長。

我要他照著血糖解方做，經過一年，他從一個嗜吃速食、愛喝汽水、老在吃藥、身材中廣的傢伙，轉變成一名身材苗條又健康的男子。他減了二十八公斤，多了三十年的壽命。他開始跑步，身體愈來愈健康。我們提供他特殊的營養素來改善胰島素的敏感度，包括鉻、生物素、硫辛酸、維生素D3、PGX（一種特殊纖維素，可以降低血糖、胰島素和膽固醇），還有魚油。此外，我也讓他補充高劑量的菸鹼酸（維生素B3），以利提高好的膽固醇，同時將危險、稠密的小顆粒LDL轉變成輕盈、蓬鬆的大顆粒膽固醇。我們改善了他輔酶Q10不足的問題，並利用乙醯半胱胺酸（n-acetyl-cysteine）來提升肝臟的解毒能力，幫助他排除體內的汞金屬，更利用天然的血液稀釋劑來幫忙稀釋血液。

一年後，他不必再靠藥物——不需要再服用立普妥、不用吃血壓藥，也不用吃血液稀釋劑——所有數值都比他服用藥物時來得好。他的血糖值是93，他的總膽固醇值也從服用立普妥時的173mg/dl掉到停用立普妥後的137mg/dl，而好的膽固醇則從34 mg/dl上升到58 mg/dl，所有的膽固醇顆粒都變得輕盈蓬鬆。這比服用任何藥物都來得有效。他的脂肪肝已經痊癒，五十歲的他比以前更健康。

約翰心臟病之所以發作，是因為他有前期糖尿病。事實上，有研究發現，因心臟病發作而被送進急診室的病人，約有三分之二都有前期糖尿病或未確診的糖尿病。[9]另一個重要研究則發現，只要平均血糖升高，心臟病發作的風險也隨之升高，就算當事者沒有糖尿病也一樣。[10]服用那些會實際引起胰島素阻抗的斯達汀類降血脂藥和乙型交感神經阻斷劑，根本無法矯正約翰的前期糖尿病問題。

許多人都認為前期糖尿病並不構成問題，頂多是種警告，得等到真正糖尿病發作才是問題。但事實完全相反，這是糖尿病的早期階段，舉凡糖尿病該有的風險，它幾乎一樣也不少。前期糖尿病會在你還沒得到糖尿病之前，就先讓你心臟病發作、中風或得到癌症，所以同樣會致命。

前期糖尿病甚至可能造成「前期失智症」（pre-dementia）或輕微的認知障礙，就像早期的阿茲海默症。[11]最新研究顯示，糖尿病患者罹患阿茲海默症的風險高出四倍，有前期糖尿病或新陳代謝症候群的病人，罹患前期失智症或輕微認知障礙（簡稱ＭＣＩ）的風險也跟著大增。你甚至不必罹患糖尿病，也可能因為胰島素水平過高和因為有胰島素阻抗，而造成腦部損害和記憶喪失。光是前期糖尿病本身，就可以讓你得到前期失智症。事實上，阿茲海默症今天已被稱為第三型糖尿病。[12]最新研究發現，你的腦容量會隨著腰圍的增大而縮小，[13]你的腦部功能也會受損。丹尼爾・亞曼博士（Dr. Daniel Amen）和他的同事進行一種很特別的大腦造影研究，結果發現肥胖症會降低前額葉皮質（frontal cortex）的血液流量（前額葉皮質是大腦裡控制決策執行的部位，像是決定「我應該吃那個甜甜圈嗎？」之類）。

如果這還不夠糟，那麼接下來這個怎麼樣？前期糖尿病會造成男性陽痿和女性不孕（這關係到多囊性卵巢症候群）。

所以，如果醫師已經診斷出你有前期糖尿病或新陳代謝症候群，別以為你只是「未來」有罹患糖尿病或心臟病的風險。錯，問題早就上門。

迷思四：一旦開始進行胰島素療法，就無法回頭了

糖尿病的胰島素療法會產生滑坡效應，原因是胰島素劑量增加，體重會跟著增加、血壓跟著升高、膽固醇也跟著上升。要記住，胰島素是一種肥胖荷爾蒙，會讓你胃口大開和引起發炎。血糖雖然改善了，心臟病的罹患風險卻沒有降低。這也是為什麼胰島素必須是血糖控制和糖尿病療法裡的最後一種方法。萬一你必須仰賴胰島素，劑量也要盡可能地低。多吃天然、非加工和新鮮的食品，多運動，才能保

持血糖的穩定，對胰島素的需求也會降低。

好消息是，只要你積極改變生活和飲食習慣，還是可以在醫師的監督下戰勝糖尿病，停用胰島素療法。[14]我和同事曾有許多病人成功擺脫胰島素。唯有先了解糖尿病的所有潛藏元凶，妥善處理，才有可能擺脫胰島素療法，甚至讓糖尿病和胰島素阻抗的情況好轉。

這在現有的醫療裡並不常見，因為他們沒有充分和適當的飲食和生活療法來幫忙逆轉糖尿病。但如果能照功能醫學的妥善治療方式，再配合全新模式的團體照護和社群支援，學習行為的改變和養生方法，便有可能逆轉病情（包括烹調、購物、運動和身心鍛鍊）。

迷思五：依賴藥物降低血糖，可以預防糖尿病患者死亡和心臟病發作

阻斷劑梵蒂雅是全球銷量第一的糖尿病用藥，剛推出的那十一年間，曾造成四萬七千人死於心臟病（那時的資料並未向政府或公眾公開）。我們只好放棄，不再指望這個神奇藥丸來解決問題。

我們曾試圖進行大規模的藥物試驗證明，利用藥物瞄準膽固醇或血糖水平這類風險因子，可以降低心臟病、糖尿病和死亡的風險。但多年來雖然投資了數億美元，針對兩個最重要的標的（膽固醇和血糖），積極進行風險因子的治療，卻始終無法證明它有利於疾病的預防（如果你曾心臟病發作，這種治療或許可以幫助你）。

最近有大規模的試驗結果發表在《新英格蘭醫學期刊》[15、16、17、18]，證實利用藥物來對付風險因子，不僅對心臟病、糖尿病和死亡的預防毫無效果，甚至會因忽略了疾病的根本成因而造成傷害。慢性疾病不是源於藥物的缺乏，膽固醇高不是因為少了立普妥，血糖高也不是因為少了梵蒂雅。單獨處理一個風險因子或分別處理多種風險因子，注定會失敗，除非先解決該疾病的上游驅動因子。

大家都喜歡吞顆藥物來解決問題，心臟科醫師贊成在速食店裡分發斯達汀類降血脂藥。在吃起司漢

堡、薯條和汽水的同時服用立普妥，根本就是搞錯重點。這些食物之所以會要你的命，跟膽固醇一點關係也沒有。它們造成的問題是胰島素阻抗，也不像天然食物那樣可以提供你纖維素、維生素、礦物質和抗氧化劑。更糟的是，新的研究顯示，斯達汀類降血脂藥並無助於心臟病的預防，即便有七五％的處方開立是為了這個目的。它們可以預防第二次心臟病發，但無法預防第一次。獨立的國際醫學組織柯克朗合作網（Cochrane Collaboration）[19]，曾針對斯達汀類降血脂藥對心臟病的預防成效研究做全面性檢討，它檢視了十四項重大研究，對象包括三萬四千名病人，他們的心臟病發作風險都很低，結果發現成效不佳或毫無成效。如果你從來沒有心臟病發作過，這些藥物根本無法幫你預防，縱然有藥物廣告的誤導或醫生的建議。

除了柯克朗合作網的大規模檢討之外，還有很多研究也都支持這個論點，並明白指出服用這些藥物後的常見嚴重副作用。[20]服用這類藥物的病人有一〇％到十五％會出現肌肉傷害、痙攣、無力、疼痛；運動耐受性差[21]（即使是在沒有疼痛和肌酸磷酸激酶〔簡稱ＣＰＫ〕升高的情況下，或者沒有肌肉酵素〔muscle enzymes〕過高的情況下）；性功能障礙；肝臟和神經方面受損；以及其他疾病。[22]此外，也會在沒有任何症狀的情況下，導致細胞、肌肉和神經嚴重受損和細胞死亡。[23]

某研究檢驗了以斯達汀類降血脂藥為主的五種臨床試驗，對象包括三萬兩千七百五十二名非糖尿病患者，時間長達四・九年，研究結果發表在《美國醫學學會期刊》（*Journal of the American Medical Association*）上。研究期間，有兩千七百四十九名病人（八・四％）罹患糖尿病。[24]那些服用最高劑量斯達汀類降血脂藥的病人（醫師開立的劑量愈來愈高），罹患糖尿病的風險也最高。如果所有醫師都遵照最新的膽固醇治療指南來治療病人，讓所有病人都服用他們所開立的斯達汀類降血脂藥，美國將會多增加三百五十萬名糖尿病患者。我的天啊！

有很多研究都質疑斯達汀類降血脂藥的好處，但可惜的是，這類研究並不像斯達汀類降血脂藥那樣可以拿到數十億美元的行銷和廣告費用。

難道糖尿病患者不應該想辦法控制自己的血糖嗎？當然應該。因為血糖的升高顯然會傷害微血管，造成失明、腎臟受損、神經傷害和白內障。而糖尿病患者的主要死因是心臟病、心臟病發作和中風。但這些問題的最佳解決辦法，絕不是透過藥物治療，而是去處理根本成因。

血壓升高、膽固醇不正常，還有發炎現象，這些都是源於胰島素升高，而非血糖升高。只是靠藥物降低血糖，卻不解決根本問題，會讓你誤以為已經沒事，你已經盡力預防心臟病發作和早逝的風險。可惜，證據顯示你的想法錯了。

而且更可悲的是，保險通常不給付正確的治療方法，包括密集的生活療法（雖然我相信這早晚會改變）。因為生活療法無法令任何人獲利，所以不被納入醫療教育或執業裡。它其實應該是健康照護系統的基礎，但醫師們卻忽略它，因為別人是付錢給他們去分配藥物和進行手術。但其實更應該付錢讓他們去開發和落實，有助改變生活習慣的療法和社群衛教課程。

醫療保健的未來，應該會從籠統的生活衛教指南（多數醫師只是要求病人注重營養，經常運動），轉變成針對個人所設計的生活衛教處方，以達到預防和治療慢性病的目的。

透過小團體來實踐生活型態介入方法，才能更有效地長久改變行為。千萬記住，有人陪你一起追求健康，會比較容易一點。良好的生活習慣往往是最好的良藥，唯有依賴它，才能讓我們一起扭轉全球的健康危機。

迷思六：施行心臟手術和血管成形術對患有心臟病的糖尿病患者，是很好的療法

《新英格蘭醫學期刊》裡的一項研究顯示，為患有心臟病的糖尿病患者施行手術和血管成形術，並不比依賴藥物降低心臟病發作和死亡的風險來得理想，風險甚至更高。[25]

【病人的故事】未經證實的療法害人不淺

丹恩的父親是糖尿病患者，舉凡眼前能找到最好的醫療、藥物和手術，他都試過，但健康情況還是很糟。他因為胸痛而被送進急診室，隨即進到心導管室（cath lab）施行血管成形術。即便研究證據顯示，糖尿病患者的心臟繞道手術或血管成形術死亡率居高不下，但仍被告知必須做心臟繞道手術。無法提供有效的治療也就算了，但像這樣提供成本高昂、有害又無效的治療，就很沒道德。

開完心臟繞道手術後，丹恩父親的胸骨術後感染抗藥性金黃色葡萄球菌（MRSA，是一種對抗生素有抗藥性的殺手級葡萄狀球菌），於是住在加護病房一個月，接著外科醫師幫他移除受感染的胸骨，進行整型手術，修復胸腔的缺陷，後來又經歷「小中風」，造成前期失智症，花了很長時間才康復出院返家，居家護理了好幾個月。

這些手術以及後來服用的血液稀釋劑和降膽固醇及血壓藥等療法，並未改善他的健康狀況和生活品質。事實上，他的身心狀況急速惡化，最後死於中風。

丹恩父親的醫療成本高達四十萬美元，卻沒有人告訴他有另一種成本不到它二%的療法，或許可以實際逆轉糖尿病和心臟病的背後元凶。如果能提供另一種選擇，根據「血糖解方」所設計的個人專屬或團體計畫，全面改變生活習慣——也許他到現在還活著，我們的國債也能少掉四十萬美元。我們應該有權要求接受一些證實有效的療法，為個人也為健康照護系統提供更高的價值。

■迷思七：糖尿病要好轉，減重是必要的

美國糖尿病學會（American Diabetes Association）在紐約市舉辦一場大集會。就在會堂正中央前方，

有個很大的攤位提出石破驚天式的糖尿病「療法」：為糖尿病患者進行胃繞道手術。不幸的是，我曾見過很多病人在做完手術之後，又復重，甚至更胖。譬如我有個病人叫艾倫，他從六歲起便體重過重，沒有一天不覺得饑腸轆轆。四十歲那年，他做了胃繞道手術，體重從二百零四公斤掉到一百一十三公斤，但後來又增加四十五公斤。六十歲時，艾倫已經又病又累，被迫面對胃繞道手術所帶來的各種併發症。

胃繞道手術被吹捧成肥胖症的救星。事實上，胃繞道手術的數量十年來成長了十倍，一年多達二十三萬件，每次手術三萬美元。雖然這種手術對某些人來說是有效的，但絕非糖胖症流行病的解藥。它往往以失敗告終，甚至造成許多併發症，譬如嘔吐和營養不良。

利用手術將某人的胃縮成核桃大小，或許是迎戰肥胖的一種方法，對少數人來說，甚至可能救他一命，但並不能解決根本問題。很多人後來又復胖，那是因為他們仍然不了解自己的身體，不懂他們與食物的關係。

很顯然，減重對健康滿分來說，並不是很重要和必要的。不過，我們在那些做過胃部繞道手術的病人身上發現到，即使只是短時間內飲食習慣有了很大的改變，也會大幅影響新陳代謝。舉凡和肥胖症有關的所有參數，譬如高血糖、高膽固醇、高血壓、發炎和黏稠度，都在體重還未大幅下降前就先降低，這是因為飲食的改變，決定了哪些基因被啟動或關閉而產生的快速成效。[27]這就是所謂的營養基因學（nutrigenomics）——是食物與你基因對話的方法。雖然減重很重要，但更重要的是，你吃進體內的食物品質——食物是一種可以快速改變新陳代謝和基因的資訊。

反之亦然，因為我們在《新英格蘭醫學期刊》看到一份研究，討論一名女子透過抽脂移除二十公斤的腹部脂肪[28]，結果發現，她的肥胖和新陳代謝指數完全沒改變，包括血糖、膽固醇、血壓和發炎。雖然減了二十公斤，她還是在生病。

這裡的重點是，我們吃進體內的**食物品質**可以驅動我們的基因功能、新陳代謝和健康。這絕非只是靠體重或卡路里的進出就能解決的簡單問題。自己親手烹調天然新鮮、富含能量、足以改變基因的食物，吃進肚子裡，才能快速改變你的生物機能。你必須透過生理系統的平衡來減重，而非靠餓肚子的方法。

「血糖解方」就像是一種不用經歷手術疼痛、嘔吐和營養失調的胃部繞道手術。

【第四章】

食物成癮症：修復你大腦裡的化學作用

傳統毅力究竟出了什麼問題？大家都知道肥胖是自己得負責的問題。每個人都該有自我克制力，他們應該避免暴飲暴食、減少含糖飲料和加工食品的攝取。沒有所謂的好食物或壞食物，只要適量，什麼都可以吃，對吧？

理論聽起來好像沒錯，只除了一點……

在科學上有新發現可以證明，高糖、高脂和高鹽的加工食品——從工廠製造出來（made in a plant），而非從植物上長出來（grown on a plant）的食品（英文同樣都是plant，但此plant非彼plant；誠如《食物無罪》〔*In Defense of Food*〕的作者麥可・波倫〔Michael Pollan〕所言）——都會讓人在生物機能上成癮。

美國有一支舊洋芋片廣告的結尾是這樣：「打賭你一定不只吃一片。」我也敢打賭你不覺得這種廣告可以套用在花椰菜或蘋果上。沒有人會大啖花椰菜或蘋果，但卻很容易想像成堆的洋芋片、大包餅乾，或一品脫的冰淇淋，在無意識的情況下一口接一口地快速嗑光。花椰菜不會讓人上癮，但洋芋片、餅乾、冰淇淋和汽水，卻像任何藥物一樣會讓人成癮。

一九八〇年代，第一夫人南西・雷根（Nancy Reagan）聲援「對藥物成癮說不」（just say no）的活動。可惜的是，這種活動進展並不順利，而且想必就算用在我們的加工食品成癮症上，也不會奏效。上癮行為是被某種特有的生物機制所驅動，沒有人自願染上海洛英毒癮、古柯鹼毒癮或酒癮。也沒有人自願得到食物成癮症。這些行為之所以出現，是因為大腦裡的原始神經化學報償中樞凌駕了正常的意志力。以食物成癮症來說，意思是這種中樞制服了專事控管飢餓的一般生物信號。

這是因為以大多數的個案來說，有些食品是會令人上癮的，而那是食品公司透過油、糖、鹽結合下的祕密配方所製造出來的。我們會有生物機能的原因忍不住嗜吃這些食品，而且愈多愈好。

你上癮了嗎？

雖然我們當中有些人的基因比較容易有食物成癮的傾向（或者海洛英或酒精），但如果仔細檢討自己的行為，尤其檢討你和糖之間的關係，就會發現你那種離不開糖的行為，其實足以解釋何以你的糖胖症無法獲得控制。請利用次頁耶魯拉德食品政策與肥胖中心（Yale's Rudd Center for Food Policy and Obesity）[1]的研究專家們所研擬的量表，來檢測自己是否有食物成癮症。

如果你發現分數高於三，或者有兩題以上的答案是肯定的，就表示你可能正飽受食物成癮症之苦。根據這些心理檢測標準和新的神經學研究，我們當中有多數人，包括肥胖的小孩在內，都對加工食物「成癮」。[2]

現在讓我們檢視其中一些科學發現，它們證實食物的確會令人上癮：

1. 糖就像其他成癮藥物一樣，會透過神經傳導素（neurotransmitter）多巴胺（dopamine），來刺激大腦的愉悅中樞（或稱報償迴路）。[3]
2. 腦造影（PET正子斷層掃描）顯示，高糖和高脂食物在大腦裡的運作方式，就像海洛英、鴉片或嗎啡一樣。[4]
3. 腦造影（PET正子斷層掃描）顯示，肥胖症的人和藥物成癮者的多巴胺受體數量較低，所以他們會為了提升多巴胺而嗜食某些食物。就某種程度來說，這也算是基因決定的。

【食物成癮症檢測】

請將最吻合你行為的分數圈起來：

0= 從來沒有，1= 一個月一次，2 =一個月兩到四次，3 =一個週拜兩到三次，4 =無時無刻

1. 我發現當我開始吃某種食物時，最後吃進的量一定比預期的多。	0	1	2	3	4
2. 我發現自己一直在吃某類食物，即使已經不餓了。	0	1	2	3	4
3. 不吃某類食物或少吃某類食物，會令我感到焦慮。	0	1	2	3	4
4. 當我發現到某類食物沒有了，我會特地把它找出來。譬如，我會開車去店裡買它，即使家裡有其他替代品。	0	1	2	3	4
5. 曾有過幾次，我因為太常吃某類食物或因為吃太多而怠忽工作、忽略家人或朋友，甚至不再從事其他重要活動或我喜歡的娛樂活動。	0	1	2	3	4
6. 我曾有過斷癮症狀，譬如當我減少或不再吃某類食物時，就會出現亢奮、焦慮，或者其他生理症狀。（請排除因減少汽水、咖啡、茶、提神飲料等，這類咖啡因飲品的攝取時，所出現的斷癮症狀。）	0	1	2	3	4
7. 我曾為了預防焦慮、亢奮或其他正在形成的生理症狀，而吃某類食物。（請排除汽水、咖啡、茶、提神飲料等，這類含咖啡因的飲品。）	0	1	2	3	4
8. 我的進食行為對我造成相當程度的苦惱。	0	1	2	3	4
9. 我的進食問題讓我的應變能力也出現問題（平日的例行公事、工作／學校、社交活動、家庭活動、健康）。	0	1	2	3	4

過去十二個月來	是	不是
10. 我的攝食量造成相當程度的心理問題，包括沮喪、焦慮、自我憎恨或罪惡感。	0	1
11. 我的攝食量造成相當程度的生理問題，或者說讓生理問題變得更惡化。	0	1
12. 久而久之，我發現我必須透過吃進更多食物，來獲得我想要的情緒，譬如降低負面情緒或者提升快樂情緒。	0	1
13. 我曾試著減少或停止吃某類食物。	0	1
總計		

4. 高脂食物和甜食會刺激體內的類鴉片物質在大腦裡釋放（像嗎啡一樣的化合物）。
5. 我們用來阻斷大腦接收海洛英和嗎啡的藥物（那曲酮，naltrexone），也可以降低正常體重的人和肥胖的暴飲暴食者，對甜食和高脂食物的嗜食及攝食量。
6. 人（和老鼠）會產生耐糖性。他們需要愈來愈多這類物質來滿足自我，一如酒精或海洛英這類毒品。
7. 儘管有嚴厲的社會批判，以及類似酒鬼和毒蟲那樣悲慘的下場，肥胖的人還是繼續大量吃進不健康的食物。
8. 動物和人類如果突然減少糖的攝取，就會像戒毒者一樣出現「斷癮」症狀。
9. 在過完食物的「蜜月期」之後，便會像吸毒一樣，不再只是為了想high才吃它，而是為了讓自己感覺正常。

記得紀錄片《麥胖報告》（Super Size Me）嗎？影片裡的摩根・史伯路克（Morgan Spurlock）每天三餐都吃麥當勞。這部紀錄片令我驚訝的，不是他胖了近十二公斤，或是他的膽固醇升高，抑或他有脂肪肝，而是這部紀錄片所描繪的食物成癮特性。影片一開始，他吃完他的第一頓超級大餐後便開始嘔吐，這有點像一個十幾歲的孩子第一次參加派對，喝了太多酒的下場。但等到影片尾聲時，他吃完垃圾食物後，竟然只覺得「還好而已」。至於其他時候，則是覺得沮喪、疲憊、焦慮、煩躁、失去性欲，就像吸毒者或吸菸者在戒菸或戒毒時的症狀一樣。顯然這種食物也能成癮。

食物成癮症的問題錯綜複雜，因為不管研究專家如何請託，食品製造商就是不肯透露他們究竟放進了什麼成分來極大化產品的消耗量。既是醫學博士也是食品藥物管理局的前任局長大衛・凱斯勒（David Kessler），曾在他的新書《終結過食》（*The End of Overeating*）裡，敘述過如何把食物調配得像毒品一樣——換言之，就是透過超美味食品的創造，來引出神經化學的癮頭。

特殊的液態熱量

在我們的飲食裡，加糖的液態熱量是最容易成癮的。含糖飲料是食品裡一種獨一無二的類別，除了是飲食裡最大宗的含糖食品之外，對糖尿病和肥胖的推波助瀾，甚至更勝於固態食品（即便是固態垃圾食物）。[5]這些飲料有很多都添加咖啡因，更強化了它們的成癮特性。

為什麼含糖飲料對我們有這麼大害處？[6]以下是幾個好理由：

1. 如果喝進的熱量是含糖飲料，你不會刻意減少固態熱量來抵銷，因此這些含糖飲料不僅是空熱量而已，反而成了你平常不會攝取的額外熱量。
2. 從一九七七年到二〇〇二年，含糖飲料的熱量攝取就增加了兩倍，是飲食裡加糖熱量的主要來源。
3. 在那段期間，兩到十一歲的孩童肥胖率增加了兩倍，十二到十九歲的青少年肥胖率增加了三倍。[7]
4. 九〇%以上的美國兒童和青少年每天都喝汽水。平均液態熱量占了青少年平日總熱量的一〇%到十五%。
5. 含糖飲料的每日平均攝取量是一百七十五卡路里。由於這些卡路里都是除了固態食物以外，多攝取的卡路里，所以一般而言，體重平均每年增加至少八公斤。
6. 如果兒童平均每天喝一罐汽水，會增加六〇%的過重風險。[8]軟性飲料是兒童飲食裡最大宗的加糖食品。來自哈佛兒童醫院（Harvard's Children Hospital）的研究專家，在一項隨機試驗裡證實，如果很容易取得有別於含糖飲料的其他替代品，孩童的含糖飲料攝取量就會降低八〇%，達到相當程度的減重效果。[9]
7. 一項針對九萬一千兩百四十九名女性所做的護理師健康研究（Nurses' Health Study）發現，過去四年來喝加糖軟性飲料的人，有高出八二%的風險會罹患糖尿病，而喝綜合果汁的人糖尿病罹患風險則高出兩倍。[10]

8. 其他研究也將含糖飲料與前期糖尿病、糖尿病（尤其是非裔美國人）[11]，以及心臟病連結在一起。[12]
9. 《美國臨床營養期刊》（*American Journal of Clinical Nutrition*）發表一份針對三十種研究所做的檢討報告，結果發現，喝含糖飲料會導致體重增加。[13]

總之，當你喝進卡路里時，你不會覺得飽足，所以最後反而吃進更多食物。

美國疾病管制中心（Centers for Disease Control）和羅伯伍德強森基金會（Robert Wood Johnson Foundation），資助一項由哈佛科學家所主持的大型研究，結果發現，如果人們以水取代汽水，每天可以少攝取兩百二十五卡路里（相當於一份軟性飲料）。[14]一年下來，等於少了八萬兩千一百二十三卡路里，所以改喝無糖飲料，一年總計可減重約十一公斤。

那麼，我們應該喝什麼呢？水。自來水，過濾後、冰起來，擠點檸檬汁進去，再好好享用。我們一再被洗腦，以為不能只喝水，但我們就是水做的，它可以幫助你減重。事實上，研究專家發現，餐前喝水可以提高減重效果四四%。[15]

有充分證據顯示，含糖飲料對我們的健康有害。但就算無害，難道這些產品製造商不應該自己去證明他們的產品是安全的，而不是靠經費不足的科學家來證明它們是有害的？

曾有研究發現，體重增加和含糖飲料的關聯不大，甚至沒有關聯。[16]但是，這些研究很多都是由食品業資助，包括全美飲料協會（American Beverage Association，前身是美國軟性飲料協會〔American Soft Drink Association〕）。事實上，二〇〇七年一項針對兩百零六件科學研究所做的檢討報告發現，如果研究是由食品業資助，最後的研究結果有利於食品業的可能高達八倍。[17]

鮮少人知，消費者自由中心（Center for Consumer Freedom）是由許多食品產業的巨人所組成，[18]他們打造出一種媒體活動，聲稱肥胖流行病是場騙局。他們告訴我們：「不要相信你的眼睛，要相信我們。」基於「隱私顧慮」，該網站不必透露它的投資者。但研究人員發現，可口可樂、百事可樂、家樂

【專欄】健怡飲料：有益或有害？

如果你認為健怡飲料（diet soft drinks）是解藥，請三思而行。自一九六〇年以來，健怡飲料的消費量增加四〇〇%。它們會不會引發癌症，這一點尚無定論，但有愈來愈多證據顯示，它們會讓體重上升，甚過於減重。經常飲用健怡飲料的人，增重風險多了二〇〇%，前期糖尿病或新陳代謝症候群罹患風險多了三六%，糖尿病罹患風險多了六七%。一份針對四百多人所做的研究顯示，那些日飲兩份健怡汽水的人，比不飲用健怡汽水的人多了五倍身材中廣的可能性。

看來，你無法智取自然的力量。騙自己是在攝取甜食，這只會愚弄你的新陳代謝。人工甜味劑會破壞正常的荷爾蒙和神經系統信號，後兩者專門控管飢餓和飽足感。某項以人工甜味食品餵養老鼠的研究發現，這些老鼠的新陳代謝會變緩，結果就是牠們攝入更多熱量，體重的增加也比餵食真正甜食的老鼠還要多。[19]

在另一項值得警惕的研究裡，被實驗的老鼠有古柯鹼和人工甜味劑的自由選擇權，結果牠們通常都選擇人工甜味劑，即使這些老鼠先前就刻意讓牠們染上古柯鹼毒癮。這項研究的作者說：「這種絕對偏好甜味的現象，或許會讓造成成癮的因素等級重新排序，加糖飲食——超越了古柯鹼，甚至可能超越其他的藥物濫用。」[20]

人工甜味劑的使用，以及「美食圖片」（food porn，讓人感到興奮，引人食欲的美食照片）改變了你對食物的喜好。你的味蕾從原本欣賞蔬果和天然食物，變成只喜歡迷人的美味。[21]

我的建議是放棄甜菊（stevia）、糖精（aspartame）、蔗糖素（sucralose）、木糖醇（xylitol）和馬里醇（malitol）之類的糖醇（sugar alcohol），以及所有其他重度使用和行銷的甜味劑，除非你想要減緩你的新陳代謝、增加體重，並對它成癮。

氏食品（Kellogg）、卡夫食品（Craft）和其他公司，都是幕後資助的大廠，但它們卻寧願隱姓埋名，因為就像該網站所報導，他們畏懼食物法西斯分子（food fascists）——也就是那些只吃蔬果、講究有機園藝的民兵團體。

美國農業部（U.S. Department of Agriculture）透過食物券計畫（food stamp program，簡稱SNAP），一年撒下十億美元幫窮人購買汽水。這筆金額幾乎相當於一天購買三千萬份的玉米糖甜味飲料，或者一年購買一百多億份的玉米糖甜味飲料。現在付錢的政府（我們的納稅錢），日後也必須因為肥胖和糖尿病等相關疾病的醫療補助和醫療保險成本的激增，而付出大筆的錢。他們不願更改政策，因為他們說，如果不購買汽水，會造成差別待遇。究竟是對誰差別待遇了——窮人還是工業化的食品和農業？

汽水稅

疾病控制中心主任湯瑪斯・佛里登（Thomas Frieden）和耶魯大學的凱利・布朗奈爾（Kelly Brownell），合著一篇文章發表在《新英格蘭醫學期刊》上，文中提倡對含糖飲料課稅，每盎司課一分美元，也就是全國皆知的「汽水稅」（soda tax）。就像對香菸課稅後，吸菸人口會降低一樣，預計汽水稅的上路，也將每年降低二三%的汽水消費量。十年下來省下的醫療保險成本將高達五百億美元，對於那些手頭拮据的州政府來說，一年將可增加一千五百億美元的收入。

這不需要花費任何成本，效果卻是立竿見影。蜜雪兒・歐巴馬（Michelle Obama）只有四億美元來對抗兒童肥胖的問題，此稅一上路，她的努力勢必能「超級加碼」。由可口可樂和百事可樂領軍的美國飲料協會（American Beverage Associaticn），在二〇〇〇年花了一百萬美元遊說抵制開徵此稅。二〇〇九年，更花了兩千萬美元。如果他們不認為它會影響政策或消費量，就不會做出這樣的抵制。他們的內部研究顯示，當可口可樂的價格上揚十二%，銷售量便會滑落十四・六%。

我們可以改變環境裡這些默許助長糖胖症和上癮行為的條件，這是公眾和政治可以解決的問題。如果不解決，我們將面臨肥胖和疾病在這個國家和全世界的橫行。

只要多施加點壓力，大型農產公司就會開始種植健康的食材來餵養這個國家，食品大廠也會想出創新的對策來滿足消費者，為我們的世界提供健康、經濟、方便和美味的食物。可是，這些產業不會自我監督。要是他們推銷的食品會讓人上癮，那麼任由這些食品販毒者自由地接近我們的孩子，倫理、法律、道德的根基將蕩然無存。

【第五章】

食品大廠、大型農產和製藥公司是如何扼殺我們？

這些僅是把油、糖、鹽混在一起的便宜次級食品，背後究竟有何居心？我們在前一章已經證實，它們可以像毒品一樣讓人上癮。

包括奧馳亞集團（Altria，前身是菲利普摩．里斯－卡夫食品〔Philip Morris-Kraft〕）、嘉吉公司（Cargill）、美國泰森食品公司（Tyson，目前全球最大的雞肉、牛肉、豬肉供應商及生產商）、莎拉李食品公司（Sara Lee）、聯合利華公司（Unilever）、通用磨坊（General Mills）、家樂氏、可口可樂和百事可樂在內的超大型食品公司，都在大手筆地推銷藉二〇一〇年農業法案（Farm Bill）這類政府津貼，所便宜製成的垃圾食品。就是因為有政府津貼當靠山，那種內含三十九種不同成分、擁有大筆行銷預算的奶油夾心蛋糕 Twinkie，成本才會比一顆花椰菜還便宜。

這些加工食品被不斷擴增的人口大口吞進肚裡，使得肥胖率居高不下，幾乎是每四個美國人裡就有三人肥胖。他們吃得多，自然變得胖。變得胖，自然更容易罹患心臟病、糖尿病、癌症，和其他一堆慢性病。我們的人口病得愈重，大藥廠便能賣出愈多針對高膽固醇、糖尿病、高血壓、憂鬱症，以及其他不良生活習慣產生的疾病，所設計的藥物。美國食品業的主要產品之一，已是那些美國醫療保健業的病人。食品大廠、大型農產公司和大型製藥公司所形成的有毒鐵三角，不斷地從全國帶病和肥胖人口裡獲取暴利。政府基本上也在速食連鎖店裡跟在後面排隊，幫忙你購買起司漢堡、薯條和可樂。

但在超市的農產品通道上，你就得靠自己了。二〇一〇年的農業法案給了大型農產公司四百二十億美元的津貼，鼓勵他們生產便宜的糖（取自於玉米）和油脂（取自於黃豆），卻不支持農夫大量種植水果、蔬菜或健康的天然食品。除了玉米、糖和小麥有政府津貼之外，其他天然、新鮮、當地、季節性或有機農產品，幾乎都得不到農業法案的支持。

這也是為什麼你舉目望去——不管是商店、學校、政府機構，還是糧食計畫——都只會找到便宜、高熱量、低營養的加工食品（或者說「像食品的物質」）。現在不想買到會害人肥胖的食品已經很難，尤其水果和蔬菜的當今價格，就像含糖飲料的成長數量一樣，上升了五倍。

這也難怪美國最窮困的密西西比州，竟也是肥胖人口最多的州。貧窮使得他們不可能選用最好的食品，貧窮率在這三十年來達到新高點，健康的食品不僅價格較貴，也鮮少在窮困的地區陳列販售。這些因素加總起來，更直接助長了肥胖症及糖尿病。

我們的政府在這些地區並沒有提供充分的援助。它只把重點擺在教育上（譬如，食物金字塔指南或全新推出的「我的餐盤」〔my plate〕活動），還有強調這是個人責任，卻不去規範食品大廠。政府的行動根本緩不濟急。二〇一一年，美國聯邦貿易委員會（the Federal Trade Commission，簡稱FTC）和其他政府機關宣布了新的食品行銷指南，[1]希望食品大廠販售給孩童的每份食品都不能含有反式脂肪，飽和脂肪不能超過十五%，氫氧化鈉不能超過二百一十毫克，糖份不能超過十三克。但這僅是建議，FTC只是鼓勵食品業在五年內完全落實這些建議，這就像鼓勵菸草公司考慮在五年內不賣香菸給孩童一樣。但我們需要的是更強硬的政策，而不是全力去疏通利益。

食品業已經決定先發制人地遵守食品標籤的規範，提供消費者真實可信的資訊，告知所販售的產品可能造成什麼疾病或對健康有什麼影響。在疾病控制中心的要求下，獨立科學機構美國國家醫學協會（Institute of Medicine）於二〇一一年底提出食品標示建議案。這也是為什麼二〇一一年初，美國雜貨製造商協會（Grocery Manufacturers of America，簡稱GMA）和食品行銷協會（Food Marketing Institute），這兩家大型食品產業商會搶先聯手宣布，自願落實全新的營養標示系統的原因。食品和飲料大廠將在包裝上標示，「協助忙碌的消費者做出明智的選擇」——或者說幫忙混淆他們。因為這種標示系統是他們自行斟酌後，所列出的營養元素百分比。但大部分的營養專家從他們的標示上，都看不太出來眼前的食品究竟健不健康，而這正是他們的意圖。歐洲有簡單的紅黃綠標籤辨識系統，可供消費者快速評估眼前選項。但美國這裡的食品業座右銘是，沒有不好的食品。胡說八道。科學的眼睛是雪亮的——反式脂肪和高果糖玉米糖漿（high-fructose corn syrup，簡稱ＨＦＳＣ）就是不好的東西，糖也一樣。

而一般大眾似乎也不希望政府去規範我們吃了什麼。我們接受政府對汽車安全規範的規定，也接受食品藥物管理局監督藥物安全，但為什麼就是如此抗拒政府監督食品業和農產業？我們當然不能讓那個有毒鐵三角自行監督。大型菸草公司都辦不到了，憑什麼認為食品業和農產業辦得到？

致胖環境的成因

就算這一切都要怪受害者自己，仍有一個因素被忽略了，那就是環境條件，它是肥胖和疾病的驅動因子，造成當今所謂的「致胖環境」。以下是五大因素：

1. **產業加工食品、速食品和垃圾食物都會害人成癮**。誠如我們所見，這些食品會讓人在生物性上成癮，讓我們過量攝取卡路里。
2. **超大農業集團助長全球的肥胖問題**。美國生產的過剩玉米被廉價售往貧窮國家，摧毀當地的農業經濟，讓農民沒有工作，形成失業問題，造成開發中國家不得不依賴進口的加工食品和玉米糖漿。
3. **缺乏道德的操控性食品行銷所打造的飲食習慣**。政府對超大食品集團的行銷手法向來鮮少控管，尤其是對兒童的行銷。政府負責核可廣播頻道，卻不監督它們。
4. **家人不再圍桌享用自家烹調的餐點**。在美國大部分地區，家人圍桌吃飯已成絕響。理由很多，大半是因為多樣化的簡便食品或速食的崛起。此現象造成這一代美國人根本不認得蔬菜和水果的原始模樣，只會使用微波爐烹調。

5. **環境毒素充斥。**這些毒素助長體重增加、肥胖和糖尿病的盛行。我們要擔心的不只是我們吃進了什麼，更要擔心塑膠、金屬和污染物所帶來的負擔，這些物質都證明對人體有毒，會減緩我們的新陳代謝，造成體重增加。

為了改變這個致病環境，我們必須給大家更健康的選擇，以具體行動從個人層面、政治層面，以及社群層面，去改變我們的食物景觀。

食品行銷手法：它們講究倫理道德嗎？合法嗎？

食品大廠眼見國內加工食品供過於求，於是利用大眾媒體的技術來賺取利潤。肥胖症除了和攝取含糖飲料有關之外，也和待在螢幕前的時數有很大關聯。美國人平均一天待在螢幕前的時間是九個半小時，大多是看電視。看電視除了會讓人體新陳代謝變慢、產生催眠效果之外，針對兒童展開無止盡的食品行銷，也是問題惡化的重要原因之一。年紀平均兩歲的幼兒就能在超市認出垃圾食物的品牌，但卻有許多小學生無法分辨馬鈴薯和番茄的不同（誠如傑米．奧利佛〔Jamie Oliver〕在他的電視節目《食物大革命》〔Food Revolution〕所證實）。

試想一下，如果加工食品和垃圾食物都會讓人上癮，我們卻要孩子們去吃這些東西，這裡頭的道德性和合法性何在？

在對抗兒童肥胖症的領域裡，羅伯伍德強森基金會堪稱是最大組織，他們一年花一億美元在公眾教育和活動推廣上。但同樣金額交給食品業做為加工食品和垃圾食物的兒童行銷費用，你認為他們可以用多久？四天！每年只要一到一月四日，對抗肥胖症的最大資助者的錢便花光了，剩下的日子只能留給食品產業大力推銷它們的「毒品」。

每個孩童平均一年可從電視上看見一萬次的垃圾食物廣告。食品業一年花一百三十億美元對孩童行銷他們的產品。而且現在除了靠電視燒殺擄掠之外，更將產品置入玩具、遊戲、教育素材、歌曲和電影裡；再加上名人背書；以及口耳相傳、簡訊和網路等這類祕密行銷手法。食品業總是得意地使用「祕密」、「病毒」、「游擊戰」等行銷專有名詞，來形容他們在臉書、YouTube和推特（Twitter）上的作業模式，甚至也在《美國偶像》（American Idol）這類人氣高的電視節目使用置入性行銷，因此放眼望去，所有裁判都在喝可口可樂，這全是拜數百萬美元的節目贊助金之賜。食物愈糟糕，廠商花在行銷上的錢便愈不手軟。

這些活動會繞著傳統行銷以及社會的防制措施，和父母的行為控管迂迴進行。就算你每頓飯前都對孩子說教健康飲食的重要，也抵擋不了產業高壓訊息的猛烈攻勢。一項耶魯的研究發現，一邊觀看食品廣告的孩子，會將眼前的零食吃掉一半以上。視覺的刺激可以誘引大腦吃進更多東西，吃零食（snacking，美國發明的字眼）被視為有趣、刺激，是快樂的終極來源。

從凱利．布朗奈爾博士和他來自耶魯大學拉德食品政策與肥胖中心團隊公布的資料顯示，營養價值最低的早餐穀類食品往往擁有最多的廣告費（www.cerealfacts.org）。我們阻止了駱駝牌香菸，也必須阻止這類行銷手法。因為它並不公平，最糟的是，這簡直是毒品交易。

可是，政府卻不好意思規範食品廣告。一九七八年，聯邦貿易委員會（簡稱ＦＴＣ）判定含糖飲料廣告缺乏職業道德，等於在助長蛀牙。結果飲料產業遊說國會，於是國會選擇那天不給ＦＴＣ預算。ＦＴＣ因為沒有預算可推行立法，只好放棄。後果是什麼？在美國，孩童的食品廣告幾乎沒有任何限制。但在其他許多國家，包括瑞典、挪威和英國在內，都禁止對孩童做食品廣告。

公眾利益科學中心（The Center for Science in the Public Interest）到法院控告可口可樂的「維生素水」

（Vitamin Water）產品，是欺騙性的行銷手法。可口可樂公司請來ＮＢＡ球星科比．布萊恩（Kobe Bryant）和小皇帝詹姆斯（Lebron James）吹捧它的健康效果。一瓶維生素水一百二十五卡路里（一天喝一瓶，一年將增加四．五公斤體重），和其中的糖份比起來，維生素含量根本少得可憐。這件訴訟案根據的是「軟糖條例」（Jelly Bean Rule），該條例規定，公司行號不准以健康食品之名，販售僅含有微量健康益處的垃圾食物。可口可樂的辯方律師卻堅稱「沒有消費者會在理智上被誤導，認定維生素水就是健康飲料」。這說法真令人震驚。他們竟辯稱沒有人會笨到相信他們的廣告，以為這就是健康飲料。為什麼不去問問那些十幾歲的孩子是怎麼想的？

二〇〇五年，醫學協會（簡稱ＩＯＭ）發表報告，主題是〈孩童和年輕人的食品行銷：是威脅還是機會？〉[2]他們檢討了一百二十三份同行評議研究，這些研究全是在探討食品行銷與孩童的喜好、需求、消費、體重、糖尿病之間的關係。ＩＯＭ不被允許去檢視食品業內部所做的研究，於是自行針對包括學齡前在內的孩童展開研究，試圖找出選擇食物的心理驅動因子。結果報告顯示，食品業根本是想盡辦法探索各種可以暗示孩童的方法。請記住，他們賣的不只是任天堂，而是被證明會讓人成癮和造成肥胖、糖尿病、心臟病及癌症的物質。

ＩＯＭ的結論是，我們需要「轉變食品和飲料的行銷力，為美國孩童和年輕人提出更好的飲食計畫」。有些食品公司看起來像是在推廣健康和運動計畫，減少含糖飲料進入校園，但他們「根本沒有全力以赴」。雖然食品業在柯林頓基金會（Clinton Foundation）的施壓下，同意從校園撤除所有含糖飲料，後來又修正協議，准許「維生素水」和「運動飲料」進入校園，完全抹煞先前要讓校園更健康的利多效果。[3]最近的研究發現，用「運動飲料」取代校園販賣機裡的汽水，這對體重或健康的加分影響根本是零。這個公關活動看似立意良好，卻只是幫助食品大廠賺進更多錢，以及加粗孩子的腰圍而已。食品大廠不願犧牲利潤或改變他們的食品或營業模式。而他們提升利潤的主要手法，就是叫消費者多吃一點。ＩＯＭ建議「國會應該立法強制改變『食品行銷作業手法』」。

超級食品大廠和政府對這類研究的回應是，「個人選擇」驅動決策——交由人民來選擇自己可以消費多少不健康的食物，和應該消費多少不健康的食物。但這種立場很有問題。加工食品本來就會令人成癮。行為經濟學的研究顯示，就算人民認為自己是自由、理性地選擇，但其實不然。[4]當生物成癮（addictive biology）、鋪天蓋地的廣告、低廉的價格，以及其他社會及環境因子同時發揮作用時，便形成了我們對食物的喜好習慣。

美國人是支持改變的。如果含糖飲料的課稅稅收，是用於肥胖症的預防和治療，有七二％的紐約人贊成；六九％的紐約人贊成改革學校的食物；五一％的人贊成對垃圾食物廣告直接下達禁令。

我們要怎麼做，才能打造更健康的國家和世界

全球的健康和經濟危機竟都被歸咎於個人的懶惰、貪食和意志薄弱。但這種控訴並沒有科學根據，而從政治、企業政策及行為層面所做的深入調查也不支持這樣的理論。也就是說，雖然你飽受糖胖症之苦，但這不是你的錯，這絕非你個人意志薄弱。要解決這些問題，必須靠社群、社會和政治的改革，來促進和鼓勵健康的選擇。

而這一切都必須先從個人行動和社群組織開始。創造更健康的世界，需要等同革命的行動——一個你可以立刻展開的行動。記得瑪格麗特・米德（Margaret Mead）說過的話嗎？「絕對不要懷疑一小群有想法和投入的人可以改變這個世界，這是始終不變的事實。」

在下一章裡，你將學到一種稱為功能醫學的全新科學健康照護模式，它將是重大改革的槓桿工具，我們要利用它來認識疾病，解決生物性和社會系統之間的失衡問題，重拾我們的健康。

【第六章】
功能醫學：逆轉此流行病的新一代方法

現代醫學的作業方法，有點像是透過聽聲響來診斷你的車子出了什麼疾病，而不是直接打開引擎蓋來檢查。我們往往看不見眼前的疾病。如果你的血糖正常（低於100mg/dl）或者葡萄糖耐受力測試結果正常（喝了含糖飲料兩小時後所做的血糖檢測），大部分的醫生都會向你百分之百保證你沒有前期糖尿病。但可惜他們百分之百地錯了，這是因為他們沒有打開引擎蓋檢查。

我有很多病人都有非常正常的血糖，但胰島素高得離譜，其他新陳代謝數值也都出現問題，但都沒被診斷為前期糖尿病。即使是接受前期糖尿病慣用的診斷方法，血糖高過於100mg/dl，以及兩個小時的葡萄糖耐受力超過140mg/dl，卻仍有九〇%有此症狀的人，未被確診出來，原因是醫生沒有檢測胰島素。

試想一下，在美國這個擁有全球「最佳」醫療體系的國家裡，最常見的慢性病患者竟有九〇%未被診斷出來。

功能醫學：我們的未來

我的醫學目標是利用全新的健康和疾病思考模式，提供一套完善的健康資訊指南。我想要為每個人找到最正確的治療方法，無論它是什麼樣的治療方法。如果藥物是最好的方法，我就選擇藥物，但如果只要改變飲食，提供營養補充品、服用藥草或改變生活習慣便是最好的解方，我也會選擇它們。我們必須學會治療病人，而不是疾病本身；我們要治療的是**系統**，不是症狀。這是個人化的醫學，也是未來的醫學。

了解身體的基本系統，了解它們為何失衡，以及如何讓它們恢復平衡，就能幫每個人打造出專屬個人的健康計畫。杜克大學（Duke University）醫學博士雷夫．史利德曼（Ralph Snyderman）稱它為「P4醫學」或「未來醫學」（Prospective Medicine）：個人化（personalized）、預防性（preventive）、預測性（participatory）和參與性（participatory）。意思是，你必須主動參與自己的照護作業。[1]

這就是所謂以病人為核心的健康照護，而不是以疾病為核心。而它也是功能醫學的基礎——一種革命性的全新方法，可以了解疾病的元凶，以及我們的健康是如何受到基因、環境，以及生活習慣等交互作用的影響。

在功能醫學裡，我們想要回答的是「為什麼」？而不是「這個病應該用什麼藥最好？」問題不在於「你得了什麼病」？而在於「你的身體裡有什麼系統失衡了」？我們的目標是去了解什麼原因干擾這些系統的正常運作，還有我們該如何創造出最優質的系統功能。我沒有興趣幫病人做完美的實驗室檢測，因為誠如我們所見，這些檢測無法說明所有真相。我真正感興趣的是，幫他們找出身上這些系統的運作方式，或不再運作的原因。還有，我們要怎麼讓它們恢復平衡。

這一定得透過全面的治療，才能完成，而不是透過症狀。這像是在治療土壤，而非植物。如果土壤健康，便無須多添肥料或殺蟲劑。如果你的身體健康，便無須藥物治療。

思考疾病的連續過程：有助診斷疾病的方法

今天大多數的醫學都是根據簡單清楚的是／非診斷方式，卻忽略了根本病因和疾病的細微特徵。大部分現行醫師所受的醫學訓練都是在確診有病或沒病；你有糖尿病或沒有糖尿病。中間沒有灰色地帶。

這種醫療作業模式很容易被誤導，因為它忽略了生理學、生物學和疾病的基本原理之一：**連續過程的概念**。從健康滿分到隱性生理失衡，到嚴重機能失調，最後到疾病。我們可以從這個連續過程裡的任何一個點介入，逆轉過程。愈早解決，效果愈好。

以糖胖症為例，大部分的醫生只會看血糖，但血糖是到疾病過程的末期才會升高。例如，你的血糖是90或１１０，你沒有糖尿病，但如果超過１２５，你就有糖尿病。這樣的區分是不是太武斷了？根本無助於解決即將發生的問題。我記得有個病人叫達倫，他來找我的時候只有輕微的高血糖。我問達倫有沒有找醫生看過，他說有。然後我又問：「你的醫生怎麼說？」達倫的醫生告訴他：「我們得觀察，等你的血糖很高的時候，再用藥物治療。」

這種態度很荒謬，因為我們知道就算糖尿病還沒發作，也會先出現一些問題，而這種診治態度非常不利於病情。它完全忽略症狀上的細微線索，而背後原因可能是新陳代謝的失衡（尤其沒有做進一步檢驗時）。這種失衡若能接受適當治療，或許還能修補——不過這種治療不會把焦點放在疾病上，而是會設法平衡系統，移除那些可能改變或危害我們生理作用的東西，再添加其他東西來提升、優化和正常化我們的功能。

而剛剛的那種態度也是造成糖胖症被誤診和錯判的元凶，以致數百萬名美國人飽受不必要的慢性症狀之苦。

早期診斷的重要

事實上，通往糖尿病的這條路可能早在孩提時便已經步入其中。[2]我們現在已經可以看到第二型糖尿病在孩童中盛行的現象，年紀甚至小到八歲。[3]小兒糖尿病專家多年來都把重心擺在自體免疫疾病的第一型糖尿病上，可是現在他們的診間已經被第二型糖尿病淹沒，而這種糖尿病正是生活習慣和環境問題所造成的。當你被診斷出有糖尿病時，你的胰島素或血糖問題恐怕早在二、三十年前便出現問題，前提是你必須知道該檢查什麼，而這正是多數醫師沒受過訓練的部分。

和糖尿病有連帶關係的胰島素阻抗和糖胖症，通常都會出現身材中廣、飯後疲憊、嗜糖、血糖波動大，或血糖過低、三酸甘油脂過高、ＨＤＬ過低、血壓高、性欲低落、凝血功能有問題，還有發炎指數升高等現象。這些線索都是早在你罹患糖尿病之前便已出現，所以可能可以幫忙你提前預防糖尿病。如果你家族有肥胖症（尤其是中廣身材）、糖尿病、早期心臟病，或甚至失智症、癌症的病史，你也可能會有這方面的問題。

幸運的是，很多有前期糖尿病的人一直都沒得到糖尿病；但不幸的是，他們同樣有很高的罹病風險和死亡風險。

事實上，糖尿病的症狀和長期併發症會與胰島素阻抗重疊。典型的糖尿病症狀有過度口渴、頻尿，和體重減輕等問題，這些都是糖尿病特有的症狀，但早在這些明顯症狀出現之前，其他具警訊的症狀（譬如血糖和胰島素失調）早已存在多年。如果我們可以解決這些具警訊的症狀，在更早期的時候就診斷出這些疾病，便可擺脫糖胖症的許多長期併發症。

我們在糖胖症身上看到的所有這些現象，都是同一件事的結果：體內七種系統的失衡，而你體內的生命機能網絡就是依賴這七種系統形成。了解這個網絡便等同打好功能醫學的基礎，[4]而這是根據一種稱為系統生物學的全新科學領域所建立起來的治療方法，它會試圖去了解體內系統的互相作用方式，而不是分開研究各器官和身體部位。醫學專科化（從器官和疾病的角度、從地理〔位置〕和症狀的角度來組成醫學）是有缺陷的，現代醫學已經因此置於險境。

我們對疾病的思考方式已經落伍，而且根本沒有充分利用到最新的科學新知。但功能醫學卻是落實了目前科學和系統思維最精采的部分。

健康升級七步驟

過去二十年來，一個新的科學知識組織正在崛起，它是功能醫學辦法的一切基礎。它指出糖胖症和所有慢性病背後真正驅動的因子，但這些因子都不是我們平常以為的病因。

在你體內有七種基礎系統可能失衡。為了改善糖胖症或克服你的其他慢性病，你必須重新平衡這七種主要系統。在第二單元裡，我們會探索這些系統的失衡問題，以及改善方法：

- 步驟一：提升你的營養
- 步驟二：調整你的荷爾蒙
- 步驟三：減輕發炎現象
- 步驟四：改善你的消化功能
- 步驟五：強化排毒能力
- 步驟六：增進能量的新陳代謝
- 步驟七：緩和你的心緒

在第三、第四和第五單元裡，我會提供你們全套的計畫來重新平衡這些系統。這套專為個人打造的辦法，若再配合我所設計的重拾健康計畫（第五單元），將有利於你充分利用最新科學，治癒這場現代瘟疫。

第二單元

糖胖症的
七步驟改善方法

我們現在擁有的醫療保健和本來可以擁有的醫療保健，
兩者之間不只有分歧，還有斷層。

——二〇〇一年，醫學協會美國醫療保健品質委員會
（*Committee on Quality of Health Care in America, Institute of Medicine*）

要解決問題，不能靠我們當初製造問題的那種思維

——阿爾伯特・愛因斯坦（Albert Einstein）

【第七章】

認識七步驟

我常笑說自己是個「會耍十八般武藝」的醫生，因為我會使出十八般武藝來照顧我的病人。當病人有很多疾病想問醫生時，他們得到的答案往往是：「我們一次只能處理一個問題。」不然就是推薦他們去找六、七位不同的專科醫師——一個看皮膚疹、一個看關節痛、一個看胃酸逆流、一個看偏頭痛，諸如此類等。沒有人會問：「這一切有什麼關聯？」這也難怪醫療保險病人平均都有六位醫師，而且正在接受五種藥物治療。

但其實訣竅是去找到這中間的關聯性。當七種系統都失衡時，疾病就會出現，不管是體重增加、糖尿病、心臟病、癌症，或者任何在你那「十八般武藝」裡會看到的病症。而關鍵並不在於分別治好每一種疾病，而是找出根本元凶，加以處理。

前期糖尿病，糖尿病和其他疾病之所以讓你出現失衡、各種症狀，以及病症，全是因為疾病背後的少數元凶所造成。

疾病背後的真正元凶

除了單一基因的遺傳性疾病之外，還有**五種疾病元凶**：飲食不良、長期壓力、微生物、毒素和過敏原，這些都會洗刷我們的ＤＮＡ，改變基因的表現，關掉或啟動不同基因和訊息，影響我們的新陳代謝。這五種元凶在體內和七種主要系統互相作用。當系統失衡時，症狀就會出現，於是醫師據此診斷出疾病。

要製造一個健康的人，只需要**少數幾種「成分」**——天然的新鮮食物、營養素（維生素和礦物質）、陽光、水、空氣、睡眠、活動、律動、愛、人際關係、意義和目標。

當你拿走不好的物質，放進好的物質，身體就知道該如何創造健康。健康的副作用，就是疾病會遠離。

功能醫學所採用的方法，並非什麼新的治病方法或物理療法，更不是什麼專業技術。它不是整合性或另類醫療，它是「未來醫學」，它會活用我們在生物學上的新發現，教我們如何認識疾病的真正原因，如何創造健康。它關係到整個系統的治療，而非症狀而已。它會使用一套務實的臨床方法來活用先進科技，為我們的健康把關。它是一種思維方式，強調的是「為什麼生病」或生病的原因，而不是「生了什麼病」或疾病的名稱。

當我們知道生病的原因之後，疾病名稱就不重要了。事實上，光一個因素便可能引起數十種「疾病」。拿乳糜瀉（celiac disease）來說——這是一種對麩質過敏或自體免疫的反應，它會呈現出類風溼關節炎、糖尿病、心臟病、癌症、發炎、腸道疾病、憂鬱症、孤獨症、骨質疏鬆等多種疾病。另一方面，單一種疾病也可能有多種成因，以失智症而言，可能包括 B12缺乏、病毒、胰島素阻抗，和重金屬中毒。

想想看，你去看醫生，你說你沒有精神，心情不好，很無助，感覺沒有希望，睡不著，對食物沒興趣，性欲缺缺。

你的醫生可能會說：「哦，我知道你什麼疾病了，你得了憂鬱症，你需要抗憂鬱的藥物。」可是，「憂鬱症」只是我們將症狀集合起來所貼上去的標籤，它根本不會告訴你是什麼原因引起這些症狀。

憂鬱症的這些症狀可能源於情緒創傷；對麩質的自體免疫反應，於是造成甲狀腺功能低下；阻酸劑

（acid blocker）的服用，以致無法吸收維生素B12；因為住在西雅圖，缺乏維生素D；服用太多抗生素，殺死了太多正常菌群，讓腸道發炎；太愛吃魚，體內堆積過多的汞金屬；討厭吃魚，於是缺乏Omega-3；或者因為你吃了太多糖而造成胰島素阻抗。而這些因素的各自診斷和療法都不一樣。同樣情況也適用於肥胖症和糖尿病，以及其他數千種在我們的醫學教科書裡，被統稱為「疾病」的症狀。

目前的醫學系統是根據疾病在體內的位置（心臟、關節、胃），以及根據症狀所做的分類系統，所以總計有一萬兩千多種診斷結果。但在新的分類系統裡，我們會有十五萬五千種不同疾病。兩者差太多了！功能醫學認為幾乎所有疾病都是源於體內幾種主要系統的失衡（七步驟），而失衡的起因在於你負荷了太多某種東西（毒素、微生物、過敏原、不良飲食、壓力），或者缺乏某種東西（真正的天然食品、營養素〔維生素和礦物質〕、陽光、水、空氣、睡眠、活動、律動、愛、人際關係、意義和目標）。

我幫助艾芙琳的方法，就是查看這中間的關聯，分析疾病的真正成因。

【病人的故事】看出關聯性，找出病因

艾芙琳是一名四十八歲的婦人，大老遠地從北加拿大前來尋求我的協助，過去十年來，她看了十二名醫師，被診斷出二十九種不同「疾病」，她得不到任何解答，也未獲得任何改善。她體重超過一百零八公斤，BMI值37（35就被認定是病態肥胖了）。

當我們檢查引擎蓋底下的東西時，這才發現艾芙琳的問題一堆。與其依疾病或醫學專科，或者按位置或症狀來組織它們，倒不如把她的身體當成一個系統來認識和加以整理。她的所有症狀都有關聯，但是沒有人把它們連起來。她有：

- 大腸激躁症
- 高血壓
- 胃食道逆流
- 低血糖

- 新陳代謝症候群
- 肥胖症
- 甲狀腺功能低下
- 多囊性卵巢症候群（簡稱PCOS）
- 環境過敏／鼻涕倒流
- 乳膠過敏
- 陰道炎經常性復發
- 骨關節炎
- 偏頭痛
- 纖維肌肉痛
- 長期疼痛
- 慢性疲勞症候群
- 頭痛
- 偏頭痛
- 經常性的體重高低起伏
- 貪食和厭食
- 過胖暴食症
- 腎結石
- 痛風
- 注意力缺失症（ADD）
- 氣喘
- 慢性鼻竇炎
- 睡眠呼吸中止症
- 牛皮癬
- 憂慮症／焦慮症
- 不孕

她真正的問題在於，她一些失調的疾病都是飲食所引起。她吃進太多麩質（一種過敏原），她的腸道內有太多酵母菌和有毒細菌（微生物），還有她缺乏某些營養素，才引發系統發炎，造成體重增加和前期糖尿病，再加上她的甲狀腺有某種自體免疫疾病，卻從未被確診。

我按照七大系統，幫她的症狀做了整理，找出生理失衡背後的原因。

她有**荷爾蒙／新陳代謝／神經傳導素等失調問題**：

- 胰島素阻抗（前期糖尿病）和肥胖症
- 低血糖
- 高血壓
- 經常性的體重高低起伏
- 貪食和厭食
- 過胖暴食症

- 多囊性卵巢症候群（簡稱PCOS）
- 甲狀腺功能低下
- 雌激素毒性（Estrogen toxicity）
- 月經週期異常及不規則出血
- 經前症候群
- 子宮肌瘤
- 憂鬱症和焦慮症
- 偏頭痛
- 痛風
- 注意力缺失症
- 睡眠呼吸中止症
- 不孕

她有**免疫／發炎方面的失衡問題**：

- 食物過敏
- 慢性鼻竇炎和鼻涕倒流
- 環境過敏
- 氣喘
- 玫瑰斑
- 牛皮癬
- 陰道／子宮頸感染
- 暴露在黴菌裡
- 雙腿水腫或腫脹
- 骨關節炎

她有**消化方面的失衡問題**：

- 大腸激躁症
- 餐後腹脹
- 小腸內細菌過度增殖
- 酵母菌過度增生
- 胃食道逆流

她有**排毒能力失衡的問題**：

- 纖維肌肉痛
- 慢性疲勞
- 多化學物質過敏症
- 水腫
- 體內毒素和汞金屬含量過高
- 汞合金填充物
- 腎結石

她有**能量失衡的問題**：

- 慢性疼痛

她還有**營養失調的問題**：

- 缺乏維生素D
- 缺乏鋅
- 缺乏鎂

我一開始先治療讓她失衡的五種生理系統，而不是一次治療二十九種疾病。

我們先從飲食開始，要求她進行不含麩質和乳製品的低升糖飲食。然後再用抗生素清光她腸道裡的壞菌，利用抗真菌劑處置酵母菌。我給了她一些消化酶和益生素，幫忙她的腸道恢復正常。

接著，我幫忙她荷爾蒙恢復平衡。雖然她的醫師曾告訴她，她的檢驗數值正常，但我還是懷疑她有甲狀腺功能低下的問題（我在醫學院受的教育是治療病人，不是光檢驗而已），於是我給了她低劑量的甲狀腺補充劑Armour® Thyroid，這是一種天然的荷爾蒙替代品。她的經前症候群、經血過多，以及纖維瘤症狀告訴我，她的雌激素過高，黃體素不足。於是我提供鎂、維生素B6和有利平衡荷爾蒙的藥草給她。此外，我還提供PGX（一種超級纖維）、加鉻的多重維生素、生物素和硫辛酸做為補充，並開立高劑量的維生素D3給她（因為她住在北加拿大，所以一天五千單位）。

六週後，我拿到她的實驗室檢驗報告，證實了我先前的想法——她對麩質有高度抗體，所以造成發炎和體內的自體免疫反應，甲狀腺也一樣。她的尿酸很高，所以有痛風，而這都是因為攝取太多糖和高果糖玉米糖漿的關係。[1]這也是胰島素阻抗和前期糖尿病的典型症狀。她的抽血報告顯示，喝完含糖飲料後兩個小時，胰島素和血糖都會飆高。她的性荷爾蒙也失調，維生素D很低，只有16 mg/dl。

經過六週的電話追蹤，她告訴我成效良好。我看了一下症狀清單，以為這些疾病還會繼續糾纏她，沒想到在十年的疾病纏身後，現在症狀竟然全消失。**完全不見了**。再也沒有纖維肌肉痛、慢性疲勞症候群、腦霧（brain fog，一種精神錯亂的感覺，彷彿有團雲影響清晰思考的能力以及記憶能力）或憂鬱症；也沒有鼻竇或鼻塞問題；沒有惱人的腸道問題或胃食道逆流問題；沒有偏頭痛，沒有經前症候群、經血過多或感覺疲勞和全身冰冷等。就連她的牛皮癬和玫瑰斑也消失了。而且最好的副作用是，她並未刻意減肥，卻瘦了近十公斤。原來那些會讓你生病的原因，也會讓你發胖，所以當你解決了疾病的元凶，體重便會跟著減輕。

在我的病人裡，不是每個人都像艾芙琳那樣有這麼多症狀，但辦法都一樣：專心找出疾病的元凶，加以治療，只要對身體系統有幫助，疾病（或減重）便會自行了斷。

找到失衡的地方：專屬於個人的血糖解方

在第二單元的各章節裡，我會提供簡單的測驗，幫忙你找出體內失衡的系統。是你的荷爾蒙？腸道？免疫系統？還是中毒了？是哪個系統引起最多疾病？這些測驗都有以下根據：

1. 數十年的臨床經驗，總計有一萬多名病人做過這些測驗。
2. 檢討過數以千計的科學報告。
3. 與站在功能醫學和科學第一線上的眾多醫師共同合作的成果。

這些測驗會幫忙找出你失衡的地方，帶你重建各系統之間的平衡。

每個糖胖症患者都該加入第四單元的「血糖解方」飲食計畫和生活計畫，不過也必須視你在第二單元的作答結果，來額外添加一些「自我照護」的步驟，製作出專屬於個人的計畫。這部分會在第六週的時候進行。進行時，請遵照第四單元建議的「個人專屬計畫」。對多數人來說，只要照著「血糖解方」和一點自我照護，便能解決自身問題。你可以自己完成這些步驟，或者按照第五單元詳述的「線上支援計畫」和指南，和他人一起合作，互相支援。你可以上 www.bloodsugarsolution.com，學到更多有關我們線上社群的資訊，取得免費工具協助落實計畫（包括第二單元的線上版測驗）。

少數人的測驗分數可能落在「醫療保健級」的範圍。倘若如此，應該在第六週時展開「血糖解方」的「自我照護級計畫」。等又執行了六週之後，再做一次測驗。如果分數仍指向「醫療保健級」或者改善結果不如預期，可能意謂你的問題很嚴重，需要做更多的診斷性檢驗和藥物治療。若是屬於這種情況，我會提供一套詳細的「線上陪護指南」，稱為**如何與醫師合作，得其所需**。這個指南可以在 www.bloodsugarsolution.com 找到，它會教你如何取得所需的特殊實驗室檢驗報告，找出可疑的失衡問題和矯正的方向。此外，我也會在 www.bloodsugarsolution.com 上提供資源，幫忙你們找到熟悉功能醫學或者對功能醫學很有經驗的醫師，來當你的健康夥伴。

我鼓勵你們現在就上這個網站，好好利用裡面的資訊、工具，和既有的社群支援，展開你的療癒之旅。

現在就讓我們一起探索糖胖症源頭所在的七種關鍵性生物系統，先從營養開始吧。

【第八章】

步驟一：提升你的營養

美國人現在的飲食有兩個問題：食物所含有的內容物（太多糖、太多加工過的油脂、鹽、添加物、荷爾蒙、殺蟲劑，以及基因改造的發炎蛋白），以及它所缺少的內容物（Omega-3、纖維、鎂、鋅、維生素B和D、抗氧化劑，以及其他許多東西）。這些營養素除了omega-3之外，其他都來自於以植物為主的食物。在我們的飲食裡，植物幾乎包辦了所有維生素、礦物質、抗氧化劑、植物營養素和纖維。這些都是平衡我們生物機能的基本元素，尤其可以調節我們的新陳代謝和體重。

但今天矛盾的地方在於，最肥胖的孩童和成人反而最缺乏營養。[1]軟骨病和壞血病全出現在肥胖孩童的身上。很多人並不明白，你吃進的卡路里愈多，需要的營養素就愈多，因為維生素和礦物質是我們新陳代謝作用裡的潤滑劑，可以幫助體內的化學反應跑得更順暢，同時調節血糖和油脂燃燒。但我們現在的飲食充斥著熱量飽和（太多卡路里）但營養不良（維生素和礦物質不夠多）的食物，所有這些被我們吃進去的「空熱量」，只會損害我們的新陳代謝，造成疾病和肥胖。

糖胖症的主要元凶是SAD（標準美國飲食，Standard American Diet的英文縮寫）。親手烹調的真正全天然新鮮食物，才是能拿來預防、治療和逆轉糖胖症的專利良藥。

【病人的故事】大吃大喝和營養不良

莎拉是個十九歲的女孩，她帶著「一堆」疾病走進我的辦公室，包括肥胖、疲憊和肌肉疼痛。自她八歲以來，便病痛不斷，肥胖纏身。雖然有很多因素導致她身體不好，但飲食品質的不良（高糖、垃圾食物、充滿反式脂肪和高果糖玉米糖漿的速食）是她缺乏營養的主要原因，更是惡化了她的健康和體重問題。在她吃過的食物裡，唯一色彩鮮豔的只有芝多司（Cheetos）。汽水裡的糖和咖啡因損耗了她體內的鎂含量，再加上她天生討厭吃魚，因此嚴重缺乏omega-3。她全身疲倦到從來不想出門，只能坐在沙發上看電視，結果也嚴重缺乏維生素D。

我們慢慢幫她戒掉垃圾食物、糖和咖啡因。我們透過飲食計畫，以及鎂、魚油和維生素D的補充，來改善營養不良的問題。經過六個月的療程，她的肌肉疼痛問題消失了，體力回來了，而且瘦了約二十五公斤。

熱量高但營養不足的飲食，是造成糖胖症盛行的主因。它會讓整個國家的人民攝取過多，卻又營養不良。在本章裡，我們會檢討幾個重大的飲食變化，這些變化造成糖胖症現今的盛行。然後，再說明令人興奮的新科學——**營養基因學**，它可以幫助我們解決問題，不再只視食物為可燃燒的熱量或能量，而是一種可以指示基因去增重或減重、左右我們生病或健康的資訊。

但是在我們進入主題之前，請先就以下測驗進行作答，看看你營養失衡的問題出在哪裡。在你開始執行計畫之前，請先作答完第二單元的所有測驗，六週後，再測量一次你的健康六週前和六週後有何不同。你可能需要根據得分為自己補充額外支援，我會在這個計畫的第六週詳細說明這一點（請看第二十四章）。

「提升你的營養」測驗

有幾種重要營養素若是缺乏，可能導致糖胖症。以下測驗可以幫助你了解自己缺乏的是什麼。

鎂測驗

鎂是一種會助人放鬆的礦物質，可以幫忙調節血糖。以下測驗可以協助釐清自己是否缺乏鎂。請在「之前」欄位勾選你過去一個月來所經歷的症狀，再利用下面的評分表來確定問題的嚴重性。等到執行完六週計畫後，再到「之後」的欄位勾選，看看自己進步了多少。

	之前	之後
我很少吃深綠色蔬菜、海帶、麥麩，或胚芽、杏仁、腰果、蕎麥。	□	□
我經常感到疲倦。	□	□
我很難入睡或常失眠。	□	□
我對噪音很敏感。	□	□
我一天的排便次數少於兩次。	□	□
我有氣喘。	□	□
我會肌肉抽筋。	□	□
我的腿或手會抽筋。	□	□
我經常頭痛或偏頭痛。	□	□
我常有經前症候群。	□	□
吞嚥有時候對我來說很困難。	□	□
我有不寧腿症候群（restless leg symdrome）。	□	□
我會胃食道逆流。	□	□
我常感到煩躁。	□	□
我很沮喪。	□	□
我很焦慮。	□	□
我有注意力缺失症。	□	□
我的生活裡有很多壓力。	□	□
我有自閉症。	□	□
我有腎結石。	□	□
我心跳得很厲害，有時候會漏跳幾拍或心悸。	□	□
我有心臟病或心臟衰竭。	□	□
我有二尖瓣脫垂的疾病。	□	□
我有糖尿病。	□	□
總計		

分數	嚴重性	適用計畫	付諸行動
0-3	你體內可能只是輕微缺乏鎂。	血糖解方	不需要任何個人專屬的照護計畫，只要照著血糖解方做就行了。
4-12	你體內可能中度缺乏鎂。	自我照護	完成血糖解方，並照著第二十四章個人計畫來優化體內的鎂含量。
13+	你體內可能嚴重缺乏鎂。	醫療保健	遵循以上兩個步驟，如果前六週的計畫完成後，還是沒有改善，可以去看醫生，尋求額外協助。

維生素D測驗

超過八〇%的美國人缺乏維生素D，下面測驗可以幫助了解你的維生素是否過低。請在「之前」欄位勾選你過去一個月來所經歷的症狀，再利用下面的評分表來確定問題的嚴重性。等到執行完六週計畫後，再到「之後」的欄位勾選，看看自己進步了多少。

	之前	之後
我在室內工作。	☐	☐
我幾乎不出外曬太陽。	☐	☐
我大多時候會塗上防曬油。	☐	☐
我有季節性情緒失調（seasonal affective disorder）和冬季抑鬱症（winter blues）。	☐	☐
我家在佛州北部。	☐	☐
我的膚色黑（不是高加索白種人）。	☐	☐
我已經六十歲以上。	☐	☐
我不吃多脂的小型魚類，譬如鯖魚、鯡魚、沙丁魚（膳食性維生素D的主要來源）。	☐	☐
我會肌肉痠痛或無力。	☐	☐
我的骨頭一碰就痛（壓你的小腿骨，如果會痛，表示你缺乏維生素D）。	☐	☐
我有骨關節炎。	☐	☐
我的骨頭曾斷過兩次以上，髖骨也曾骨折。	☐	☐
我的注意力和／或記憶力大不如前。	☐	☐
我有自體免疫方面的疾病（譬如多發性硬化症）。	☐	☐
在我認識的人裡，我好像比多數人來得更容易被感染。	☐	☐
我有攝護腺癌。	☐	☐
總計		

分數	嚴重性	適用計畫	付諸行動
0-3	你體內的維生素D可能過低。	血糖解方	不需要任何個人專屬的照護計畫，只要照血糖解方來做就行了。
4+	你可能嚴重缺乏維生素D。	醫療保健	遵循以上步驟，如果前六週的計畫完成後，還是沒有改善，可以去看醫生，尋求額外協助。

基本的 Omega-3 脂肪酸測驗

九〇%以上的美國人缺乏 Omega-3 脂肪酸，而它是控制發炎、血糖和新陳代謝的關鍵因子。以下測驗可以協助你知道是否需要改變油脂的攝取。請在「之前」欄位勾選你過去一個月來所經歷的症狀，再利用下面的評分表來確定問題的嚴重性。等到執行完六週的計畫後，再到「之後」的欄位勾選，看看自己進步了多少。

	之前	之後
我的皮膚很乾、很癢、會掉皮屑。	□	□
我的指甲很軟、易碎、容易破裂。	□	□
我有頭皮屑。	□	□
我的耳垢很硬。	□	□
我的手臂背後或軀幹會有小包隆起。	□	□
我常感到口渴。	□	□
我的關節會痛或僵硬。	□	□
我一天排便次數少於兩次。	□	□
我的糞便不是顏色很淡、很硬，就是很臭。	□	□
我很沮喪，我有注意力缺失症和過動的問題，以及／或記憶力減退的疾病。	□	□
我有愛爾蘭、蘇格蘭、威爾斯、斯堪地那維亞或沿海美國原住民的基因血統。	□	□
我的乳房有纖維性囊腫。	□	□
我幾乎每個月都飽受經前症候群之苦。	□	□
我的血壓高於正常值。	□	□
我的LDL膽固醇太高，HDL膽固醇太低，我的三酸甘油脂過高。	□	□
總計		

分數	嚴重性	適用計畫	付諸行動
0-4	你體內可能輕度缺乏脂肪酸。	血糖解方	不需要任何個人專屬的照護計畫，只要照著血糖解方做就行了。
5-7	你體內可能中度缺乏脂肪酸。	自我照護	照血糖解方來做，並遵循第二十四章的辦法來優化你體內的脂肪酸含量。
8+	你體內可能嚴重缺乏脂肪酸。	醫療保健	遵循以上兩個步驟，如果前六週的計畫完成後，還是沒有改善，可以去看醫生，尋求額外的協助。

既然你已經找出現代生活裡三種常見的營養素缺乏問題，而它們對新陳代謝和血糖的控制又尤其重要，接著來看看我們是如何陷入這種攝取過多卻仍營養不良的窘境。

營養改變趨勢一：糖無處不在

我們的飲食這一百年來有很大的改變。尤其近三十到五十年來，更是大幅改變，最大的變化莫過於我們對糖的消耗量大增。舊石器時代的祖先平均每年只消耗約九十克的糖。[2] 十九世紀初，每人平均每年消耗約六公斤的糖。而現在的美國人每人平均每年消耗約六十八到八十二公斤的糖，等於每人平均每天幾乎要消耗掉二百二十七克的糖！[3]

以藥理劑量的消耗角度來看，所有糖都是有害的。加了高果糖玉米糖漿（簡稱HFCS）的汽水、運動飲料或茶，內含八十五克的糖（青少年平均每天的糖消耗量超過五百六十七克），我們等於是在人體身上施行幾近失控的「毒品」實驗。

過去三十年來，在我們消耗的糖熱量裡，高果糖玉米糖漿已經從零增加到六六％，而且大多來自於軟性飲料和其他含糖飲料的液態熱量。我們都知道含糖的液態熱量比固態熱量更能增加體重。以下四點理由說明了為什麼必須將高果糖玉米糖漿從飲食裡去除。

1.高果糖玉米糖漿和蔗糖在生化反應上並不相同，體內的處理方式也不一樣

高果糖玉米糖漿是一種工業食品，它一點也不「天然」。它是透過化學處理從玉米澱粉裡萃取出來，屬於一種生化上的全新複合物，比蔗糖甜，也比蔗糖便宜。

高果糖玉米糖漿裡的組成成分葡萄糖和果糖，兩者之間並無化學上的連結，所以無須經過消化，便可快速地被血液吸收。果糖會直接進入肝臟，啟動脂肪生成（也就是製造脂肪，如三酸甘油脂和膽固

醇），這成為肝臟受損的主因，也就是所謂的脂肪肝。在美國，有七千萬人飽受脂肪肝之苦。至於被快速吸收的葡萄糖，則會使胰島素突然升高。高果糖玉米糖漿的這兩種特性會導致新陳代謝混亂，使得食欲大開、體重增加、造成糖尿病、心臟病、癌症、失智症等。

兒童醫院奧克蘭研究院（Children's Hospital Oakland Research Institute）所做的研究發現，高果糖玉米糖漿[*1]裡自由果糖的每個分子，都需要有更多能量才能被腸道吸收，它們也會吸收三磷酸腺苷（ATP，人體內的能量來源）裡的兩種磷分子，結果反而耗盡ATP，而ATP是維持腸壁完整的必要元素。

要預防食物或細菌從腸壁漏出，引發自體免疫反應和全身性發炎，就必須透過腸道內每個腸壁細胞的「緊密接合」或連結。但高劑量的果糖被證實會在腸壁上穿洞，讓有毒的腸道細菌所產生的副產品和半消化的食物蛋白進入血液，引發炎症。水果裡天然生成的果糖則是營養素和纖維的一種複式結合，生物效應不同於玉米葡萄糖裡的高果糖。

蔗糖和工業手法製造出來的（被委婉稱為）玉米葡萄糖，在生化上和生理上是完全不一樣的東西，但是玉米工業靠數百萬美元砸出來的電視廣告，卻不是這樣說的。

2. 高果糖玉米糖漿含有汞金屬之類污染物，完全不受食品藥物管理局規範，也沒做過檢測

曾有一名食品藥物管理局的研究人員請玉米生產商運送一桶高果糖玉米糖漿供她檢測污染物。她的請求一再被拒，直到她宣稱自己代表的是某家新成立的飲料公司，對方才立刻送來一大桶高果糖玉米糖漿，於是她立刻進行檢驗，結果發現裡頭含有有毒的汞金屬，原因是製造過程中會使用到氯鹼（Chlor-alkali）這種產品。[4]有毒的糖當然不是天然的。

當高果糖玉米糖漿被放進化學分析儀或色譜儀裡檢測時，會有既不是葡萄糖也不是果糖的奇怪化學峰（chemical peaks）出現。它們究竟是什麼？只有天知道！不過，這也不禁令人質疑這種超級糖的加工

形式。在這些複合物的真正性質、效果和毒性，仍未被完全說明清楚之前，難道我們不應該防止這些未經證實的複合物進入我們的食物供應裡嗎？尤其這種被污染的食品竟占了美國人平均日常熱量攝取的十五％到二〇％。

3. 儘管玉米產業保證，但獨立醫藥專家和營養專家都不支持在飲食裡使用高果糖玉米糖漿

玉米產業那些粉飾太平的網站 www.cornsugar.com 和 www.sweetsurprise.com 都在吹噓自己的地位，說蔗糖和玉米果糖是同樣的東西，甚至引用，不，應該是錯誤引用專家的話。

北卡羅萊納大學教堂山分校（North Carolina at Chapel Hill）的貝利．帕金博士（Barry M. Popkin），曾針對含糖飲料的危險性，以及它們助長肥胖症的盛行發表看法。他曾在《美國臨床營養學期刊》（*American Journal of Clinical Nutrition*）[5]說明自由的果糖可能助長肥胖症的機制過程。他是這樣說的：

> 果糖的消化、吸收和新陳代謝，不同於葡萄糖的消化、吸收和新陳代謝。果糖在肝臟代謝時會進行脂質新生（de novo lipogenesis）。除此之外，它不像葡萄糖，它不會刺激胰島素分泌或促進瘦體素（leptin）的生成。而胰島素和瘦體素都會發出重要的傳入訊號，管制食物的攝取和體重（控制食欲）。這表示飲食裡的果糖可能助長攝入能量，造成體重增加。此外，熱量高的含糖飲料也可能造成過度攝取卡路里。

他的結論是：「HFCS攝取量的增加，與肥胖症的盛行有暫時性的關聯。而在高熱量的含糖飲

＊1. 通常在普通蔗糖裡，葡萄糖和果糖分子是以化學連結的方式接合在一起，並非「自由分開的」。而高果糖玉米糖漿裡的所有果糖都是「自由分開的」，在體內的作用方式非常不一樣，恐造成更多危害。

料裡被過度攝取的ＨＦＣＳ，可能也對肥胖症的盛行推了一把。」

而玉米產業掐頭去尾地片斷擷取他的一句評語，來支持自己的論調，就是「所有的糖都一樣」。沒錯，任何一種糖只要劑量過大，都是有害的，到最後都可能害死你。只不過不同的糖對消化、食欲和新陳代謝的生化反應及影響各不相同。帕金博士很清楚這一點。

4. HFCS跟低品質、沒營養、造成疾病的工業食品或「像食品一樣」的物質畫上等號

之所以要求你避開含ＨＦＣＳ的產品，其最後一個理由也是最重要的理由是，它們是品質不佳食物的代表，只有空熱量和人工成分。如果你發現標籤上有「高果糖玉米糖漿」或新的名詞「玉米糖」（corn sugar），你就可以百分之百確定它不是富含纖維、維生素、礦物質、植物營養素和抗氧化劑的真正天然新鮮食品。如果你想健康，最好遠離它。我們必須減少對糖的攝取量。但僅僅是這麼簡單的飲食改變（戒掉ＨＦＣＳ），就能大幅降低你的健康風險，改善你的體質。

營養改變趨勢二：我們的低纖維飲食

我們對糖的消耗量大增，但對纖維的消耗卻大幅降低。舊石器時代的祖先平均每天吃進五十到一百克的纖維。而我們現在每天平均吃不到十五克的纖維。[6]

纖維很重要，因為它可以減緩腸道內的糖被血液吸收的速度，使我們覺得飽足，降低膽固醇。飲食裡的纖維主要來自於植物，譬如水果和蔬菜。除此之外，堅果、種籽、全麥，和豆類也都有纖維。常吃盒裝、包裝或罐裝的精緻加工食品，所攝取到的纖維絕對少過於吃真正的天然食品。

飲食裡缺乏纖維對我們的健康有很大影響，它會引發心臟病、糖尿病、肥胖症、癌症和其他許多慢性病。[7]事實上，研究顯示，在飲食裡添加多量纖維，對糖尿病的治療效果就像用藥物一樣有效，它可

以降低血糖，而且完全沒有副作用。[8]

營養改變趨勢三：嚴重缺乏營養

在美國，我們吃進的食物量前所未有地多，卻嚴重缺乏營養，所以現在才會有糖胖症和其他許多慢性病的盛行。

要預防和治療糖胖症，有些營養素尤其重要，包括維生素Ｄ[9]、鉻[10]、[11]、鎂[12]、鋅[13]、生物素（維生素Ｈ）[14]、Omega-3[15]，以及像硫辛酸這類抗氧化劑[16]。這些都是可以適度控制和平衡胰島素及血糖的必要元素。缺少它們，我們的生化機制會慢慢停頓，於是變得胰島素阻抗更嚴重，血糖會失衡地上下波動，進而體重跟著增加。

營養解方：營養基因學

我們都只以為食物是取得能量的一種方法，是餵養身體所需燃料的一種手段。但新的科學告訴我們，食物會和我們的細胞實際對話。你吃進的食物會傳收資訊給身體，啟動或關閉你身上的基因。它會在你每吃進一口的時候，時時刻刻、日復一日地指示你的身體如何控制自己的新陳代謝。這就是**營養基因學**，或者說是食物與你的基因對話的方式。而它也是「血糖解方」背後的營養改善方法。事實上，狄恩．歐尼斯醫師（Dr. Dean Ornish）證實，只要經過三個月的密集生活改良計畫，包括以全天然食物和植物為主的飲食習慣，就會有五百多種控管癌症的基因受益。它們不是關閉誘發癌症的基因，就是啟動防禦癌症的基因。[17]這是藥物辦不到的事。最近科學家發現人類的血液裡有植物的基因物質——想想看，植物基因正在告訴我們的基因該怎麼做——這真是太具革命性了。

要說明這方法多有效，且讓我先分享一個很特別的研究，它可以證實你所吃的食物品質會如何快速和有效地影響你的基因，而且這和你所吸收的熱量、碳水化合物、蛋白質、油脂或纖維多寡無關。這個研究的重心是以前期糖尿病患者為主。他們被分成兩組，每組都得連續十二週攝取等量的卡路里，以及等量的蛋白質、油脂、碳水化合物和纖維。[18]

唯一的差別只在於：其中一組人吃的是全裸麥麵包，另一組人吃的是以燕麥、小麥和馬鈴薯為主的碳水化合物。經過十二週之後，研究人員檢驗皮下脂肪活組織，查看基因表現，同時也給這些被研究的對象一個挑戰葡萄糖的機會，評估他們的血糖和胰島素會如何受這些飲食改變的影響。

實驗結果很有突破性。顯然吃裸麥的那一組人，脂肪細胞比較小、比較漂亮，對胰島素比較敏感。因為裸麥傳遞的資訊（一種被稱為木脂素類〔lignans〕的植物營養素〔phytonutrient〕）啟動糖胖症的逆轉基因，而這和吃進的卡路里或幾公克的碳水化合物無關。換言之，不受這一組人吃進的卡路里和碳水化合物量的影響——重點在於，吃進的是「什麼樣」的碳水化合物。食物品質跟我們吃進的食物量一樣重要。

更令人驚訝的是，他們的基因在這麼短的時間內就有很大的改變。曾經讓研究對象變胖和罹患糖尿病的數十個基因被關閉，但有數十個會幫忙他們變瘦和變健康的基因卻被開啟。在裸麥組裡，會提高胰島素阻抗、造成細胞死亡的七十一個基因被關閉。他們吃進的食物良性影響了他們的基因，關閉了那些會讓他們容易罹患糖胖症的可怕基因。

另一方面，攝食燕麥、小麥和馬鈴薯的對照組，開啟了助長糖胖症的六十二個基因，於是因壓力產生的分子、發炎和氧化壓力（氧化損傷），或自由基（free radicals）就跟著增加，這些都會引起糖胖症。

要記住，這兩組人都吃進等量的卡路里，就連油脂、蛋白質、碳水化合物和纖維的分配比例，也都**一模一樣**，唯一差別只在於他們攝取的「不同品質」的碳水化合物。這個研究（還有其他許多研究也都做出了同樣結論）說明了食物不只是卡路里而已，**食物也是資訊**。

如果你想關閉會導致糖胖症的基因，開啟可以帶來健康的基因，關鍵就在於食物的**品質和類型**，至於卡路里的數量或者飲食計畫裡蛋白質與油脂和碳水化合物之間的比例，則不見得那麼重要。

你必須讓基因有良好的飲食計畫。誠如哈佛醫學院的肥胖症權威之一大衛．路威（David Ludwig）所言：「和荷爾蒙作用有關的分子路徑〔譬如胰島素阻抗〕曾經是擁有數十億美元預算的製藥研究計畫專攻的項目。但一般而言，這些路徑很多都受制於飲食。目前的研究結果（針對營養基因學），都強調『藥補不如食補』的古老智慧。換言之，就是利用食補來預防和治療肥胖症、糖尿病、心臟病。」[19]

從營養不良的飲食轉變為營養豐富的飲食，意思是透過蔬果、堅果、種籽、豆類和全穀類這類植物性食物，來改善數百個專責控管胰島素功能和糖胖症的基因表現。要預防和治療糖胖症的最理想飲食方式，就是把橄欖油、堅果、酪梨和 Omega-3 油脂等，這類健康油脂加進來，再添加精瘦的適量動物蛋白質，也就是眾所皆知的「地中海飲食」。[20]這是一種真正全天然的飲食，在廚房裡烹調而成，而不是工廠。這種飲食方式證實可以預防甚至扭轉糖胖症。它對我們的健康有很多益處，可以良性影響我們的生理機能，減少發炎現象，提升排毒能力，平衡荷爾蒙，讓抗氧化劑發揮強而有力的保護功能——而這些都能徹底解決疾病背後的元凶。

你的叉子插的是什麼食物，這才是你可以用來連根拔除慢性病和糖胖症的最好良藥。

除了改變飲食之外，你也需要有完善的維生素和礦物質。你可能需要針對自己缺乏的營養素進行個別的調整和補充，包括鉻、生物素、維生素 D[21]、鎂[22]、鋅、硫辛酸[23]和 Omega-3 脂肪酸[24、25]。我們需要這些額外的營養素，因為我們的土壤、農耕、食物加工和食物配銷系統，使得食品營養耗竭。

發起有機農業運動的亞伯特．郝華德爵士（Sir Albert Howard）在他的經典著作《土壤與健康》（*The Soil and Health*）裡曾說，我們必須「處理土壤、植物、動物和人類的整個健康問題，把它當成一個偉大的題目。」

就算有完美的飲食計畫，但因土壤養分的耗盡；食品的儲存和運送；傳統物種的基因改變；以及壓力的倍增，還有有毒環境所造成的營養需求，都使得我們不太可能單從食物裡獲取完整的維生素和礦物質。[26]證據顯示，我們無法擺脫對營養補充品的需要。[27]

在第四單元裡，你會確實學到必要的飲食方法，以及為戰勝糖胖症，所必須服用的補充劑。至於現在，則要記住，食物只是能量來源的這個觀念，對我們來說過於狹隘。營養基因學是醫學的未來。它可以幫助我們了解糖胖症，甚至成功地治癒它。

【第九章】

步驟二：調整你的荷爾蒙

這本書的重心著重在一種叫胰島素的荷爾蒙身上，但如果你想痊癒，那麼平衡包括性荷爾蒙、腎上腺素或壓力荷爾蒙，以及甲狀腺激素在內的所有荷爾蒙，將是件很重要的工作。因為它們相互關聯，就像大型音樂交響樂團一樣相互作用。當這個交響樂團的演奏走了調，問題便來了。

為了克服糖胖症，你必須找出和處理會影響新陳代謝的甲狀腺失衡問題、會惡化胰島素阻抗和血糖引起的壓力荷爾蒙過度反應問題，以及對性荷爾蒙造成不良影響的胰島素失衡問題。現在就讓我們看看這些重大的荷爾蒙失衡問題，會如何助長糖胖症。

甲狀腺激素：控管你的新陳代謝

甲狀腺會控管你的新陳代謝。如果作用緩慢，新陳代謝就會慢下來，糖胖症罹患風險跟著升高。每五名女人中就有一個有甲狀腺方面的疾病，至於男性則是每十名就有一名。但卻有五〇％的甲狀腺病患未被診斷出來。甲狀腺疾病若未被診斷出來，便會使胰島素阻抗惡化，[1]而胰島素阻抗也會使甲狀腺功能惡化。[2]許多被診斷有甲狀腺疾病的人，都被開立左旋甲狀腺素（Synthroid）這類藥物來治療，但其實並不恰當。

【病人的故事】隱性甲狀腺疾病和糖胖症

研究所學生蕾妮是一個嚴肅又有決心的二十五歲女子，她盡可能照顧好自己。她吃的是乾淨又全天然的飲食，攝取很多蔬果、堅果、種籽、豆類和全穀類。她每天跟著教練運動一小時。她睡眠充足，工作和娛樂兼顧。但她有個疾病，她的體重超重九公斤，不管怎麼努力，都無法減重。我檢查她過去的病史，這才發現這種找不到原因的體重問題和胰島素問題，其實都有跡可尋。她的月經向來不規律，皮膚乾燥，經常便秘，頭髮粗糙，而且很怕冷。雖然看過洛杉磯最好的醫生，卻沒有任何一個醫生仔細研究過這些症狀的背後原因：甲狀腺功能低下。當然，他們都做了標準的甲狀腺檢測（簡稱TSH），可是因為檢測結果3.5是在「正常值」範圍內，所以沒有再做進一步檢查。

我通常都會幫病人做全套的甲狀腺功能檢測，包括TSH在內。（根據目前美國內分泌學會的規定，小於3.5才是正常值，不過大部分的實驗室並未更動參考範圍來反映新的標準。）此外，我也檢測了甲狀腺激素T3和T4及甲狀腺抗體，想確認是不是對甲狀腺有自體免疫反應。大部分的醫師都只檢測TSH，卻忽略了很多人都有細微的甲狀腺問題。蕾妮的T3很低，甲狀腺抗體很高，所以就算她的TSH是「正常」的，我還是用含有T4和T3的天然甲狀腺激素來治療她。結果她的症狀一掃而空，經期恢復正常，體重減輕了九公斤。

你飽受甲狀腺功能低下之苦嗎？請做次頁測驗，以確定問題所在。開始執行計畫之前先做測驗，六週後，等計畫執行完畢，再做一次測驗，才能測出你的健康「六週前和六週後」的變化。你可能需要根據自己的得分，為自己額外補充營養補充品或天然的甲狀腺替代品。我會在這個計畫的第六週詳細說明這一點。

甲狀腺測驗

甲狀腺對環境毒素、感染、營養缺乏（碘、硒、鋅），以及壓力很敏感。五分之一的女性和十分之一的男性有甲狀腺功能低下的問題，卻有半數以上的人並不知道。以下測驗可以幫助你自我診斷隱性甲狀腺問題。請在「之前」欄位勾選你過去一個月來所經歷的症狀，再利用下面的評分鍵來確定問題的嚴重性。等到執行完六週計畫後，再到「之後」的欄位勾選，看看自己進步了多少。

	之前	之後
我的眉毛外側三分之一愈來愈稀疏。	☐	☐
我很怕冷。	☐	☐
我的手腳經常冰冷。	☐	☐
我的頭髮愈來愈稀疏，我在掉頭髮，或者我的頭髮很粗糙。	☐	☐
我的皮膚和指甲都很厚。	☐	☐
我的皮膚很乾。	☐	☐
我的肌肉疲憊、疼痛或無力。	☐	☐
我的經血量很多，我有嚴重的經前症候群、其他經期疾病或不孕。	☐	☐
我的性欲低落。	☐	☐
我老是覺得累，尤其是早上。	☐	☐
我的記憶力和專注力大不如前。	☐	☐
我老是覺得手腳溼黏（手腳會出汗）。	☐	☐
我一直無法減重，或者最近又胖了。	☐	☐
我經常便秘。	☐	☐
我很沮喪，對什麼事都沒興趣。	☐	☐
我有自體免疫的疾病（譬如風溼性關節炎、多發性硬化症、紅斑性狼瘡、過敏，或酵母增生）。	☐	☐
我有低血壓和心律過低的問題。	☐	☐
我對麩質過敏，而且有胃腸病。	☐	☐
我一直暴露在環境毒素下。	☐	☐
我吃了太多的鮪魚和壽司，還有 / 或者我補過很多顆牙（汞金屬）。	☐	☐
我曾做過放射線治療。	☐	☐
我飲用的是加氯或加氟的水。	☐	☐
我的家族都有甲狀腺的疾病	☐	☐
總計		

分數	嚴重性	適用計畫	付諸行動
0-3	你的甲狀腺功能可能有一點低。	血糖解方	不需要任何個人專屬的照護計畫，只要照血糖解方做就行了。
4-7	你的甲狀腺功能可能中度偏低。	自我照護	照著血糖解方來做，並遵循第二十四章的個人計畫法來優化你的甲狀腺功能。
8+	你的甲狀腺功能可能嚴重偏低。	醫療保健	遵循以上兩個步驟，如果前六週的計畫完成後，還是沒有改善，可以去看醫生，尋求額外協助。

如果你的得分超過三，建議你最好照第四單元六週計畫裡專為甲狀腺設計的個人計畫步驟來做，而且要讀我的電子書《甲狀腺終極解方》（*The UltraThyroid Solution*, www.bloodsugarsolution.com/ultrathyroid），上面有更多資訊，會教你如何確認甲狀腺的問題以及治療方法。

壓力荷爾蒙：長期壓力的危險

壓力荷爾蒙對糖胖症有很大的影響。長期壓力會促進皮質醇（cortisol）的生成，這是最主要的壓力荷爾蒙。長年升高的皮質醇會造成血糖和膽固醇升高，也提高憂鬱症或甚至失智症的罹患風險，[3]助長腹部油脂的堆積，而這也是我們在有胰島素阻抗和有糖尿病的患者身上常見的特徵。皮質醇太多會造成肌肉的流失，干擾甲狀腺和生長激素，不利睡眠，這一切都會讓體重增加。睡眠不足會使人胃口大開，變得更嗜糖。一項針對健康年輕男性所做的研究發現，少睡兩個小時，血液裡的飢餓素（ghrelin）便會升高，ＰＹＹ（可抑制食欲的剎車裝置）則會降低，[4]這使得他們更嗜食精緻的碳水化合物和糖。有品質的睡眠和足夠的睡眠，對糖胖症的治療來說很重要，它可以預防體重增加、糖尿病和心臟病。

但更重要的是降低壓力。

對於壓力的界定，是我們的身體或自我，面臨的真正威脅或想像的威脅。我們常會遇到急性壓力源（acute stressors），這是無法避免的。但是危害你健康的，不是急性壓力的來來去去。真正會嚴重影響糖胖症和其他許多慢性病的，反而是那種自己創造出來的持續性壓力，某種程度上來說，就是指你對壓力的態度：你相信事情最後都能妥善解決嗎？你都是往好處想還是往壞處想？你認為這世界是安全的還是危險的？

壓力影響的大小是受到我們思緒、態度和信念的左右。我們可以改變想法，改變我們所相信的內容，然後才能降低日常壓力對我們生活的影響。你不該相信你腦袋裡的每個蠢念頭！

在第十四章的「步驟七：緩和你的心緒」裡，我們會進一步探索壓力和糖胖症之間的關聯。此外，你也可以照第四單元緩和心緒專用的個人專屬步驟來做，或者利用我的ＣＤ版課程〈終極平靜〉裡的簡單工具，來幫助自己釋放長期壓力。

性荷爾蒙：男變女？女變男？

胰島素過多會對你的性荷爾蒙產生負面影響。如果你是男的，會變得像女的；如果是女的，會變得像男的。胰島素阻抗對女性而言，會造成臉部或身體毛髮的生長，頭部毛髮的脫落，很多女性也會有粉刺和經期不規則的問題。此外，還會讓女性長鬍子、禿頭，甚至長出青春痘。

胰島素阻抗也是多囊性卵巢症候群背後尚未被認可的一個元凶，[5]此一病症會造成女性不孕，而這也是有毒的飲食和環境所導致的營養問題。

【病人的故事】不孕

麗莎非常想要小孩。她接受過新澤西－紐約一帶頂尖不孕症專家的治療，卻屢屢失敗，於是找上我。她的醫師告訴她，她有多囊性卵巢症侯群（簡稱ＰＣＯＳ），而此病症純粹是營養和新陳代謝問題影響了荷爾蒙。主要是由前期糖尿病所造成，症狀包括經期不規律或經量太大，長青春痘，臉上生出毛髮，頭上毛髮脫落，還有身材日漸中廣。

她服用過藥物、接受過注射和荷爾蒙雞尾酒治療，試圖恢復卵巢功能，並以每次一萬五千美元的代價做了多次的人工授精（簡稱ＩＶＦ），但還是沒能懷孕。因為問題不在於她的卵巢，而在於她的飲食。

她改變飲食，不再吃加工食品，換吃真正天然的食物，並開始服用營養補充品來幫助血糖的新陳代謝，三個月後，她自然懷孕了。一年後，我收到一張可愛的小貝比照片，上頭附了一張紙條，寫著：「謝謝海曼醫師讓我懷孕！」害我真不知道該如何向我老婆解釋。事實上，我曾利用本書的原理，幫助過許多婦女懷孕，辦公室牆上滿滿都是小貝比的照片。

哈佛的瓦特．威列醫師（Walter Willett）曾在《懷孕飲食法》（*The Fertility Diet*）裡，提到前期糖尿病所引起的不孕症。哈佛大學護理師健康研究[6]曾針對一萬九千名婦女的生育力進行調查，結果發現每七對夫婦就有一對不孕，但大部分的不孕症都能透過飲食、生活習慣和補充品的調整，來有效治療。你可以服用多種維生素[7]，攝取全天然、低糖、營養豐富、以植物為主的飲食，從而提高生育力。

除此之外，大衛．路威博士發現低升糖飲食可以預防體重過重的婦女出現早產現象。[8]所以，如果照著本書的飲食計畫，不僅可以幫助你懷孕，也能幫助你繼續保持妊娠狀態。

【病人的故事】糖會讓你減少男子氣概

五十四歲的作家史帝夫，是另一個體重總是降不下來的病人。雖然他一個禮拜有三到五天會跟著教練積極做肌力訓練和有氧運動，還是無法控制自己的食欲，也沒辦法練出肌肉，或者讓那近一百三十公斤的中廣身材稍微消風。他的性欲低落，難以勃起。我們發現他的胰島素飆得很高，睪丸素卻異常低。

於是我們改善他的飲食，要他局部敷上生物同質性睪丸素凝膠，他才開始長出肌肉，減輕體重，控制食欲，和他美麗的妻子重拾性生活。

對男人來說，胰島素阻抗會降低睪丸素。[9]性欲和性功能會明顯受損。此外，低睪丸素也會導致其他問題，譬如肌肉量減少，腹部肥肉堆積，這些在四十幾歲的大肚腩男人身上都看得到。久而久之，罹患糖尿病的男性會愈來愈像女的，因為胰島素和過多的身體脂肪會造成雌激素升高，導致皮膚變軟，胸部變大，手臂、腿和胸部的毛髮脫落，失去肌肉，性欲低落，還有勃起困難。

你的性荷爾蒙失衡嗎？請利用次頁的測驗找出答案。記得在開始執行計畫之前先做測驗，六週後，等計畫執行完畢，再做一次測驗，才能測出你的健康「之前和之後」的變化。你可能需要根據自己的得分，為自己額外補充營養品。我會在這個計畫的第六週詳細說明這一點。

性荷爾蒙失衡測驗

許多令人飽受痛苦的症狀，都是源於性荷爾蒙的失衡。男人和女人對這些失衡的反應各不相同。接受適當的測驗，確定是否是荷爾蒙的問題。請在「之前」欄位勾選你過去一個月來所經歷的症狀，再利用下面的評分表來確定問題的嚴重性。等到落實完六週計畫，再到「之後」的欄位勾選，看看自己進步了多少。

如果你的性荷爾失衡，這通常都和胰島素阻抗的升高有關。這些失衡是可以透過血糖解方來逆轉的。

針對女性	之前	之後
我的經期不規律，經血量大，或者經血量太少。	☐	☐
月經來之前，我經常感到頭痛或偏頭痛。	☐	☐
我的胸部一碰就痛，而且變大了。	☐	☐
我常有經前症侯群。	☐	☐
我正在經歷更年期症候群。	☐	☐
我有熱潮紅。	☐	☐
我對床事不再感興趣。	☐	☐
我的皮膚、頭髮和陰道都很乾燥。	☐	☐
我每個月的體重波動很大。	☐	☐
我的肚皮肥了不少。	☐	☐
我經常覺得胃脹氣。	☐	☐
我有水腫、浮腫、虛胖或水份留滯體內的疾病。	☐	☐
我有經前嗜食的疾病（尤其是甜食或鹹食）。	☐	☐
我的心情經常起伏。	☐	☐
我覺得焦慮。	☐	☐
我很沮喪。	☐	☐
我覺得自己沒辦法應付一般的要求。	☐	☐
我的背、關節和肌肉都會疼痛。	☐	☐
我有不孕的問題。	☐	☐
我服用口服避孕藥和其他荷爾蒙。	☐	☐
我乳房有囊腫或腫塊，或者說我有乳房纖維囊腫。	☐	☐
乳癌、卵巢癌、子宮癌在我們家族裡很盛行。	☐	☐
我有子宮纖維瘤。	☐	☐
我夜裡會盜汗。	☐	☐
我不容易入睡。	☐	☐
有時候我會心悸。	☐	☐
我的記憶力和注意力大不如前。	☐	☐
我臉上有汗毛。	☐	☐
我暴露在殺蟲劑或重金屬底下（透過食物、水和／或空氣）。	☐	☐
總計		

分數	嚴重性	適用計畫	付諸行動
0-9	你的性荷爾蒙可能輕微失衡。	血糖解方	不需要任何個人專屬的計畫，只要照血糖解方來做就行了。
10-14	你的性荷爾蒙可能中度失衡。	自我照護	照血糖解方來做，並遵循第二十四章的辦法來優化你的性荷爾蒙水平。
15+	你的性荷爾蒙可能嚴重失衡。	醫療保健	遵循以上兩個步驟，如果前六週的計畫完成後，還是沒有改善，可以去看醫生，尋求額外的協助。

針對男性	之前	之後
我有「男性女乳症」，或者我的手臂、腿部和胸前的毛髮已經脫落。	☐	☐
我經常感到疲憊或沒有體力。	☐	☐
我一點也不在乎我的人生和未來。	☐	☐
我已經失去活力和性欲。	☐	☐
我難以勃起或不持久。	☐	☐
我有不孕的問題或者我的精蟲數量很低。	☐	☐
我的肌肉不見了。	☐	☐
我肚皮的油脂增厚了。	☐	☐
我覺得虛弱。	☐	☐
我有骨質疏鬆和骨折的問題。	☐	☐
我的膽固醇升高了。	☐	☐
我的胰島素和血糖都升高了。	☐	☐
我飽受憂鬱症之苦。	☐	☐
我暴露在殺蟲劑或重金屬底下（透過食物、水和／或空氣）。	☐	☐
總計		

分數	嚴重性	通用計畫	付諸行動
0-4	你的性荷爾蒙可能輕微失衡。	血糖解方	不需要任何個人專屬的照護計畫，只要照血糖解方來做就行了。
5-6	你的性荷爾蒙可能中度失衡。	自我照護	照血糖解方來做，並遵循第二十四章的辦法來優化你的性荷爾蒙水平。
7+	你的性荷爾蒙可能嚴重失衡。	醫療保健	遵循以上兩個步驟，如果前六週的計畫完成後，還是沒有改善，可以去看醫生，尋求額外的協助。

【第十章】

步驟三：減輕發炎現象

任何會造成發炎的原因，也會引起胰島素阻抗。而任何引起胰島素阻抗的原因，也會造成發炎。這種危險的循環模式正是二十一世紀長期疾病的癥結所在。

發炎對我們來說並不陌生——從喉嚨痛、蕁麻疹的過敏反應，一直到身上的傷口感染、腫脹、發紅、熱燙，還有一碰就痛，都算發炎。只是會導致肥胖症和慢性病的發炎，是隱性且不會痛的。它是你的免疫系統試圖抵禦壞食物（糖、加工食品、反式脂肪）、壓力、毒素、食物過敏原、腸道內增生的壞菌，以及低度感染時，悶燒的一團火。

這些觸媒都會造成免疫系統發炎分子的增加，也就是所謂的細胞激素（cytokines），它們是抵禦感染和癌症的要角，能幫助你的身體分辨敵友。但如果發炎性細胞激素失控，各種慢性病就會上身。

發炎、胰島素阻抗和慢性病：被遺漏的連結

二十一世紀最重要的醫學發現之一就是，發炎是共通的線索，它不只關係到明顯的自體免疫問題和過敏疾病，也關係到包括心臟病、肥胖症、糖尿病、癌症、失智症和憂鬱症等在內的多種慢性病。事實上，失控的發炎會引起胰島素阻抗，而現在我們也知道，除了自體免疫和過敏之外，這也是所有這些疾病的主因。而胰島素阻抗又會造成更多的發炎現象，整棟生物房舍跟著燒毀殆盡。

任何會引起細胞激素增多的原因，都會讓你的細胞對胰島素產生更高的抗性，進而逼迫胰臟製造更多胰島素，好讓細胞裡的葡萄糖燃燒成熱量。但因為你的細胞對胰島素已產生阻抗，因此你會需要更多胰島素。胰島素阻抗，是一種雖然飽了但仍處於飢餓的狀態。

誠如我們先前所言，胰島素是一種肥胖荷爾蒙，會使你吃進更多，增加更多體重。我們現在知道肥胖細胞（或稱脂肪細胞〔adipocytes〕）也會製造自己的高發炎性細胞激素，稱為脂肪細胞激素（adipocytokines，或簡稱為 adipokines）。[1]這些脂肪細胞激素（IL-1、IL-6 和甲型腫瘤壞死因子〔tumor necrosis factor alpha〕）會惡化胰島素阻抗、肥胖症和糖尿病，引起其他許多慢性病的發炎。

是什麼引起發炎？最近一些研究指出幾個我們可以找到和直接治療的原因。

糖、精緻碳水化合物、反式脂肪、來自加工性植物油的發炎性 Omega-6 油脂（譬如黃豆油或玉米油）、人工代糖、隱性食物過敏反應和食物敏感症、慢性感染、腸道細菌的失衡、環境毒素、壓力，和久坐不動的生活習慣，都會助長發炎。但究竟哪一種因素才是你發炎的主因，這問題很重要。可是答案因人而異。如果你想克服糖胖症，就得先找出你生活中所有的發炎來源，予以去除。血糖解方可以幫你做到這一點。

【病人的故事】糖胖症、憂鬱症和發炎

憂鬱症和肥胖症往往形影不離。對 J. P. 來說，這絲毫不假。十八歲的他全身疲憊、沮喪、焦慮地前來找我。他胖了約十二公斤。他第一次見到我的時候，體重九十一公斤，有嚴重的前期糖尿病，卻不自知。

從他的病歷和檢驗裡，找到很多線索告訴我們，是發炎引發他的肥胖症和憂鬱症。他有口腔潰瘍（對麩質敏感[2]），嘴角龜裂（缺乏維生素Ｂ）；臉上、胸部、背部和肩膀長出粉刺（攝取乳製品或

糖，還有腸道發炎）；以及季節性過敏等問題。此外，他也畏寒和容易疲倦（甲狀腺問題），特別是早上的時候，而且很難入睡。為了治療自己的焦慮和憂鬱，已經服用了四年的帕若西汀（Paxil）。他還有其他明顯的發炎和免疫機能障礙症狀，包括耳朵會癢（過敏或黴菌）、指甲有白斑（缺乏鋅）。

他的飲食習慣很糟：不吃早餐，午餐和晚餐吃速食，一整天都喝健怡汽水或一般汽水。他討厭海鮮（缺乏 omega-3 脂肪酸）。他每天都在跑步機上運動二十五分鐘，每個禮拜至少在教練陪同下運動一兩回。他一個晚上睡十小時。

實驗室檢驗顯示他缺乏 omega-3 脂肪酸[3]、維生素D[4、5、6]、B6[7]和B12[8]，這些都和前期糖尿病及憂鬱症有關。他有自體免疫的甲狀腺抗體，不然甲狀腺功能倒是挺「正常」的。[9]此外，他的膽固醇很高，HDL很低，三酸甘油脂過高，這些都是前期糖尿病的標準症狀。他的血糖正常，可是喝過含糖飲料後，胰島素會飆高（這和粉刺[10]、憂鬱症[11]、體重增加，和嗜吃碳水化合物有關）。

唯有從飲食裡移除這些食物過敏原，吃全天然、低糖和未加工的食品，利用抗真菌劑清理腸道，提供益生菌，補充甲狀腺功能，解決他營養素缺乏的問題，才能徹底消除所有症狀。我們不需要醫治他的每種「疾病」，我們只需要幫忙他的系統恢復平衡，所有症狀就都消失了，副作用是整個人跟著健康起來。才兩個月，他就瘦了九公斤，嗜食的疾病不見了。以前有很多原因造成他發炎，全被我們解決了。

發炎對糖胖症的形成和病程發展有很重要的影響，但許多證據都輕忽了這一點。事實上，血中C－反應蛋白（C-reactive protein，一種系統性發炎的指標）很高的人，有一七〇〇%的可能得到糖尿病。[15]在醫學裡，可能性增加二〇%到三〇%就已經相當可觀，暴增十七倍，應該可以登上頭版新聞吧。

我們現在看見慢性病罹患率不斷增加，就是因為發炎率持續上升的結果。在醫學世界裡，大家已經對這一點不再做任何爭辯。所以，現在最重要的問題是：「是什麼造成發炎？還有，我們有最有效的方式可以治療它嗎？」

我可以向你保證，這答案絕非只是要你吞更多阿斯匹靈或 Advil 止痛藥而已。因為這就像一匹馬踩在你腳上，你還拚命服止痛藥一樣。你必須找到發炎的原因，去除它們。我等一下會解釋最主要的原因是什麼。但現在請先做 112 頁的測驗，確定你發炎的嚴重程度。記得在開始執行計畫之前先做測驗，等六週計畫執行完畢，再做一次測驗，才能測出你的健康「之前和之後」的變化。你可能需要根據自己的得分為自己額外補充營養品。我會在這個計畫的第六週詳細說明這一點。

發炎測驗

隱性發炎使你變得肥胖和罹患糖尿病，甚至造成其他許多慢性疾病，包括心臟病、癌症和失智症。請在「之前」欄位勾選你過去一個月來所經歷的症狀，然後再利用下面的評分表，來確定問題的嚴重性。等到執行六週計畫後，再到「之後」的欄位勾選，看看自己進步了多少。

我猜你們當中有大部分人都覺得自己發炎了。我們先檢討一下現代社會發炎盛行的七大主因，然後第四單元的時候，再告訴你們如何改善這些問題。

	之前	之後
我經常感冒和感染。	☐	☐
我的鼻竇炎反覆發作。	☐	☐
我有季節性的過敏，或者對環境過敏	☐	☐
我有慢性感染的病史，譬如肝炎、皮膚感染、口腔潰瘍、唇疱疹。	☐	☐
我對食物過敏或敏感，或者吃完東西後，會覺得不舒服（無精打采、頭痛、頭腦紊亂等）。	☐	☐
我的工作環境照明不足、充斥化學物以及／或者通風不良。	☐	☐
我曾心臟病發作，或者有心臟病。	☐	☐
我有糖尿病或體重過重的問題（BMI 值超過 25）。	☐	☐
我有支氣管炎或氣喘。	☐	☐
我有溼疹、粉刺和／或皮疹。	☐	☐
我有關節炎（骨關節炎或退化性關節炎）。	☐	☐
我有自體免疫方面的疾病（類風溼性關節炎、紅斑性狼瘡、甲狀腺機能低下等）。	☐	☐
我飽受大腸炎或發炎性腸道疾病之苦。	☐	☐
我有大腸激躁症（結腸痙攣）。	☐	☐
我有神經炎（注意力不足過動症、自閉症、情緒或行為方面的問題）。	☐	☐
家族裡有帕金森氏症或阿茲海默症。	☐	☐
我的生活充滿壓力。	☐	☐
我一週喝三次以上的酒精性飲料。	☐	☐
我每週運動量不超過三次，而且每次不到三十分鐘。	☐	☐
我的工作經常暴露在殺蟲劑、有毒化合物、噪音、重金屬，和／或者毒老闆和員工中（即不稱職又難以相處的上司與同事）。	☐	☐
總計		

分數	嚴重性	適用計畫	付諸行動
0-6	你可能輕度發炎。	血糖解方	不需要任何個人專屬的照護計畫，只要照血糖解方來做就行了。
7-9	你可能中度發炎。	自我照護	照血糖解方來做，並遵循第二十四章的辦法來優化結果。
10+	你可能嚴重發炎。	醫療保健	遵循以上兩個步驟，如果前六週計畫執行完後，還是沒有改善，可以尋求醫師的額外協助。

發炎的第一個原因：膳食裡的糖、精緻麵粉和人工代糖

膳食裡加糖還有精緻麵粉，是引起發炎的最大觸媒。它們會讓胰島素飆高，出現一連串的生化反應，啟動基因，造成慢性和持續發炎，然後惡性循環，引發更多發炎現象、更多胰島素阻抗，以及更失控的血糖和更多疾病。

但這不只是糖的問題而已，誠如第四章所言，人工代糖也會引起發炎。飲食裡的飲料和形形色色的人工代糖，都可能增高胰島素阻抗。

缺乏纖維、太多發炎性的 omega-6 油脂（黃豆油和玉米油），再加上反發炎的 omega-3 脂肪酸不夠多（魚油、亞麻仁油），都會助長全身系統的發炎，讓胰島素阻抗的狀況惡化。

發炎的第二個原因：食物敏感症和食物過敏

食物敏感症和食物過敏，也在胰島素阻抗的形成過程中，扮演要角。我這裡所說的過敏不是我們平常熟悉的典型過度敏感反應或急性過敏，譬如對花生或蜜蜂螫傷過敏。眾所皆知，這些都是致命性過敏，不是助長胰島素阻抗的主要因子。

但延遲性或隱性過敏（就是所謂的 IgG 中介反應〔IgG-mediated responses〕）卻扮演了要角。有些人對某種攝入（譬如某類食物）會出現過敏反應，於是造成一連串細微的症狀。這種敏感性不像 IgE 中介過敏反應那樣會讓你喉嚨腫脹堵塞，但卻會在體內引起系統性的低度發炎現象，而且表現形式不一。最近研究證實，這些敏感症可能助長胰島素阻抗。

事實上，某研究曾比較肥胖兒童和正常體重的兒童，在攝取兩百七十七種不同食物後的反應，結果發現肥胖兒童的C反應蛋白高出三倍，IgG 抗體高出兩倍半。[16] 除此之外，這些肥胖兒童的頸動脈比較

厚，這代表動脈裡的血小板被膽固醇包覆，強烈預告心臟病和中風的可能。這場災難的起因是發炎，一開始只是腸道發炎，但隨著食物分子從受損的腸壁「滲出去」而擴散開來，引發IL-1、IL-6和甲型腫瘤壞死因子這類細胞激素的生成。

這個重要的研究明白點出食物過敏、體重增加，和胰島素阻抗這三者之間，以前從未被認可的連帶關係。飲食裡若能去除常見的食物敏感源，對糖胖症的治療很有幫助。碰到減重有困難的病人時，我通常會建議他們連續六週禁食任何乳製品和麩質，這是血糖解方裡的重要一環，因為它們是最常見的罪魁禍首。事實上，對很多人來說，這是最重要的功課，可以幫忙大幅減重和逆轉糖胖症。

在我的診療經驗裡，利用免疫球蛋白G（IgG）食物敏感症做為治療的指南，向來是用來逆轉眾多慢性病的有效介入性治療之一。在我的著作《終極簡單飲食》（*The UltraSimple Diet*, www.bloodsugarsolution.com/ultrasimple-diet）裡，我提供了一套完備的排除過敏原飲食法（elimination diet），可以找出這些隱性敏感源。我親眼見到它對減重、自體免疫性疾病之類的發炎現象，甚至情緒和行為障礙的影響（這些我都已在我的書《六星期大腦健康計畫》〔*The UltraMind Solution*, www.bloodsugarsolution.com/ultramind-solution〕裡說明）。可是很多醫師，尤其是過敏症專家，都不接受或相信這些食物反應。這很可惜，因為有充分證據顯示排除過敏原飲食法的好處，其中包括被發表在全球最有聲望的期刊《柳葉刀》（*Lancet*）上的一篇出色研究，它證實注意力不足過動症（attention deficit hyperactivity disorder，簡稱ADHD）可以透過以IgG食物敏感性檢驗為基礎的消除飲食法來大幅改善。[17] 值得注意的是，ADHD和孩童肥胖症往往如影隨形，可能都源於類似因子。[18]

【病人的故事】讓你肥胖的麩質

在醫學院裡，我們受的訓練是，會得乳糜瀉的都是會拉肚子的小孩，他們腹痛、腫脹。但今天，我們的想法不一樣了，你可以是一個肥胖、年紀大又有便秘疾病的人（或者沒有任何消化性症狀），但還是有乳糜瀉。

這就是隆恩的例子。他來看我的時候，體重高達一百五十九公斤。他是減重專家，試過各種方法，從低熱量飲食到無碳水化合物飲食，再到液態飲食。但從來沒辦法讓體重持續下降。

他有很多症狀，包括關節痛、慢性咳嗽、鼻涕倒流和氣喘。所有這些症狀都可能是發炎的跡象，才會導致體重增加。他從高中的八十二公斤，一路飆到研究所的一百四十公斤。嗜吃是他如影隨形的好朋友。他自稱是碳水化合物上癮者。常覺得全身疲憊的他，靠健怡汽水和速食來提神。但因為體型龐大，沒辦法躺下來，只好每晚坐在椅子上睡。他打呼很嚴重，可能有睡眠呼吸中止的問題。他的醫師要他服用斯達汀類降血脂藥和阿斯匹靈，但他還是覺得很不舒服，無法解決這些症狀背後的原因。

當我們幫他做檢驗時，發現他的C反應蛋白高達8.5（正常值少於1.0），代表他有嚴重的發炎現象；他的尿酸很高，還有很多危險的低密度脂蛋白（LDL）小分子（斯達汀類降血脂藥會降低LDL的總數，但無法影響分子大小或膽固醇的品質）。這些都代表他有嚴重的前期糖尿病。更重要的是，我們還發現了抗麥膠蛋白（anti-gliadin，簡稱AGA）和組織性轉麩胺酶（tissue transglutaminase，簡稱TTG）抗體，這代表他對麩質有自體免疫反應。他有麩質過敏症，等於說明了他所有的疾病，包括肥胖症、前期糖尿病、氣喘、關節痛和疲憊。

在嘗試六週的無麩質飲食後，他的皮帶不只可以往前拉緊三個洞，關節也不痛了，氣喘也消失了，不再老是饑腸轆轆，體力回來了，不再需要每天小睡補眠，而且終於可以躺上床睡覺。事實上，我每次見到有誰的健康出了大問題，都會先檢查對方對麩質的敏感度。

麩質會如何引發體重增加、前期糖尿病、糖尿病及其他種種問題

近來零麩質的話題很熱門。有各種書籍、網站和餐廳提供零麩質菜單，雜貨店的架上也有上百種全新的零麩質食品。這只是一時流行？還是對問題癥結的迴響？

令人難過的是，慢性病的與日俱增，竟是肇因於我們所熱愛的主食——麵包，以及從湯類到伏特加，甚至到沙拉的淋醬、口紅及信封上的黏合劑等含有小麥成分的所有東西。等一下我會解釋何以麩質敏感症和乳糜瀉的人數不斷上升，至今至少影響兩千萬名美國人。但不幸的是，九九％對麩質和小麥敏感的人，都未被診斷出來。

麩質敏感症、乳糜瀉和糖尿病

我們知道麩質是來自於小麥、大麥、裸麥、斯佩爾特小麥（spelt）和燕麥裡的一種蛋白質，但有些病人有麩質敏感症，甚至演變成典型的乳糜瀉，而這是一種會造成全身性發炎的自體免疫功能障礙，會誘發出肥胖症和糖尿病。

九八％的乳糜瀉病患有基因易感的問題（占了人口的三〇％）。但即使我們的基因不曾改變，過去五十年來，乳糜瀉人數卻不斷激增，有可能是環境裡的觸媒引發——換言之，在這個國家裡，小麥雜交種植的方式已經改變了小麥裡蛋白質及澱粉的品質與類型，以生成更多麩質。我們的麵包不再是以前的麵包，它變得比較像是基因改造食品，工業化農業的副產品，或者說是「超級澱粉」或「超級麩質」。再加上我們的腸道因飲食、環境、生活習慣，以及抗生素、制酸劑和消炎藥的過度濫用而受損，才會形成麩質不耐症的完美風暴。

某研究將五十年前一萬名美國空軍年輕入伍生的血液樣本，與最近的一萬名入伍生樣本做了比較，結果有驚人發現，這五十年來，乳糜瀉病患增加了四〇〇％。[19]而這還僅是指典型的乳糜瀉病患而已，換言之，每一百個人當中就有一個乳糜瀉患者，相當於三百萬名美國人。

麩質和腸道發炎

麩質也會透過低度的自體免疫反應造成發炎。換言之，你的免疫系統會製造低度的麩質抗體，但還沒到典型乳糜瀉的程度。事實上，七%的人口（兩千一百萬人）具有這些抗麥膠蛋白抗體。此外，也發現在這些人當中，有十八%患有自閉症，有二〇%患有精神分裂症。

《美國醫學學會期刊》上的一項重要研究證實，隱性麩質敏感症會增加死亡的風險從三五%到七五%，多半是因為心臟病發作和癌症。[20]光是這個原因，便有超過兩千萬名美國人身處於心臟病發作、肥胖症、癌症和死亡的風險中。

這些風險之所以升高，原因大多在於麩質損害了腸壁，於是腸內細菌和半消化的食物分子滲漏出來，暴露在免疫系統裡，其中有六〇%會留在腸道細胞表層底下，於是免疫系統會攻擊這些外來的蛋白質，造成系統性發炎。

此外有驚人的研究證實，針對麩質所出現的免疫系統逆反應（adverse immune reactions）可能源於完全不同的免疫系統問題，而非那些和乳糜瀉有關的問題。如果你沒被診斷出乳糜瀉的疾病，醫師大多會忽略麩質敏感症的問題，但這項新的研究證實他們錯了。乳糜瀉的原因在於體內對小麥產生抗體（後天免疫〔adaptive immunity〕），可是另一種麩質敏感症卻肇因於一般性的免疫系統（generalized activated immune system；先天性免疫〔innate immunity〕）。亦即有麩質敏感症卻沒有乳糜瀉或麩質抗體的人，還是會出現發炎和其他許多症狀。[21]

太多零麩質產品：另一個體重增加的原因

有太多人想要吃得健康，卻吃進過多的零麩質垃圾食物，譬如餅乾、蛋糕和加工食品。就算某項食品標榜零麩質，也不代表它就是健康的。零麩質餅乾和蛋糕，也還是餅乾和蛋糕！蔬菜、水果、豆類、堅果和種籽，以及精瘦的動物性蛋白質全都是零麩質——請改吃這些食物。

如何診斷出麩質敏感症？

過去醫師只能根據陽性的腸道檢體來確診乳糜瀉，但馬里蘭大學醫學院（University of Maryland School of Medicine）的法沙諾醫師（Dr. Alessio Fasano）提出了更完備的方法，來診斷乳糜瀉和麩質不耐症或敏感症。他認為只要有下列五種狀況的任何四種就能確診。[22]我同意典型的乳糜瀉的確是如此，不過除了陽性基因檢驗之外，我認為以下任何一種狀況都足以證明你應該試試看六週的零麩質飲食法。

而且我相信只要下列五種狀況有三種成立，你就應該終生落實零麩質飲食法。

1. 你有乳糜瀉的症狀（任何消化性、過敏性、自體免疫性或發炎性疾病，包括糖胖症在內）。
2. 零麩質飲食讓你覺得舒服很多。
3. 你有過高的麩質抗體（抗麥膠蛋白〔簡稱 AGA〕和組織性轉麩胺脢〔簡稱 TTG〕抗體）。
4. 你的小腸檢體呈陽性。
5. 你有麩質敏感症的易感基因（HLA-DQ2/8）。

■發炎的第三個原因：慢性隱性感染

慢性感染也會引起發炎。新的研究顯示，像腺病毒這類感染（這種病毒會造成上呼吸道的感染或傳染性結膜炎）可能和肥胖症和胰島素阻抗有關。[23]而這些都可以透過功能性醫學的資深醫師來確認和治療。此外，你也可以提高免疫系統來壓制和控制這些潛在的感染。

若想知道還有哪些檢驗可以檢測潛在感染，請上 www.bloodsugarsolution.com 查看線上指南「如何與醫師合作，得其所需」。

發炎的第四個原因：毒素

在發炎現象裡，毒素也扮演了一個要角，而且還會導致糖胖症。有機污染物（譬如多氯聯苯〔簡稱PCBs〕和殺蟲劑）及重金屬（譬如砷、汞和鉛）的不斷累積，都與糖尿病及胰島素阻抗有關。[24]毒素、發炎和糖胖症這三者的關係[25]，將會在第十二章的「步驟五：強化排毒能力」裡加以討論。

發炎的第五個原因：長期壓力

長期壓力是另一個讓體內發炎的因素，[26]所以你更有理由讓自己放鬆，學會讓心情平靜。上一章我曾討論過這一點，等到第十四章的「步驟七：緩和你的心緒」時，會再做詳細討論。屆時我會解釋何以長期壓力和皮質醇的升高，會使胰島素上升和造成中廣身材。

發炎的第六個原因：久坐不動的生活習慣

很難想像什麼事都不做，也會讓自己發炎，但這是真的。若是沒有規律運動，體內會出現低度的發炎現象。若有規律運動，則會大幅降低發炎現象[27]，這也是何以運動對糖尿病的逆轉和治療來說很重要的原因。

發炎的第七個原因：缺乏營養

研究顯示，缺乏維生素D、omega-3 以及抗氧化劑這類基本營養素，都會助長發炎。若要減輕發炎現象，只要補充複合維生素和礦物質便能解決，效果就像服用斯達汀類降血脂藥一樣有效，而且少了許多副作用。[28]在第四單元裡，我會教你們如何選擇和服用最好的營養素，來解決發炎現象和糖胖症的問題。

找出生活裡各種發炎原因，加以解決，這一點很重要，因為這不只能克服糖胖症，也能解決其他許多健康上的疾病。毫無疑問，發炎是疾病生成的常見途徑之一。如果你想要痊癒，一定得先降火。

【第十一章】

步驟四：改善你的消化功能

新的證據顯示新陳代謝的問題和糖胖症的背後，其實有另一個令人意想不到的元凶——中毒的消化系統。誠如我先前所言，這一萬年來，我們的飲食出現很大的變化，尤其過去這一百年隨著食物供應的工業化，改變更甚以往。這種高度加工、高糖、高油脂、低纖維的飲食，已經徹底改變我們消化道裡的細菌，而這種改變關係到體重的增加和糖尿病。[1]至於其他許多現代發明——包括抗生素、制酸劑、消炎藥、阿斯匹靈、類固醇、食物供應裡的抗菌素、長期壓力，甚至剖腹產——都會傷害腸道，改變我們的腸內菌群，造成系統性發炎。

【病人的故事】壞菌造成身材中廣

珍妮佛是四十歲的空服員，這些年來一直在和她的健康拔河——體重問題、飯後脹氣、拉肚子、胃灼熱、沮喪、疲憊、經前症候群、經期不規律。她高中時很瘦，只有五十四公斤，現在卻胖到九十八公斤，而且脂肪大多堆積在腹部。她試了很多減肥法，卻從來無法貫徹到底。她已經放棄，開始大啖披薩、冰淇淋和許多蔗糖素（Splenda）。

我們幫她做檢驗時，發現她的發炎指數C反應蛋白不只高達7．2（正常值是少於1），消化功能也不正常。她的小腸細菌過度生長（通常應該只有少數細菌），所以才會造成她吃進去的碳水化合物和糖都在體內發酵。她會脹氣是因為壞菌在咀嚼澱粉時，產生許多氣體。而在她的糞便裡，我們幾乎找不到任何健康的細菌。此外，我們也發現她對很多食物過敏，包括乳製品、麩質和雞蛋。這很常見，因為小腸裡的壞菌會造成腸道滲漏，半消化的食物分子便會穿過腸壁，引發抗體。壞菌和食物過敏原都會導致發炎和體重增加。

我們使用非吸收性的抗生素來殺死她腸道內的壞菌，治療肥胖症和前期糖尿病。為了幫忙她治癒滲漏的腸道，我們不准她吃會引起過敏的食物，也不讓她服用制酸劑，要求她改服酵素、益生菌、魚油和鋅。結果胃食道逆流、脹氣、嗜吃和經前症候群等疾病都不見了，就連C－反應蛋白也恢復正常值。她的腸道已經修復，發炎現象也降溫了，而副作用就是她瘦了近三十公斤。

你的腸道問題助長你的糖胖症嗎？請做次頁的測驗，找出答案。記得在計畫執行之前先做測驗，六週計畫執行完畢後，再做一次，才能測出你的健康「之前和之後」的變化。你可能需要根據自己的得分為自己額外補充營養補充品。我會在這個計畫的第六週詳細說明這一點。

消化測驗

消化能力健全，身體才會健康。日益嚴重的腸道問題往往和體重的增加及肥胖症有關。請利用這個測驗來評估你的腸道問題，請在「之前」欄位勾選你過去一個月來所經歷的症狀，再利用下面的評分表來確定問題的嚴重性。等執行完六週計畫後，再到「之後」的欄位勾選，看看自己進步了多少。

如果你發現自己有消化失衡的問題，你並不孤單，一般人最常為了消化問題去找醫師。市面上最暢銷的藥物向來是普利樂（Prilosec）、Prevacid、耐適恩（Nexium）這類制酸劑，用來舒緩胃食道逆流，因為有高達四四％的人口飽受胃食道逆流之苦。大腸激躁症則影響了十五％的人口，而且沒有有效的藥物療法。而大腸炎或克隆氏症（Crohn's）這類發炎性腸道疾病，也都在上升當中。顯然我們的消化系

	之前	之後
我會胃灼熱。	☐	☐
我定期服用抗酸劑（Tums、美樂事〔Maalox〕、制酸劑等）。	☐	☐
我吃完飯後會脹氣或覺得很飽、打嗝，或者胃灼熱。	☐	☐
我一吃麵包或其他糖類食品，就會脹氣。	☐	☐
我有慢性的酵母菌或黴菌感染問題（股癬、陰道感染酵母菌、足癬、灰指甲）。	☐	☐
我有長期腹痛的問題。	☐	☐
我吃完飯後會覺得很疲累。	☐	☐
我常拉肚子。	☐	☐
我的排便次數少於一天一次或兩天一次。	☐	☐
我的糞便很油膩、很大、形狀不佳，或者惡臭。	☐	☐
我有時候會在我的糞便裡發現沒有完全消化的食物。	☐	☐
我有食物過敏症、不耐症，或者會有不良反應。	☐	☐
我有鵝口瘡（舌頭發白）。	☐	☐
我的牙齦流血，或者我有牙齦炎。	☐	☐
我有地圖舌，代表我對食物過敏或有酵母菌增生的問題。	☐	☐
我的舌頭會痛。	☐	☐
我的口腔經常潰瘍。	☐	☐
我一個禮拜要喝三次以上的酒精飲料。	☐	☐
我嗜食甜食和麵包。	☐	☐
我的生活壓力過大。	☐	☐
我長期服用非類固醇消炎藥（布洛芬〔ibuprofen〕、萘普生〔naproxen〕等）或其他抗發炎的藥物。	☐	☐
我經常服用抗生素或過去常服用（這三年內，已經服用一到兩次）。	☐	☐
我曾服用強體松（prednisone）或其他類固醇藥物。	☐	☐
我曾服用避孕藥或荷爾蒙補充劑。	☐	☐
當我服用營養補充品時，我會覺得噁心。	☐	☐
我的肛門會癢。	☐	☐
我有或曾有過以下疾病或狀況（每一種狀況都代表 1 分）		
■青春期過後還長青春痘	☐	☐
■慢性蕁麻疹	☐	☐
■溼疹	☐	☐
■玫瑰斑	☐	☐
■牛皮癬	☐	☐
■慢性疲憊症候群	☐	☐
■自閉症	☐	☐
■注意力不足過動症	☐	☐
■纖維性肌肉痛	☐	☐
■腸炎	☐	☐
■大腸激躁症	☐	☐
■乳糜瀉（麩質過敏）	☐	☐
總計		

（接下頁）

分數	嚴重性	適用計畫	付諸行動
0-8	你可能有輕度的腸道問題。	血糖解方	不需要任何個人專屬的照護計畫，只要照血糖解方來做就行了。
9-12	你可能有中度的腸道問題。	自我照護	照血糖解方來做，並遵循第二十四章的個人專屬計畫來加強效果。
13+	你可能有嚴重的腸道問題。	醫療保健	遵循以上兩個步驟，如果前六週的計畫執行完成後，還是沒有改善，可以去看醫生，尋求額外協助。

統不知哪裡出了問題。恢復系統的平衡，不僅能緩解你的消化症狀，也能幫助你逆轉糖胖症。在第四單元裡，你將學到如何好好照顧自己的肚子。

微生物基因體：為什麼腸道細菌會讓你肥胖

把你的腸道想像成一個很大的生態系統，裡面住著五百多種細菌，總重量占了你總體重的一．四公斤。這裡有超過一百兆的微生物細胞。你體內細菌DNA的數量是人類DNA數量的一百倍以上。你根本寡不敵眾！這些細菌會控制消化、新陳代謝、發炎，就連大腸癌或其他癌症的罹患風險程度也受其控制。它們會製造維生素和有利於你的營養素，也會製造分子，而這些分子會透過共生來維繫你的身體和你的生態系統。

如今有個全新的研究領域正在崛起，它研究的是人體的「微生物群系」（microbiome，在人體腸道裡的微生物和它們的基因構成的微生物群系），以及它對體重及健康的影響。[2]事實上，你體內細菌吃了什麼，可能比你吃了什麼，更可能影響你的體重。有個很棒的研究發現，老鼠的消化道若被殺菌過，或者腸道內已無細菌，就算吃進去的熱量比對照組的老鼠多了二九％，體脂肪卻少了四二％。[3]更驚人的是，當正常細菌又回到那些老鼠的腸道時，即便沒有增加食物攝入量或減少運動量，體脂肪和胰島素阻抗都增加了五七％。這個實驗打破了，減重只和熱量的攝取和消耗有關的迷思。

腸道細菌是依賴你餵食它們的東西來茁壯。如果你餵的是全天然的新鮮食物，就會長出好菌。反之，如果餵的是垃圾食物，就會長出壞菌。壞菌會製造出討人厭的毒素。於是共生（symbiosis，你和你的細菌之間一種互利的關係）沒了，取而代之的是生態失調（dysbiosis，細菌與寄主之間的不良互動，會傷害你的腸壁，造成腸道滲漏）。部分消化的食物分子和微生物毒素會從你的腸道滲出去，引發體內對這些「外來」蛋白質的免疫反應。

這種發炎現象會轉而損害你的新陳代謝，影響你腦部對食欲的控制，造成胰島素阻抗和體重上升。益生菌（好菌）的補充，可以幫忙改善你腸道生態系統的環境品質，所以可能是減重的好幫手。

二〇〇七年的《糖尿病期刊》（*Diabetes Journal*）[4]曾發表過一份報告，詳述壞菌在腸道裡製造毒素的過程。這份研究顯示，代謝性內毒素血症（metabolic endotoxemia，腸道內壞菌的毒素生成）會引發和助長糖胖症和胰島素阻抗。這個發現令人震驚。

以高油脂、低纖維飲食餵食的老鼠，會被壞菌占領。壞菌經由腸道向血液裡釋出一種稱為脂多醣（lipopolysaccharides，簡稱ＬＰＳ）的細菌毒素。這些毒素會接近免疫細胞（白血球細胞或淋巴細胞）。而被細菌毒素惹惱的白血球細胞，則會製造一種稱為甲型腫瘤壞死因子（簡稱 TNF-α）的促發炎細胞激素。這種激素會開始行動，造成一連串發炎，引發胰島素阻抗。至於接下來的下場你應該就很清楚了。所以這裡的重點是，你腸道內的有毒細菌可能會害你肥胖和發炎。

用全天然、新鮮和高纖的食物，來改善你的飲食品質，可以增加腸道內的健康細菌，進而有效降低發炎現象和體重上升的困擾。把乳酸菌（Lactobacillus）、雷特氏B菌（Bifidobacterium）這類好菌，以及健康的大腸桿菌放回你的腸道，幫忙降低發炎現象和減重。如果還是沒有改善，可能需要做一種特殊的糞便檢驗，不過對大多數人來說，僅是進行功能醫學裡的4R計畫，便綽綽有餘了：**移除（remove）**壞菌、藥物和食物過敏原；以必要的酵素、纖維和益生菌**取代（replace）**；**再接種（reinoculate）**好菌或益生菌到你的腸道裡；最後使用 omega-3 脂肪酸、鋅、麩醯胺酸（glutamine）、槲皮素（quercetin），和其他療癒性營養素來**修復（repair）**腸壁。我會在第四單元確實說明這個方法。

【第十二章】

步驟五：強化排毒能力

過去幾年來，科學家發現了一樁令人意想不到的真相：環境毒素會害你肥胖，造成糖尿病。這應該成為頭條新聞吧，但是沒有，因為沒有藥物可以治療。每個人面對糖尿病時，都把重點放在生活習慣、熱量的攝取和消耗，以及藥物治療上，但科學證據告訴我們，還有另一種因素會助長這種流行病。我們已經發現環境毒素會干擾血糖和膽固醇的新陳代謝，造成胰島素阻抗。[1]

【病人的故事】中毒和肥胖

維琪是個很注重養生的人，可是她超重十八公斤，老是瘦不下來。她吃的是有機、天然、低糖、高纖維的食物，但是很愛吃鮪魚（充滿汞金屬）。她本身是名健身教練，每天要上課和運動九十分鐘。除了瘦不下來之外，她還有嚴重的經前症候群、胃脹氣、疲倦，和輕度憂鬱症等疾病。顯然癥結並不在於她的生活習慣。

每次我解決不了病人的問題，或者當病人什麼辦法都試過了，還是沒效時，我就會想到環境毒素這個因素，對新陳代謝、肥胖症和胰島素阻抗的影響。毒素會發揮類似荷爾蒙阻斷劑的功能，因此出現許多女性方面的疾病。

我們檢驗了維琪體內的重金屬含量，發現指數高達76 mcg/gram/cr（標準值＞3）。[*1]而新陳代謝必須在汞金屬很低的情況下，才能正常作用。我們一找到問題所在，便小心地幫她慢慢排毒，我們提供乙醯半胱胺酸（n-acetyl-cysteine，它可以提高體內重要的排毒素穀胱甘肽〔glutathione〕）這類硫磺分子，還有維生素B甲基助劑（維生素B6、葉酸、B12），以及花椰菜類的蔬菜，它們都能提升排毒功能，也提供包含鋅和硒（selenium）在內的解毒性礦物質，幫她建構出一條解毒的路徑。此外，蒸氣浴也有助身體排出金屬和其他毒素，這對減輕體重有很大的幫助。另外，也使用口服的二巰基丁二酸（DMSA），這也是一種螯合劑（chelating agent）。於是她的汞含量從76慢慢降到5，而且瘦了十六公斤，其他症狀也都消失了，包括經前症候群、疲憊、沮喪和脹氣。

如果你的飲食已經很完美，而且勤於運動，但還是擺脫不了體重及糖尿病的問題，有可能是因為體內的毒素干擾了新陳代謝。

請先做次頁測驗，確定自己是否中毒。記得開始執行計畫之前先做測驗，六週後，計畫執行完畢，再做一次測驗，才能測出你的健康「之前和之後」的變化。

你可能需要根據自己的得分為自己額外補充營養補充品。我會在這個計畫的第六週詳細說明這一點。

毒素測驗

我們通常不會把身體的不適或症狀，與環境毒素的作用直接連結。這個測驗可以幫助你做出連結。在「之前」欄位勾選你過去一個月來所經歷的症狀，再利用下面的評分表來確定問題的嚴重性。等到執行完六週計畫後，再到「之後」的欄位勾選，看看自己進步了多少。

＊1. 金屬檢驗向來有爭議。多數醫師只會看血中濃度，但那只能反應最近的暴露程度，而且通常是因為吃了汞金屬含量很高的鮪魚。頭髮檢驗分析能告訴你，因為吃魚而暴露在汞金屬裡的程度有多嚴重，並且可以往前追溯幾個月。至於隨機性的尿液檢驗只能告訴你，你現在的環境或工作職場，是不是讓你一直暴露在某種毒素下。這也是為什麼我們要利用螯合劑來做挑戰性試驗，因為它可以在血液及組織裡與汞金屬結合，將它帶出來，再隨著尿液排出。這會讓我們比較清楚體內總共承受了多少金屬。

	之前	之後
我一天尿不到幾次，尿量都很少，而且顏色暗沉，味道很臭。	☐	☐
我每隔一天才排便一次，或者隔一天以上。	☐	☐
我每天的排便或每隔一天的排便，有點困難。	☐	☐
我幾乎不曾出過汗。	☐	☐
我有以下一或多種症狀（每種症狀代表一分） ■注意力或記憶力問題 ■頭痛 ■疲憊 ■肌肉痠痛	☐	☐
我的衣服大多是乾洗。	☐	☐
我經常喝塑膠容器裡的水、沒有過濾的自來水，或井水。	☐	☐
我會找除蟲公司來清理屋子裡或公寓裡的害蟲，而且／或者我會使用居家用或花園專用的化學藥劑。	☐	☐
我的工作或住所很擁擠，通風不良，或者從不開窗。	☐	☐
我住在大型都會區或工業區裡。	☐	☐
我的飲食習慣是每週至少吃一次以上的旗魚、馬頭魚、鮪魚、鯊魚，或其他大型魚類。	☐	☐
我的牙齒至少用汞合金填充物補了兩次以上。	☐	☐
以下東西會讓我覺得不舒服（只要有任何一項，就算 1 分，不用累計加分）： ■香水 ■肥皂 ■布店 ■香菸的煙味 ■新車的味道 ■汽油或柴油的煙 ■加氯的水 ■洗潔劑 ■乾洗 ■定型液 ■其他強烈的氣味	☐	☐
當我攝食咖啡因時，我會感到焦慮、心悸、盜汗或頭暈。我會緊張不安，覺得關節和肌肉都在痛。	☐	☐
當我吃進含有味精、亞硫酸鹽（常在酒類、水果乾、沙拉自助餐裡找到）、苯酸鈉（防腐劑）的食物；紅酒、起司、香蕉、巧克力，或甚至一小口酒、大蒜或洋蔥時，都會出現不良反應。	☐	☐
我經常服用以下物質或藥物（只要有任何一項，就算 1 分，並非累計加分）： ■醋胺酚（解熱鎮痛劑） ■布洛芬、萘普生（非類固醇消炎藥） ■制酸劑（Tagamet、Zantac、Pepcid、Prilosec、Prevacid） ■治療大腸炎、克隆氏症、周期性頭痛、過敏症狀、噁心、拉肚子、消化不良的藥物。 ■調節荷爾蒙的藥丸、貼布或軟膏（避孕藥、雌激素、黃體酮、治療攝護腺的藥物）	☐	☐
我曾有過黃疸病（全身變黃）或吉伯特氏症候群（Gilbert's syndrome，膽紅素過高）。	☐	☐
我有過以下任何一種病史（只要有任何一項，就算 1 分，並非累計加分）： ■抽菸引起的肺癌 ■其他類型的癌症 ■乳癌 ■食物過敏、敏感症或不耐症 ■攝護腺問題	☐	☐
我家族有帕金森氏症、阿茲海默症、肌肉萎縮症（簡稱 ALS）、多發性硬化症或其他神經病變疾病的病史。	☐	☐
我定期注射感冒疫苗（裡面含有汞金屬或硫柳汞〔thimerosal〕）。	☐	☐
我有纖維性肌肉痛或慢性疲勞症候群。	☐	☐
總計		

分數	嚴重性	適用計畫	付諸行動
0-6	你可能輕度中毒。	血糖解方	不需要任何個人專屬的照護計畫，只要照血糖解方來做就行了。
7-9	你可能中度中毒。	自我照護	照血糖解方來做，並遵循二十四章的個人專屬計畫來優化結果。
10+	你可能嚴重中毒。	醫療保健	遵循以上兩個步驟，如果前六週的計畫執行完後，還是沒有改善，可以去看醫生，尋求額外的協助。

新的證據顯示毒素和糖胖症是有關聯的：胖嬰兒和胖老鼠

毒素是怎麼害我們肥胖的，這可從最近的嬰兒肥胖問題裡找到證據。二〇〇六年，哈佛公共衛生學院（Harvard School of Public Health）發現，六個月以下的嬰兒肥胖率自一九八〇年以來，上升了七三%。這和缺乏運動或飲食無關——畢竟這種年紀的嬰兒就只能喝母乳和配方奶而已。他們不會說：「嘿，媽，帶我出去吃一千兩百卡路里的麥當勞早餐，或一大桶奶油爆米花。」而你又不能夠把看太多電視或玩太多電玩當成風險因子。所以原因究竟是什麼？看來，可能是因為他們小小身體裡負載了環境毒素，所以是毒素害他們肥胖。

新生兒的臍帶血裡平均有兩百八十七個化學物，其中兩百一十七個具有神經毒性（對神經或神經細胞有害）。原來這些嬰兒是暴露在化學物質底下，其中包括殺蟲劑、磷苯二甲酸鹽（phthalates）、酚甲烷（bisphenol A）、阻燃劑，還有像汞、鉛、砷這類重金屬。[2]這些化學物質對人體生物學有廣泛的負面影響，它們會傷害神經系統、增加罹癌風險，現在也被證實會助長肥胖症。

發表在《美國醫學學會期刊》的一項研究發現，酚甲烷是一種可以製成水瓶和罐裝食物容器的石化產品，它會增加糖尿病、心臟病和肝功能不正常的罹患風險，或者因胰島素阻抗造成脂肪肝。[3]

美國政府的一九九九年到二〇〇二年全國營養健康檢驗調查（National Health and Nutrituion Examination Survey 1999-2002）裡的資料顯示，糖尿病和血液中六種持久性有機污染物（簡稱 POPs）的濃度有關，它們分別是：多氯戴奧辛（polychlorinated dibenzo-p-dioxins，簡稱 PCDDs）、多氯呋喃（polychlorinated dibenzofurans，簡稱 PCDFs）、多氯聯苯（polychlorinated biphenyls，簡稱 PCBs）、六氯苯（hexachlorobenzene），和兩種用來當殺蟲劑的有機氯。[4]血中污染物濃度最高的人，罹患糖尿病的風險也跟著大幅升高。這不是巧合。實驗證實，你會因為直接暴露在毒素底下，而被誘發肥胖症，這和熱量的攝取或運動完全無關。

在《美國醫學學會期刊》裡有份報告證明，暴露在砷的毒素底下，會增加罹患糖尿病的風險。[5]越戰空軍退伍軍人的研究發現，那些曾暴露在橙劑（Agent Orange，也就是戴奧辛〔dioxin〕）裡的人，都有更高罹患糖尿病的風險。[6]

美國衛生研究院（National Institutes of Health）、美國食品藥物管理局、美國國家環境保護局（Environmental Protection Agency），和美國國家科學院（National Academy of Sciences），最近曾集會檢討這種新的肥胖激素（obesogens）現象——也就是造成肥胖症的各種毒素。

以前的觀念都認為體重會增加，純粹是熱量的攝入和消耗失衡的問題。新的證據顯示，就算熱量沒有過度攝取，也會肥胖。舉例來說，最近一項研究指出，在有毒化學物質環境下的老鼠，就算沒有增加熱量攝取或減少運動量，體重仍會增加，而且身上的脂肪量也跟著提高。不到六個月，這些老鼠的體重便增加二〇％，體脂肪比沒有暴露在化學物質裡的老鼠多了三六％。[7]

重點來了，如果你中毒，就算你沒有吃進更多熱量或減少任何運動量，體重還是會增加。

毒素會干擾和減緩新陳代謝，助長體重的增加和糖尿病。二〇〇七年，我發表了一篇報告，名為〈系統生物學、毒素、肥胖症和功能醫學〉（Systems Biology, Toxins, Obesity, and Functional Medicine），內容詳細說明毒素是透過何種機制造成肥胖症。[8]（下列連結可以看到這篇報告：http://drhyman.com/downloads/Diabetes-and-Toxins.pdf）。其中一個會造成胰島素阻抗和糖胖症的關鍵機制是，毒素會阻斷細胞核裡受體的功能。胰島素功能和血糖的控制若要優化，就需要靠這些被稱為細胞核核內荷爾蒙受體族群（peroxisome proliferator-activated receptors，簡稱 PPARs）的受體。[9]現在科學家已經可以利用新的基因和新陳代謝分析技術來證明，毒素會造成葡萄糖、膽固醇和脂肪肝的上升，並減緩你的甲狀腺功能。[10]此外，也可能提高食欲，讓腦部控制飢餓的信號出現問題。它不再是你可以忽略的因子。毒素會讓你肥胖，造成糖尿病，它們必須被放進糖胖症的治療計畫裡加以處理。

你會在第四單元裡，學到如何提升你體內的排毒系統，將環境和體內毒素排泄掉。

【第十三章】
步驟六：增進能量的新陳代謝

在新的科學研究裡，最令人興奮的重大發現莫過於新陳代謝功能會影響糖胖症罹患的風險程度。我們的新陳代謝會把卡路里和氧轉化為能量，做為體內細胞的燃料。這種能量是由細胞裡一種叫粒線體（mitochondria）的小工廠，所製造出來。

所以粒線體是什麼？它們和更好的體力、減重、逆轉糖胖症，以及健康活到老有什麼關係？有非常密切的關係！

在每個細胞裡，都有數百到數千個小小的能量製造廠。它們活性器官和組織裡的數量龐大，譬如肌肉、心臟和腦部。新陳代謝的功能，就是把你吸入的氧氣和吃進的食物加以處理，轉變成能量，成為活命的燃料。

當粒線體運作不良時，就會飽受所有低能量症狀之苦：疲憊、新陳代謝變慢、體重增加、記憶力減退、疼痛、快速老化等。很多事情可能出錯，阻礙新陳代謝，讓它效率變低，甚至關閉功能。

在我們體內，這種電力工廠超過十萬兆，每座電力工廠都有一萬七千條小小裝配線在負責製造三磷酸腺苷（ATP），它也是我們體內的重要燃料。我們吸入的氧氣有九〇％以上，都被它們消耗掉。它們在心臟細胞裡占了四〇％的空間。但對我們來說很不幸的一點是，它們很容易因為我們吃進太多糖和加工食品，或者因環境毒素和發炎而受到傷害。

有糖胖症的人不能像健康的人一樣在粒線體裡製造能量。[1]而且令人驚訝的是，糖尿病患者的一等親，就算體型很瘦、原本很健康，他們的粒線體活力比起那些沒有糖尿病家族病史的人，也硬是少了五〇%，這使得他們這輩子很可能得到糖尿病。[2]通常會對粒線體造成傷害的，都是肇因於一種我們稱為氧化壓力的東西。我們都很熟悉氧化的過程——汽車生鏽、臉上長皺紋、蘋果暴露在空氣裡會變色，而你的體內也會長皺紋。

好消息是，現在有方法可以提升和優化粒線體的功能，增加能量的產能，降低氧化壓力。更棒的是，如果這些都辦到了，還能逆轉糖胖症及胰島素阻抗。

【病人的故事】燃燒過慢的粒線體

珍是我的病人，五十八歲，有前期糖尿病，難以控制自己的體重和血糖。她吃得營養，規律運動，但就是找不到問題出在哪裡。我們幫她做了一個「有機酸」（organic acids）的特殊尿液檢驗，從最大攝氧量（V02 max）或者氧氣消耗量的檢測方式，去檢測粒線體的功能。

我們測量了珍把油脂和碳水化合物轉化成能量的所有新陳代謝過程，結果發現這中間出現幾個障礙。她需要更多的肉鹼（carnitine）、硫辛酸和輔酶Q10。在增強粒線體，補充胺基酸和營養素後，又過了幾個月，我們幫她重做檢驗，結果發現她的新陳代謝功能明顯改善。副作用是瘦了近十公斤，體力大增，血糖正常。

在我的醫療執業生涯裡，我通常會檢測新陳代謝的整個過程，查看這中間有沒有阻塞或緩慢的地方。這中間的每個步驟都必須依賴不同的幫手或輔助因子才能達成，而且通常都是補充維生素、礦物質或胺基酸。你的粒線體需要幫忙傳送和燃燒卡路里。在這個過程裡，包括肉鹼、硫辛酸、輔酶Q10、維生素B（尤其是核黃素〔riboflavin，B2〕和菸鹼酸〔niacin，B3〕）以及支鏈胺基酸（BCAA）

在內的特定營養素，尤其重要。

你可能很好奇你的新陳代謝引擎如何運作，你的體內是不是在生鏽。請做下列的兩個測驗，看看你的粒線體是否受損？你是否有太多氧化壓力。記得在開始執行計畫之前先做測驗，六週後，等計畫執行完畢，再做一次測驗，才能測出你的健康「之前和之後」的變化。你可能需要根據自己的得分為自己額外補充營養補充品。我會在這個計畫的第六週詳細說明這一點。

能量新陳代謝測驗

有些人的確有較慢的新陳代謝，燃燒食物卡路里的本領也較弱。請利用這個測驗，來評估你新陳代謝受損和緩慢程度。在「之前」欄位勾選你過去一個月來所經歷的症狀，再利用下面的評分表來確定你問題的嚴重性。等到前六週的計畫完成後，再到「之後」的欄位勾選，看看自己進步了多少。

	之前	之後
我正飽受長期疲勞之苦。	☐	☐
我有很多事想做，但都累到不能做。	☐	☐
疲勞干擾到我的工作、家庭或社交生活。	☐	☐
當我醒來，並不覺得精力充沛。	☐	☐
我很難入睡或睡得不安穩，不然就是醒得太早。	☐	☐
我有肌肉痠痛或不適的問題。	☐	☐
我肌肉無力。	☐	☐
我的運動耐力很差，而且做完運動後，會覺得很累。	☐	☐
我的注意力和記憶力都大不如前。	☐	☐
我很煩躁，悶悶不樂。	☐	☐
在經歷過某種急性壓力源、感染或創傷後，我的體重增加了，而且罹患糖尿病。	☐	☐
我經常暴飲暴食。	☐	☐
我曾暴露在殺蟲劑、未過濾的水、非有機食物，或其他環境化學物質底下。	☐	☐
我有長期疲憊或纖維肌肉痛的疾病。	☐	☐
我有慢性感染的病史。	☐	☐
我長期承受壓力。	☐	☐
我有波斯灣戰爭症候群。	☐	☐
我有神經方面的疾病（阿茲海默症、帕金森氏症、肌肉萎縮症等）。	☐	☐
我有自閉症或注意力不足過動症。	☐	☐
我飽受憂鬱症、躁鬱症或精神分裂症。	☐	☐
總計		

分數	嚴重性	適用計畫	付諸行動
0-6	你可能只是體力有點不佳。	血糖解方	不需要任何個人專屬的照護計畫，只要照血糖解方來做就行了。
7-9	你可能體力中度不佳。	自我照護	照血糖解方來做，並遵循第二十四章的個人專屬計畫來優化結果。
10+	你可能嚴重體力不佳。	醫療保健	遵循以上兩個步驟，如果執行完前六週的計畫後，還是沒有改善，可以去看醫生，尋求額外的協助。

氧化壓力或生鏽測驗

自由基或氧化壓力減緩了我們的新陳代謝，造成體重增加、糖尿病和老化。

請利用以下測驗查出自己是否有高氧化壓力的風險。在「之前」欄位勾選你過去一個月來所經歷的症狀，再利用下面的評分表來確定自己問題的嚴重性。等到落實完六週計畫後，再到「之後」欄位勾選，看看自己進步了多少。

	之前	之後
運動不是我規律作息的一部分，或者占了我規律作息的太多時間（一週超過十五小時）。	☐	☐
我的體重過重（BMI 超過 25）。	☐	☐
我經常感到疲倦。	☐	☐
我一個晚上睡不到八小時。	☐	☐
我經常感到深層肌肉或關節疼痛。	☐	☐
我對香水、菸味，或其他化學物質或煙霧很敏感。	☐	☐
在家裡和／或工作場合裡，我總是暴露在相當程度的環境毒素底下（污染物、化學物質等）。	☐	☐
我每週要喝三次以上的酒精性飲料。	☐	☐
我抽菸或抽雪茄（或者其他東西）。	☐	☐
我工作或居住的地方有很多二手菸。	☐	☐
我不使用防曬油，我喜歡曬太陽或者我會去做人工日光浴。	☐	☐
我認為我的生活充滿壓力。	☐	☐
我一天吃的深色蔬果不超過五份。	☐	☐
我的飲食包括相當多的油炸食物、乳瑪琳，或大量動物油脂（肉類、起司等）。	☐	☐
我一週吃兩次以上的白麵粉和糖。	☐	☐
我飽受慢性感冒和感染之苦（唇疱疹、口腔潰瘍等）。	☐	☐
我不服用抗氧化劑或多重維生素。	☐	☐
我服用處方藥、成藥和／或娛樂藥物（recreational drugs，譬如大麻等）。	☐	☐
我有關節炎或過敏的疾病。	☐	☐
我有糖尿病或心臟病。	☐	☐
總計		

分數	嚴重性	適用計畫	付諸行動
0-9	你可能有輕度的氧化壓力。	血糖解方	不需要任何個人專屬的照護計畫，只要照血糖解方來做就行了。
10+	你可能有嚴重的氧化壓力。	醫療保健	遵循以上步驟，如果執行完前六週的計畫後，還是沒有改善，可以去看醫生，尋求額外的協助。

是什麼在損害你的粒線體

你的粒線體對各種損害都很敏感，尤其是高熱量、高糖、營養缺乏和抗氧化缺乏的食物。毒素、感染和任何能引起發炎的東西，也會進一步傷害你的粒線體。它會導致氧化壓力，或自由基的生成，損害我們的粒線體、細胞和組織。如果不加以控制，氧化壓力會啟動可提高胰島素阻抗和發炎的基因，以及可降低粒線體功能和減少體內能量製造的基因。[3]

你可以降低自由基的活動力和氧化壓力，改善細胞裡的能量生成，方法是吃天然食品，奉行富含營養、植物營養素和抗氧化劑的飲食習慣，再補充硫辛酸和其他增強粒線體之類的抗氧化劑，以及勤做某類運動。這些都是血糖解方的重要元素（請參考第四單元）。

如果你有糖尿病或者有糖尿病的家族病史，運動尤其重要。事實上，粒線體功能低下的基因易感，是可以藉助運動來克服的。我建議在你的規律作息裡放進肌力訓練，和一種稱為高強度間隔訓練（high-intensity interval training，簡稱ＨＩＴ）的特殊有氧健身訓練。這樣的運動組合已經被證實可以大幅改善粒線體的功能，減輕體重，提升細胞的新陳代謝。[4]在第四單元裡，我會說明如何將兩種運動融入你的日常生活裡。

健康老化寶典：保持粒線體的健康

造成老化的最主要生物現象，就是粒線體的能量生產力正在衰弱，造成胰島素阻抗的出現。事實上，老化「疾病」的確是一種胰島素阻抗加速的疾病。如果能解決這一點，便能逆轉老化的過程。目前有研究正在研發如何解決粒線體的失常問題，方法之一是以白藜蘆醇（resveratrol）做為治療基礎，這是紅葡萄裡的一種複合型抗氧化劑，會在一種稱為長壽蛋白（sirtuins）的優質基因身上發揮作用，調節胰島素的功能和粒線體的能量製造。當這些基因被啟動時，就會逆轉粒線體的老化過程和胰島素阻抗。

你可能聽過有老鼠攝取高劑量的白藜蘆醇，結果壽命延長三〇%，就算吃的食物等同於品質不佳的標準美國食物，還是能變得比較健康。他們的方法是讓老鼠吃進相當於一千五百瓶紅酒份量的白藜蘆醇，但你在家裡千萬別輕易嘗試。

限制卡路里也有助於改善粒線體的功能，不過這一點很難辦到。一些傑出的動物研究已經證實，如果每天少攝取三〇%的卡路里，壽命就能延長三〇%。[5]卡路里管制協會（Calorie Restriction Society）有一群勇敢的人，為了追求長壽，開始攝取高營養但卡路里很低的食物。我認識其中一個人，他每天早餐吃至少兩公斤的芹菜，中午則吃好幾公斤的番茄和小黃瓜當午餐。

還好令人興奮的是，新的研究指出，有另一種全新的方法可以預防老化的蹂躪，不必每天吃兩公斤的芹菜。在渥爾夫．卓基（Wulf Droge）那本醫學味濃厚的著作《避開第一死因》（*Avoiding the First Cause of Death*）裡，他告訴讀者如何活到一百二十歲。你要做的只是小心平衡、修復和重建你的粒線體。做法是，降低胰島素的產量，優化胺基酸和蛋白質的攝取，以及運動。總之就是，一整天下來只食用少量的低升糖負荷碳水化合物（low-glycemic-load carbs），並攝取容易吸收利用的胺基酸和蛋白質。這也是血糖解方的計畫。研究顯示，攝取基本的胺基酸蛋白質來補充基礎材料，做為修復和治療之用，可實際延緩老化，逆轉胰島素阻抗和糖尿病。[6]在第四單元裡，我會實際告訴你該攝取什麼，以及如何攝取你所需的營養素和胺基酸，逆轉糖胖症，幫助自己健康地老化。

要記住，唯有調整自己的生活習慣，勤做間隔訓練和運動，攝取營養豐富的飲食，服用某些營養補充品，譬如肉鹼、硫辛酸、輔酶Q10、維生素和支鏈胺基酸，才能提升你的粒線體功能。

【第十四章】

步驟七：緩和你的心緒

壓力會讓你肥胖，助長糖胖症的形成。以前我在急診室工作的時候，經常碰到有高血糖的病人，這些人都不是糖尿病患者，而是急性壓力造成他們血糖飆高。醫師們向來知道壓力和血糖息息相關。現在我們都知道，在面對長期壓力時，我們的胰島素、皮質醇和一種稱之為細胞激素的發炎化合物都會升高，引發新陳代謝的持續失常，造成體重增加、胰島素阻抗，以及最終導致糖尿病。

【病人的故事】人際關係不良造成體重增加

蘿貝卡是一名五十二歲的單身女子，為了就近照顧八十四歲的老母親而與她同住。身為社會工作者的她雖然有很高的專業成就，卻永遠活在母親日復一日的批評底下。長期壓力影響了她自我照料的能力，沒辦法為自己的食物、運動和社交生活做出健康的選擇。她的體內暗地製造出很高的皮質醇，這種東西會讓我們在遇到急性壓力時，懂得躲開危險，但是會造成體重增加、提升飢餓感，形成前期糖尿病和糖尿病、助長或惡化各種慢性病。蘿貝卡有嚴重的前期糖尿病，但她最需要的不是更健康的飲食或更多運動，而是「和母親切割」，搬出去。她在我們的支持和鼓勵下，重新改造自己的生活與健康。

你的壓力助長你的糖胖症嗎？請做以下測驗找出答案。記得在計畫執行之前先做測驗，六週後，計畫執行完畢，再做一次測驗，才能測出你的健康「之前和之後」的變化。你可能需要根據自己的得分，為自己額外補充營養補充品。我會在這個計畫的第六週詳細說明這一點。

壓力和腎上腺疲勞測驗

長期壓力會助長包括糖胖症在內的很多疾病。在「之前」欄位勾選你過去一個月來所經歷的症狀，再利用下面的評分表來確定問題的嚴重性。等到落實完六週計畫後，再到「之後」的欄位勾選，看看自己進步了多少。

	之前	之後
我的生活充滿壓力	□	□
我很容易受到驚嚇，而且會恐慌。	□	□
我覺得好累但又不安。	□	□
我緊張的時候，手腳會出汗。	□	□
我覺得很疲累。	□	□
我常常全身無力，渾身發抖。	□	□
我站起來的時候，頭會暈。	□	□
我有黑眼圈。	□	□
我嗜吃甜食。	□	□
我吃得很鹹。	□	□
我睡了一晚之後，精神還是不好。	□	□
我很難入睡，或者睡得不安穩。	□	□
我注意力很難集中，或者常精神恍惚。	□	□
我經常頭痛。	□	□
我很容易感冒，常被感染。	□	□
我早上一定要喝咖啡，才有精神工作。	□	□
我的身體會水腫。	□	□
我有心悸問題。	□	□
我對酒精、咖啡因和其他藥物都有不耐症。	□	□
我的運動耐力很差，而且運動完後，都累到不行。	□	□
我有血糖過低的疾病。	□	□
我的肌肉無力。	□	□
我的血壓很低。	□	□
總計		

分數	嚴重性	適用計畫	付諸行動
0-7	你的腎上腺可能輕微失常。	血糖解方	不需要任何個人專屬的照護計畫，只要照血糖解方來做就行了。
8-10	你的腎上腺可能中度失常。	自我照護	照血糖解方來做，並遵循第二十四章的個人專屬計畫來優化你的脂肪酸。
11+	你的腎上腺可能嚴重失常。	醫療保健	遵循以上兩個步驟，如果執行完前六週的計畫後，還是沒有改善，可以去看醫生，尋求額外的協助。

壓力反應的升高和隨之上升的皮質醇，會惡化糖胖症，損害腦部，削弱你的食欲控制機制，讓你變得更餓、更嗜糖。

糖尿病有很高的憂鬱症罹患風險，[1]有憂鬱症的人也有很高的糖尿病罹患風險。在《內科醫學檔案》（*Archives of Internal Medicine*）[2]中的一項重大研究，科學家發現有憂鬱症的婦女比常人多出十七％的風險罹患糖尿病，即使研究專家已經為體重和缺乏規律運動等其他風險因子做過調整。至於那些正在服用抗憂鬱症藥物的婦女，也比沒有憂鬱症的對照組多出二五％的糖尿病罹患風險。而已經罹患糖尿病的婦女，在將其他憂鬱症風險因子列入考慮的情況下，則多了二九％的憂鬱症罹患風險。依賴胰島素治療糖尿病的婦女，多了五三％的可能，在這十年的研究期間罹患憂鬱症。胰島素愈多，引發憂鬱症的可能性愈高。

儘管像發炎、毒素、缺乏運動和肥胖症等因子，或多或少解釋了憂鬱症和糖尿病之間的關聯，但仍不夠完全，它們和壓力可能也有關。有憂鬱症的人都有很高的皮質醇，於是造成葡萄糖或血糖新陳代謝的問題，胰島素阻抗跟著升高，腹部脂肪不斷堆積。

雖然身心之間的關係很重要，卻也只是解答了一部分而已。大多數的人並不明白，你對身體的作為，也會影響腦部。當你的新陳代謝、胰島素阻抗，和糖尿病獲得改善時，你可能會發現就算沒有服用抗憂鬱藥或其他藥物，你的心情也變得很好。讓身體恢復健康，就是讓腦部恢復健康的第一步。在我的著作《六星期大腦健康計畫》（www.bloodsugarsolution.com/ultramind-solution）裡，我說明了身體是如何影響腦部，以及糖胖症與情緒障礙、認知障礙及腦部老化之間的關係。

有很多方法可以有效降低你的壓力反應。你可以試試看放鬆療法、冥想、呼吸練習、瑜伽、互助團體、按摩、運動、三溫暖、跳舞、祈禱、大笑以及其他等。大家齊心合作，共同追求健康，也是降低壓力的另一種有效方法。

放鬆反應（relaxation response）是治癒糖胖症的重要元素。找出幾件你喜歡做的事，而且每天做。放鬆就像呼吸、睡眠和進食一樣重要，不做會要你的命。在第四單元裡，我會分享一些非常有效的工具，教你如何習慣放鬆反應。你可以試試看，或者試試我的**終極平靜**聽力版課程。

第三單元

血糖解方：做好準備

千里之行，始於足下。

——《道德經》，老子

【第十五章】

展開旅程

現在你已經知道糖胖症的成因，還有這問題的範疇。接下來就是解方的打造——為我們、為家人、為我們的社群，也為我們的社會。

注意飲食，多運動。這是醫生、營養師和政府單位經常告訴我們的話，但這個建議目前為止對你來說管用嗎？

「血糖解方」根據的是全然不同的方法——著眼於系統——將你的所有症狀和健康問題全數連結起來。我們可以透過這套科學來矯正體內的失衡問題，打造健康。

其中奧妙就在於你不必去治療糖胖症。

打造健康

你只需要打造健康。

我們一直在回頭檢討。所以，你們已經學會路上的障礙有什麼，需要靠哪些要素來製造健康，現在就只需要移除那些障礙（毒素、過敏原、維生物、壓力、不良飲食和其他東西），再補充那些要素（天然新鮮的食物、營養素、荷爾蒙、睡眠、活動、律動、放鬆、愛、人際關係、意義、目標）就行了。如果你能辦到，你的症狀和疾病便會自我了斷。

這本書的第四單元會簡單說明一套追求健康與快樂、為期六週的行動計畫。而在第三單元裡，則是為期兩週的準備期，要為健康的永續經營打好基礎。它是在慶祝，而非剝奪，它會從天然飲食和身心靈的照護，去挖掘出美好的成果。

透過這套計畫課程，你會慢慢地、有系統地整合飲食和生活習慣上的所有變化。而這一路上，我會傳授你必要的資訊和技巧，以安全的方法重新打造你的廚房，參訪你的超市、優化你的營養、提供營養補充品、排毒、運動、找到你的暫停鈕諸如此類等。你會學會聰明的藥物治療方法，找到天然的替代療法，並從飲食計畫開始著手，裡面有菜單、食譜和採買清單。請上 www.bloodsugarsolution.com 了解更多線上支援，它會引導你完成整個過程。

此外，我們也要探索如何透過團體的力量來打造運動，改變這種剝削生活、打亂經濟的可怕流行病。透過集體行動，重拾健康。

改掉終生壞習慣、學習新技巧、糾正被誤導的資訊，這些都需要時間。兩週就夠了。所以千萬別省略這關鍵的準備期。

共同追求健康

當你走在這條通往療癒的路上時，有人作伴絕對比踽踽獨行來得輕鬆。在第十六章裡，你會學到如何駕馭社群的力量，創造屬於你自己的團體（即便只是兩人團隊），學會了解為何旁人的支持對追求長遠的成功、健康和快樂來說，是如此重要。

社會的串連和社群的力量，對追求長遠的成功來說很重要，也有利於生活習慣和行為的短期改變。朋友和社群對我們的影響很大，如果你的朋友很肥胖，這絕對比家人很肥胖更可能造成你的肥胖。這不是基因的串連，而是社會的串連，它可以結合彼此，發揮最大的力量改變肥胖症、糖尿病和慢性流行病。

結合他人的力量，是追求健康的必要元素，它就像食物、水、空氣、睡眠或運動一樣重要。我們不能沒有社群以及與人的連結，不管你屬於哪個團體，參加何種教會、寺廟或清真寺，加入什麼社群，這都無所謂。毫無疑問的，如果臉書是一個國家，那麼它的使用者數量恐怕可以組成一個人口僅次於中國和印度的國家。成立或加入團體，這是讓改變持續下去的最好方法。

接受測驗

在第十七章裡，你可以學習到如何接受測驗。你必須收集和自己、過去遭遇，以及自身症狀有關的資訊。你必須對自己的生理失衡有充分了解，知道自己需要做哪些改變。在這個階段，我們會大概說明一些測驗、生理機能的檢測方法、基本的血液和尿液檢驗，幫助你了解哪裡出了問題，以此做為指標，衡量自己的進度與成效。

開始著手

現在就讓我們開始吧。

你必須先著手五個重要步驟，為血糖解方計畫做好心態上、身體上、廚房方面的準備。

1. **把心態準備好**。找到自己的動機，才能成功展開計畫，堅持下去。
2. **把自己準備好**。矢志投入這套計畫，找個正式開工的好日子。
3. **把廚房準備好**。清掉廚房裡所有有毒物質，把有益健康的食物放進去。
4. **把你心裡的購物高手和廚師準備好**。學習如何縱橫於現代超市的有毒食品區，培養有益健康的簡單烹調技巧。

5. **把你的身體準備好。**向糖、興奮劑和鎮定劑說拜拜，讓身體做好痊癒的準備。

請勿省略這個過程。如果你想充分利用這個計畫，就得先打好成功的基礎。

把心態準備好：找到你的動機

你準備好了嗎？

你的人生即將改變。

你已經下定決心追求健康，但這只是第一步。

第二步是做好行動的準備。

第三步是落實你的決定。

最後一步是為健康終生貫徹這樣的改變。

當你決定要打造健康時，會碰到很多阻礙。在我們今天這個步調快速、媒體氾濫、工作量過度、壓力過大、活動力不夠，飲食過量的現代生活裡，選擇健康反而成了一種革命性的行動。你必須靠革命才能改變現況，避免疾病、肥胖症和糖尿病上身。但是革命得從一些具體、可衡量和實踐，又務實和適時的小小改變開始。

找出阻礙，了解自己的動機

首先，你必須找出眼前的阻礙，清楚自己想改變的動機是什麼。要克服惰性，你必須先有意圖才行，而且要不斷強化那個意圖。寫日記、創造一個有後盾的系統，再加上我在 www.bloodsugarsolution.

com所提供的線上支援課程和工具，就能幫助你克服這些障礙。

你的障礙是什麼？它們可能包括：

- 先入為主地認定什麼是可能的，什麼是不可能的（「我不可能治好糖尿病或者我的體重不可能減輕」）。
- 你的身體和食物關係不好（「吃會讓我肥胖和生病，可是我好愛吃」）。
- 自暴自棄的思想和行為。
- 對糖的生物性成癮。
- 由速食、加工食品、營養不良食品、高熱量食品所組成的有毒食物景觀。
- 侵略性的食物行銷手法（「買這個，就能讓你身體健康，心情好」）。
- 無法隨手買到品質好的食物，亦即營養高、熱量低的食物。
- 不管在家裡還是工作職場，都有人破壞你的計畫（要你多吃點）。
- 肩上責任太多（不知如何拒絕別人，不懂得善待自己）。
- 過去失敗的經驗太多。

成功的最大障礙，就是我們認定自己的健康狀況不可能有太大改變。我們的體重也許可以減輕幾公斤，讓自己心情好一點，但身體的健康與否是改變不了的宿命。若有這種想法，請先看看我那罹患糖尿病的父親，或者我那患有肥胖症的祖母，還有我那曾在五十二歲心臟病發作的姊姊。我可以做什麼來改變這一切？

什麼都可以做。

你也許有很多先入為主的觀念和心態，也有很多負面的思考模式和行為，阻礙你展開自我照護和自我充實的大計。先想想看什麼事情對你來說很重要？讓自己感覺舒服？活得久一點、活得有活力？對社區有所貢獻？想要有更多時間陪家人？想完成願望，一生無憾？想陪孫子去動物園玩？想要九十歲都還有性生活？想開創事業？想和心愛的人林間散步？想在八十五歲時騎單車橫越美國？

對我而言，健康的定義就是能在早上起床，做點對自己有益的事——也許是陪陪我的家人；工作職場上做好分內工作；冬天穿著雪靴去爬山；跟我兒子打籃球；學習新事物；有體力為我的社區和朋友貢獻一己之力。我每天都是透過這些信念在為自己做選擇。你呢？你覺得什麼事情才重要？

現在開始寫日誌

寫日誌是個很棒的方法，它可以讓你了解你的內在動機，打破心不在焉的進食習慣和活動，誠實面對自己，對自己負責，了解自己。我們會大吃大喝，多半是因為有東西正在啃食我們，於是我們只好利用食物來填滿自己，填飽情緒。我們利用食物阻斷情緒，但也可以利用文字來阻斷食物。你可以用文字的書寫來代謝情緒，免得它們做出無意識的決定或大吃大喝。一份文字大餐和自我探索大餐通常可以幫忙減重，你可以讓你的生活和熱量有更好的新陳代謝。

此外，也可以用日誌追蹤每日的食物攝取量、運動量、睡眠狀況、你的症狀、你的「數字」（包括體重、腰圍、實驗室的檢驗數字）。當你改變了食物攝取量、開始服用營養補充品、勤做運動，你就會發現你的所有感覺和體驗，就像一種「內在運動」（inercise），要強化自己追求健康和幸福的能力，就必須先自我覺醒。

對你的食物攝取量誠實，記錄你吃進肚子裡的每樣東西和數量。這個簡單的動作可以內省你對身體和健康的在乎程度。在茱莉亞．卡麥隆（Julia Cameron）的著作《書寫飲食》（*The Writing Diet*）裡，她建議你選擇食物之前先反問自己四個簡單的問題：

1. 我餓了嗎？
2. 這是我想吃的嗎？

3. 這是我現在想吃的嗎？
4. 我可以改吃別的嗎？

我還要我的病人再多問兩個相關問題：

1. 我現在有什麼感覺？
2. 我需要什麼？

你可能因為餓而需要食物；或者因為孤單，所以需要朋友；抑或很累，需要睡覺；再不就是很憤怒，需要找出原因。這些知覺並不全都必須透過食物來解決，只是對多數人來說，在覺得不對勁的時候，總是會直覺以食物來抒解。

至於你的日誌，請記住一點：這是為了你自己好。所以務必誠實和透明。意思是不只記錄你吃了什麼，運動量有多少，也要記錄你在當下最真實的感受——這裡面並無所謂的標準答案。

不要低估這套計畫的力量。研究證實，記錄追蹤自己的情緒、習慣和數字，可以建立起一種回饋系統和責任制，自然產生療癒效果，幫忙改變行為。你不需要先相信它，只要行動就行了。

擺脫心理障礙

拿出你的日誌（或利用線上課程工具），回答下列問題。想想看是什麼在耗掉你的體力，又是什麼在幫忙你補充體力：

- 有哪三件事情你做了之後，會讓你無法達成追求健康的目標或減重目標？可能是抽菸、睡眠不足、不夠放鬆、吃了過量的糖、心不在焉的進食或情緒性地進食、選擇品質不良的食物、吃宵夜、不吃早餐諸如此類等。

- 哪三大情緒問題或習慣問題，會讓你無法達成追求健康的目標和減重目標？凡事推託的習慣？還是沮喪？缺乏自信？恐懼？憤怒？憎恨？或其他因素？
- 目前在你的生活裡，存在著什麼「有毒的關係」（toxic relationships）？對你來說，它們存在的目的是什麼？有沒有辦法可以戒掉或改變它們？如果有，要怎麼做？
- 少了這些行為習慣、心理和情緒結構和不良關係，你的生活會有什麼不同？
- 你真的忙到沒時間改變自己的習慣和生活嗎？你會在電視或電腦前面花很多時間嗎？如果能落實禁絕媒體，你會花多少時間在朋友身上？花多少時間去尋找和準備健康的食物？又花多少時間去運動和放鬆？
- 為了讓自己恢復體力，獲得身心靈的健康，你會選擇從事什麼樣的行為、養成什麼樣的習慣和經營什麼樣的關係？
- 你的生活動力是什麼？是什麼動力讓你早上從床上爬起來？你人生的目標在哪裡？
- 體重過重或生病會如何壓縮或折損你的人生目標？
- 如果照這個計畫而行，結果身體變好了，你要如何更有效地實踐自己的人生目標？

說到為什麼想追求健康和改變生活，每個人都有各自的理由，這些理由沒有對錯之分，只有對你來

【專欄】現在就使用血糖解方的線上支援工具

我建議你使用我的線上陪護課程工具來記錄你的旅程。要寫日誌，請先上www.bloodsugarsolution.com，那裡有線上陪護課程工具(可以幫忙追蹤進度（你的經歷、數字、血液檢查結果），也追蹤你的食物攝取量和運動量，你的內化旅程、所遭遇的阻礙和種種成果。

說重要的是什麼。

為了打造健康和快樂，你的具體目標是什麼

先把你的個人目標寫成清單，確定你想要什麼以及你的方法。這是為了讓你有個起點，愛怎麼寫都可以。寫好之後，先擱幾個小時。請寫得具體點。

我的健康目標

- **生理：**我想治癒什麼生理問題或健康問題？我要用什麼方法？
- **食物：**我和食物的關係是什麼？我想給自己什麼樣的營養？
- **運動：**我和身體的關係什麼？我和運動的關係又是什麼？我要如何改變這種關係？
- **睡眠：**我重視有品質的睡眠嗎？為了每天得到充足的睡眠，為身體充電，我該怎麼做？
- **體重：**我對自己的體重有何看法？我要怎麼改變才算愛惜自己的身體，而不是和它作對？我的目標是什麼？

我的心理和社會目標

- **健全的情緒：**我會焦慮、沮喪或憤怒嗎？我是悲觀還是樂觀？我被什麼思想和信念困住？是什麼生理問題造成我情緒上的問題嗎？（食物、壓力、營養缺乏等）我要怎麼做，才能找到情緒的源頭，成為我想成為的那種人？
- **人際關係：**我要怎麼做才能癒合我的人際關係？我該怎麼做，才能成為更好的孩子、伴侶、父母、朋友、同事？
- **工作：**我和工作之間的關係是什麼？我想怎麼奉獻我的時間、體力、注意力、技術和才華？如果

我不快樂，我該如何改變我的工作狀態或工作內容？

意義和目標

- **精神上的目標：**什麼對我來說很重要？我希望我的墓碑上寫的是什麼？我該怎麼做，才能實踐這個目標？
- **弄清楚現在最重要的是什麼：**對於「我未來的願望」，我現在可以先做什麼？

把自己準備好

如果你正要去度假，你一定會把所有事情都安排好，確保沒有疏漏，譬如房子、工作、孩子、帳單和狗。你會安排旅程、買機票、打包行李、決定日期和度假地點。你會做好決定，挑好啟程的日子。

而現在你將參加一場最重要的旅行——健康之旅，所以也必須先安排好所有事情。在日曆上挑一天日子啟程，把它記在日誌上。你挑的這一天將是本章單元「把身體準備好」裡，所謂排除階段的第一天。這個階段會持續一週。等到結束後，才會展開第四單元所說的六週計畫。等六週計畫接近尾聲時，你就學到了如何終生保有健康。現在就挑一天日子啟程吧。

把你的健康廚房準備好

你的廚房是家裡最重要的空間，它已經被食品業綁架，現在該是你反攻的時候。你要放進天然食物，丟棄假食物，建立下廚烹調以及與親朋好友圍桌用餐的傳統。讓吃飯時間成為一種身心靈的結合、慶祝與滋養。這不會很難，也不會很複雜，你只需要有條理就行了。

如果你沒有一個可以滋養你的家，裡面有各種容易烹調的美味食物、點心和應急的餐點，恐怕很難成功。不要把會製造疾病的食物留在廚房裡，徒增阻礙。像胰島素這種肥胖荷爾蒙，以及像皮質醇這種壓力荷爾蒙，都會控制我們的食欲和行為。如果它們剛好上升，冰箱裡又剛好有一大塊巧克力蛋糕，你就無法戰勝腦袋裡那塊控制進食行為的爬蟲部位。我們身上有數百個基因可以保護我們免於飢餓，但鮮少有基因保護我們免於大吃大喝。

以下內容會教你如何準備自己的廚房，展開旅程。

讓廚房不再有致病和害人肥胖的基因改造食品

找個下午進廚房大肆搜索，別客氣。如果不是天然食物，就丟了它。請在行動計畫開始的第一週，就幫食品儲藏室和冰箱重新補齊天然食物。

我會在下文裡大概說明這輩子想吃得安心的十大原則。如果你讀了這些原則之後，發現以後再也沒有什麼東西可以吃，那就證明你一直在吃會讓你生病的食物，而且這種習慣會繼續下去。好消息是，如果你的飲食原本都是糖、麵粉和加工食品，改變後所得到的益處會更大。

這些原則大多是在告訴你什麼東西不能吃，你應該終生遵守這些規定。第十九章的時候，我們會再搬出所有你能吃的美好食物。

想要這輩子吃得安心的十大原則（以及該清掉廚房裡的什麼東西）

1. 最理想的境界是，廚房裡只有**沒貼標籤的食物**，或者不是裝在盒子、包裝或罐頭裡的食物。當然也有很棒的標籤食物，譬如沙丁魚、朝鮮薊或烤甜椒，但你必須仔細閱讀標籤內容。有兩個項目尤其要注意：**成分表和營養標示**。請上 www.bloodsugarsolution.com，看視頻裡的我如何購買有貼標籤的食物，以及如何詮釋營養標示。標籤上最重要的成分是什麼？如果內含的食物被標在最後面，糖或鹽卻標在最前面，那就要小心了。因為通常含量最多的成分會放在最前面，其他成分則依重量依序排列，重量愈少的排在愈後面。此外，也要小心那些可能沒標在標籤上的成分；有些成分可以不用標示在標籤上。這種情況通常發生在食品採用小包裝形式的時候，或者是在店裡分裝，抑或小型工廠所製造。千萬小心這些食品。

2. 如果食品上有標籤，也應該買**成分少於五種以下**的食品。若是成分超過五種以上，就丟了吧。此外，也要小心標籤上宣稱有益健康的食品，事實上它們通常對你有害無益——看看「運動飲料」的例子就知道了。我最近看到一包炸洋芋片，自稱是健康洋芋片，因為「零麩質、有機、無人工成分、無糖」，而且標示的成分少於五種。聽起來很棒，不是嗎？但別忘了，可樂也是百分之百無油脂，但絕對不是健康食品。

3. 如果**糖**被標示在標籤上（不管是什麼名稱的糖，包括有機蔗汁、蜂蜜、龍舌蘭、楓糖漿、蔗糖漿或糖蜜），也丟了它。一瓶番茄醬平均含有三十九茶匙的糖。**白米和白麵粉**一併適用，因為它們在體內會像糖一樣地作用。如果你有糖胖症，你很難處理任何麵粉類食品，穀類亦然，所以就丟了吧。

4. 只要食品標籤上有**高果糖玉米糖漿**，都可以丟掉。因為這是一種超級甜、又超級便宜，且受到政府大力資助的液態糖，幾乎所有加工食品都看得到它的蹤影。有些高果糖玉米糖漿甚至含有汞，這是製造過程中產生的副產品。[1]包含汽水、果汁和「運動」飲料在內的許多液態熱量，都含有這類新陳代謝的毒物，這通常意味品質不佳或是加工過。

5. 只要食品的標籤上有**氫化處理**的字眼，就全數丟掉。這表示裡頭有反式脂肪，氫化油是以蔬菜油透過化學處理方式轉化成乳瑪琳或酥油，可以讓架上餅乾放得久一點，不會走味。但是，這些反式脂肪被證實會引起心臟病、糖尿病和癌症。紐約市和多數歐洲國家已經禁賣反式脂肪，你也應該從善如流。

6. 丟掉玉米、大豆這類高度精煉的烹調油（我會在計畫的第一週解釋該買哪一種油）。此外，也要避免有毒的油脂和油炸食物。

7. 任何食品只要有**成分是你不認得或念不出來的**，或是以拉丁文代替的，就丟掉它。
8. **舉凡食物裡有防腐劑、添加物、色素或染料**、「天然調味料」，或味精之類的鮮味劑，一概丟棄。
9. 只要食物裡有**人工甜味劑**，不管是哪一種（阿斯巴甜〔aspartame〕、蔗糖素〔Splenda〕、三氯蔗糖〔sucralose〕、糖醇〔sugar alcohols〕——只要字尾是醇〔ol〕，譬如木糖醇〔xylitol〕或山梨醇〔sorbitol〕），一概丟棄。它們只會讓你更餓，使新陳代謝變慢，覺得脹氣，身體開始儲存脂肪。
10. 只要不是來自食品化學家的實驗室，而是來自於地上種的或農田收成的，便可安心食用。誠如《雜食者的兩難》作者麥可．波倫所言，**如果是從植物上長出來的，而非從工廠製造出來，就可以放進廚房**。如果你的曾祖母認不出來它是食物（譬如即食午餐盒〔Lunchables〕或加工優格〔Go-Gurt〕），就丟了它。遠離「像食物的物質」。

你會在我的網站裡發現有一長串食物必須敬而遠之，並有許多訣竅教你如何清空自己的食物儲藏櫃。此外，也可以到公眾利益科學中心（Center for Science in the Public Interest）的網站 www.bloodsugarsolution.com/center-for-science-in-the-public-interest，查看更多更新的資料（請點 Chemical Cusinine）。也可以上 www.bloodsugarsolution.com 觀看我的視頻，教你如何清空廚房。

備好基本的廚房工具

在你開始改變飲食之前，需要有正確的工具陪你踏上這趟健康之旅。

廚房裡常會找不到基本的食物調理工具和準備工具。我在下面列出所有可用來照顧和餵養自己的基本必備工具，請盡可能購買最好的工具，好的廚房設備是可以用一輩子的。

在你展開計畫之前，請先確定你已經大概備齊下列工具：

- 一組等級一流的刀子。
- 木質砧板——其中一個切肉，另一個切蔬果。
- 八吋的不沾煎鍋。
- 十二吋的不沾煎鍋（不沾鍋的品質不一，請買品質最好的不沾鍋，譬如 Calphalon 或 All-Clad，因為品質不佳的鐵弗龍不沾鍋對健康有害）。
- 約七、八公升的湯鍋。
- 約兩公升有鍋蓋的煮鍋。
- 約四公升有鍋蓋的煮鍋。
- 十一吋見方、爐灶專用的不沾淺鍋（非鐵弗龍）。
- 荷蘭鍋。
- 燒烤鍋。
- 三或四只餅乾烤盤或烘焙烤盤。
- 食物調理器（food processor）。
- 攪拌機（blender）。
- 浸入式攪拌器。
- 可立即顯示溫度的廚師專用溫度計。
- 開罐器。
- 咖啡豆研磨器，用來磨亞麻籽和香料。
- 手動金屬打蛋器。
- 夾子。
- 煎魚鏟。

- 各式量杯（一公升、一品特、一杯）、乾溼兩用。
- 檸檬／柑橘榨汁器。
- 不同尺寸的研磨器。

你會在 www.bloodsugarsolution.com 找到更多資源和產品建議。

■把你心裡的購物者準備好

我們就別逃避了，你是狩獵者和採集者。你帶的可能是信用卡而不是一把矛，但你要搞清楚——你肩負的任務攸關存亡。可惜的是，我們的食物景觀放眼望去是營養的荒漠，而這荒漠是由超級市場、便利商店、速食店、連鎖餐廳、火車站、機場、高速公路休息站和你的廚房共同組成。

我們沒有充滿智慧的守護者將歷代的食物知識傳遞下來，告訴我們什麼可以吃，什麼不能吃。這種香菇會害死你還是餵飽你？這種魚會治癒你？還是用可怕的河豚毒素麻痺你？該是時候學會如何在現代的食物荒漠裡狩獵和採集了。營養的食物被埋沒在超市成堆的糖、油和鹽巴底下。美國超市像藥店一樣充滿危險、致病，和會令人上癮的藥物，卻偽裝成食物以及可以療癒的天然藥膳。最可怕的罪犯被放在通道的貨架頭和中間顯眼的位置。豆類、莎莎醬和全穀類則被藏在貨架最底層，或者位置高到你根本看不到。可是一旦你成了一位有技巧的狩獵－採集者，就可以為家人帶回真正天然、有療癒功能的食物。

雖然在你展開計畫之前，還不會去採購膳食計畫裡的食物，但還是得先學會如何成為好的購物者，做好完善的準備。我製作了兩支短片帶你參觀美國超市，它們會教你如何在危險地帶裡安全遊走。請上 www.bloodsugarsolution.com，〈見識超市：壞玩意兒和好玩意兒〉（Supermarket Savvy: The Bad Stuff and The Good Stuff）。

我建議你每次去超市時，都先準備一份採買清單，然後照清單購買。這可以幫你省很多錢和救你的命。

把你心裡的廚師準備好

不是每個人都喜歡下廚，沒關係，因為也不是每個人都喜歡上學或運動。只不過這是很重要的生活技巧，除非你有專屬廚師或有配偶或伴侶樂意為你烹調。小時候我媽告訴我：「如果你能識字，你就可以下廚。」你不必成為茱莉亞・查爾德（Julia Child）或馬利歐・巴塔利（Mario Batali），但你可以學會如何以不昂貴的成本快速做出營養、美味和健康的餐點，而且不必到餐飲學校註冊上課。

我知道這對平常很忙碌的你來說好像很麻煩。可是平均而言，美國人花在電視機前觀賞美食節目的時間，多過於自己下廚烹調的時間。烹調是值得學習的技巧。很多人說他們沒有時間或沒有精神下廚烹調，我想我能理解。我自己外務也很多，經營很多「副業」，包括醫師、作家、非營利組織主席、志工、教育者，同時也是位父親、丈夫、兒子、兄弟、叔叔和朋友。我有能力扮演好這麼多角色，是因為我懂得妥善照顧自己的身心。我每晚睡足八小時，一週運動四到六次，經常下廚烹調和享用好的食物。我已經成了快煮食物的專家（意思是可以快速準備好）。我可以打開冰箱和食物儲藏櫃，在很短時間內準備好一份美味、新鮮、全天然又熱騰騰的膳食，比烤冷凍披薩或叫外賣還要快。

給我十五分鐘，我就能餵飽全家和我自己。你也可以辦到。你只是需要事先計畫，先把廚房準備好，迎接這一週的到來。

如果你很抗拒下廚，或者認為自己沒有時間，下列的日誌練習或許有幫助。

日誌練習：為什麼我不下廚？

拿出你的日誌，回答下列問題：

- 你目前不下廚的三大原因是什麼？是沒時間？廚藝不佳？還是單純討厭下廚？
- 你要如何幫自己找出更多的下廚時間？從優先順序的角度來想好了……你生活裡的那些「責任」，真的比你的健康、你孩子的健康，還有我們這個世界的健康來得重要嗎？你要如何每天擠出兩到三次十五到二十分鐘的下廚時間？
- 你要怎麼做，才能讓下廚變得更有趣？你也許可以聽音樂、或者找家人一起切切煮煮。全家下廚是很棒的家庭活動，可以讓你們心無旁騖地聚在一起，互相了解和關心。又或者你可以戴著耳機邊和朋友聊天邊下廚。

如果你想健康，就必須學會下廚烹調。這裡有很簡單的方法可以教你做出簡單又美味的食物。

海曼醫師最愛在三十分鐘內搞定三餐

我在本書最後會提供你們一份完整的兩週菜單、食譜和採買清單。而且我會在第一週的膳食計畫裡，就提供你們一百零一道營養菜色。但只要你弄懂基本的營養原理，再學會幾個簡單的烹調技巧，其實也不必完全照那份膳食計畫而行。你可以做一份高蛋白奶昔或者來兩顆 omega-3 水煮蛋當早餐，抑或晚餐來一碗滿滿的糙米、蔬菜和蛋白質。你可以試著去做出一些簡單美味又營養的膳食。

以下是我在忙碌的一天裡，可能準備的膳食及所花的時間。有時候我的確會用到一些罐裝和有標籤的食品，但都是只含一兩種成分的真正食物，譬如扁豆、朝鮮薊或野生鮭魚。我烹調三餐的時間總計三十分鐘。我動作很快，你花的時間也許比我長一點。我煮的雖然不是什麼繁雜的膳食，但很美味，讓人很滿意。

早餐奶昔：高蛋白粉（米、黃豆、大麻〔hemp〕、豌豆或鼠尾草）、冷凍莓果、不加糖的大麻奶、一湯匙omega-3油，和一小把核桃或杏仁。全丟進攪拌機裡打碎攪拌，然後飲用。製作加飲用時間：五分鐘。

午餐：事先洗好的芝麻葉或綜合綠色蔬菜，一罐已經沖洗過的白豆，一瓶或一罐朝鮮薊。特級初榨橄欖油，義大利香醋、一點鹽和胡椒，拌勻就可以吃了。製作時間：不到五分鐘。

點心：生杏仁或腰果。製作時間：零。

晚餐：準備一鍋短粒粗圓糙米。只要兩杯水加一杯洗好的糙米，煮滾，蓋上鍋蓋，燜四十五分鐘就行了（放在冰箱可以保存三到四天）。我會把一些飯舀進碗裡，用微波爐加熱（這不是最理想的方法，只能盡量了！），或者用不沾鍋加點橄欖油和鹽煎一煎（這樣味道比較好）。飯煎過後，放進碗裡，再利用同一只鍋子煮預先洗好的菠菜或其他切好的深綠色葉菜，譬如芥蘭、羽衣甘藍、甜菜，或者花椰菜、蘆筍。我會在蔬菜裡加點橄欖油和已敲碎或去皮的大蒜（我告訴過你我很忙的！），然後以中火在鍋裡快炒。接著，放點零麩質的有機日式醬油（tamari）或鹽巴和幾湯匙的水，以免黏鍋。再把罐裝的野生鮭魚放進裝了飯的碗裡，最後鋪上蔬菜（蔬菜的份量很多，它們會令人飽足，而且充滿營養素、熱量又低），就是美味的一餐了。烹調時間：頂多十五分鐘——我可以在十分鐘內做完。想像你可以在一個小時內完成吧。

若想多點變化，可以使用上述同樣的步驟，只要改變其中材料或順序就行了。第一天的奶昔可以放冷凍莓果和堅果仁醬（nut butter），第二天改放藍莓和核桃。午餐時，在什錦蔬菜裡加點罐裝鮭魚或沙丁魚。晚餐時，試著放點扁豆，或煎點雞胸肉來配糙米和蔬菜（或者切丁，用大火快炒雞肉和蔬菜）。不喜歡吃飯？那改吃小米或蕎麥——這些都是很棒的全穀類，可以預先煮好。

為了治癒身體，你必須學會基本的烹調技巧。廚房是一切的開端。未來的臨床醫學會涵括廚房的知識，教病人學會基本的烹調技巧以及如何選擇和準備食材。難道你不覺得學會如何利用食物來治病，絕對好過於服用一堆功效不佳，副作用又很大的藥物嗎？

拿食物來實驗看看，去找當地的烹飪班，或者找朋友教你下廚。這些付出都會很值得。此外，也可以看看我在 www.bloodsugarsolution.com 所製作的烹調短片。

把身體準備好

展開計畫的前一週，先放「毒品」一個假吧。在超市裡，前四大暢銷項目都是毒品：糖、咖啡因、酒精和尼古丁。這些毒品不是讓我們心情大好或體力大增，就是幫我們「放鬆」或冷靜。最後卻發現一切只是假象，能量和健康反倒被剝奪。依賴糖或咖啡因來解決問題，只會讓你突然精神百倍，隨即癱軟下來，反而嗜求更多的糖和咖啡因。這不是良性循環。酒精也只是另一種形式的糖，它會傷害你的脈衝控制，讓你想要更多酒精。一旦擺脫這些藥物，就會發現原來它們一直在剝奪你的能量和健康。

香菸很難戒。請尋求醫師的協助，或試試催眠法、針灸法、藥物療法。我可以幫你在沒有太大的痛苦下擺脫其他毒品。

展開計畫的前一週，請將這些會上癮的物質全都從你的飲食和生活裡戒除。

- 所有的糖，包括作用像糖一樣的所有麵粉製產品、麵包、義大利麵，和其他高度加工的碳水化合物。
- 我在終生吃得安心的十大原則裡，所提到的有毒食品和加工食品。

- 酒精（七週——一週準備期，六週落實計畫）。
- 咖啡因（七週——一週準備期，六週落實計畫）。

這些物質會讓你成癮，造成血糖失衡，戒掉它們之後，好處很多，千萬別低估。如果你照本書建議的步驟做，絕對可以改變你的生活，增強新陳代謝，平衡血糖，幫助減重。

【現在就行動！】戒掉糖、終止食物成癮症

在戒除飲食裡的這些上癮物質時，請採取下列步驟來降低自己的戒癮症狀。

戒癮十招

1. **平衡你的血糖。**血糖起伏過大是你嗜糖的主因，所以必須保持血糖的穩定。完全剔除糖和人工甜味劑，嗜糖問題就會解決。現在就戒掉。飲食裡不再吃精製的糖、汽水、果汁和人工甜味劑，因為這些東西會引發你嗜食的疾病。每餐都吃好的蛋白質（魚、有機蛋、去皮的少量禽肉、堅果、黃豆食品和豆類）、好的油脂（魚、特級初榨橄欖油、未精煉的椰子油、橄欖，以及除了花生以外的堅果、種籽和酪梨），以及好的碳水化合物（豆類、蔬菜、全穀類和水果）來平衡血糖。
2. **熱量不要用喝的。**液態熱量會令你胃口大開，而且比任何食物都來得容易讓你身材中廣，體重數字節節上升。
3. **吃富含蛋白質的營養早餐。**各種研究不斷證實，以**蛋白質為主**的健康早餐可以幫忙減重，減少嗜食的欲望，燃燒卡路里。好的蛋白質包括蛋、堅果、種籽、堅果仁醬或高蛋白奶昔（請參考p.316-p.317 我的終極奶昔〔UltraShake〕食譜）。
4. **一天分多次攝取富含纖維的小份量膳食。**每三到四個小時吃一次，每次的點心或膳食裡都要有蛋白

質（精瘦的動物性蛋白質、堅果、種籽或豆類）。

5. **避免睡前三小時內進食**。它會讓你睡前胰島素升高，腹部堆積脂肪。腹部脂肪會因發炎性觸媒和荷爾蒙觸媒，而讓你變得更嗜食。

6. **管理壓力**。任何壓力都會刺激荷爾蒙，造成你的嗜食。如果你有想吃的衝動，反問自己兩個問題：「我現在的感覺是什麼？我需要什麼？」除了食物之外，還有其他東西可以滿足你的需要嗎？何不加入日常壓力管理課程，包含深呼吸運動、冥想和其他放鬆技巧（請參考 p.230-p.234 的第三週計畫，了解具體的做法）。

7. **找找看是否有隱性食物過敏原引起你的嗜食**。我們通常會很想吃會讓我們過敏的東西（這也是為什麼我建議前六週的計畫，先對麩質和乳製品敬而遠之）。要戒掉這些東西並不容易，但兩到三天不吃它們之後，就會恢復體力，不再嗜食和飽受那些症狀之苦。

8. **多活動筋骨**。運動有助於控制和調節自己的食欲（請參考 p.238-p.244 的第四週計畫，學習運動的技巧）。

9. **一天睡足七到八小時**。睡眠不足會影響你的食欲荷爾蒙，引發你對糖和碳水化合物的嗜食（請參考 p.234-p.237，學習如何睡得有品質。）

10. **優化你的營養**：
    - **優化 omega-3**。Omega-3 對胰島素的控制來說很重要。
    - **優化你的維生素**D。維生素D過低，會損壞胰島素控制功能。
    - **考慮服用天然的營養補充品來解決嗜食的問題**。左旋麩醯胺酸（L-glutamine）、ＰＧＸ（一種高纖物質）、鉻、硫辛酸、ＤＬ－苯內胺酸（dl-phenylalanine）、Ｎ乙醯基半胱胺酸（N-acetyl-cysteine），以及其他天然營養補充品，都可以幫忙減輕嗜食的疾病。

【現在就行動！】七天內戒掉咖啡因

我還在念醫學院時，大家都喝咖啡，所以我也跟著每天喝。結果我注意到，一到下午，我會很想睡覺，需要再補充咖啡因和糖來提振精神。我知道咖啡是問題所在，於是我不再喝咖啡，體力又回來了。我有很多病人也陷入同樣的惡性循環。大部分人的睡眠時間太少，可是咖啡因並無法彌補你所缺少的睡眠。

戒掉咖啡因之後，頭幾天會覺得特別累。你可能會頭痛。這些戒癮症狀都是你上癮的信號。可是當你真的戒掉之後，體力會再變得比以前靠咖啡因來提神還要好。

以下方法是要教你如何在盡量不痛苦的情況下終結癮頭。

1. 找個週末開始進行，好方便補眠。
2. 每天減半劑量，直到一天只喝半杯咖啡，就別再喝了。
3. 喝很多水。
4. 每天服用一千毫克的維生素C。
5. 如果覺得頭痛，就上床睡覺，必要時吞兩顆 Advil 止痛藥。

【現在就行動！】跟酒精說不（另一種形式的液態卡路里）

用餐時配杯紅酒，天熱時來杯冰啤酒，或者派對裡來杯龍舌蘭酒，都屬於生活裡的樂趣。可是，如果成了每天的習慣，壞處將超乎想像，尤其如果你有糖胖症時。因為它可能會讓三酸甘油脂和血壓升高，損壞腸道功能，打斷睡眠，增加罹癌風險，傷害肝功能，還會額外攝取熱量，讓體重居高不下。所以，最好在計畫執行期間，避開所有酒精飲料。

想像一下，如果一天喝兩杯酒，一年就會多攝取七萬兩千卡路里。如果不減少食物攝取量（你應該不會，因為酒精會降低你對食物的抑制能力），一年將會增重九公斤。這些液態卡路里會直接巴上你的肚皮。

停喝六週吧，看看有什麼感覺。以後如果想喝，一個禮拜可以喝一到三杯（一杯約一百五十 c.c. 的紅酒、約四十五 c.c. 的白酒，或三百六十 c.c. 的啤酒）。

要記住，如果你完全照著書裡的建議做，戒掉糖、精製碳水化合物、加工食品、反式脂肪、咖啡因和酒精，你的體重、活力、心情和健康，都會在短短幾週內產生正面變化。所以，就讓那些毒品放個假吧，這會是你這輩子最棒的假期。

【第十六章】

駕馭群眾的力量

二〇一〇年秋天，我和李克・華倫（Rick Warren）共進晚餐，他是南加州馬鞍峰教會（Saddleback Church）的牧師，會眾多達三萬名。在我們享用那頓有甜菜和秋高麗菜熱湯及沙拉的健康晚餐時，他提到他幫會眾的個人永續成長和改變，做過一個很棒和很成功的實驗。李克鼓勵他的會眾組成五千個小團體，每週聚會，共同學習成長。

就在那當下，我開始想像自己也可以利用同樣的小組方式，來幫助人們改變生活習慣，重新展開健康的生活。在梅米特・奧茲（Mehmet Oz）和丹尼爾・亞曼（Daniel Amen）博士的協助下，我們打造出**但以理計畫（The Daniel Plan）**，這是為期五十二週的身心健康復原課程，透過小組的力量來傳播。但以理計畫是李克依據《舊約聖經》的〈但以理書〉命名的，因為它說的是巴比倫王尼布甲尼撒（King Nebuchadnezzar），和被他囚禁的以色列人的故事。

■第一個互助團體：但以理和他的朋友們

在《但以理書》的第一章（Daniel 1:3-6），但以理和他的三個奴隸朋友沙得拉（Shadrach）、米煞（Meshach）和亞伯尼歌（Abednego），被下令必須吃國王的廚房所準備的豐盛食物和酒。然而，但以理和他的朋友們不想玷污自己，於是決定不吃。但以理請求太監長梅薩（Melzar）允許他拒絕國王的命令。但梅薩拜託但以理聽命行事，免得國王見他執行不力而砍他的頭。他說，如果但以理和他的朋友不吃他準備的食物，國王一定會知道，因為他們會看起來營養不良。

於是，但以理給了他這樣的挑戰：

> 請試試看十天都讓我們吃蔬菜和水，十天後再看看我們和那些吃國王食物的年輕人有什麼不一樣。你再根據看見的結果做最後決定。

梅薩同意了但以理所下的挑戰，進行十天的試驗。到了第十天，但以理和他三個朋友看起來，比其他吃國王食物的年輕人更健康、氣色更好。

於是，後來梅薩只拿蔬菜給他們吃，不再拿其他人吃的食物和酒給他們。上帝賜給了這四名年輕人可以理解各種學問與智慧的異能。

二〇一一年一月十五日那天，我們在馬鞍峰教堂展開但以理計畫，有八千多人簽署加入小組活動，追蹤自己的進度，成為研究調查的一部分。兩個月內，簽署人數多達一萬五千人。該計畫包括每週課程、學習目標、視頻、網路研討會、研討會和線上支援。前六週結束後，我們做了調查，發現會眾總共減重約七萬兩千五百七十五公斤（大約是他們體重的八％）。十個月後，確實執行計畫的人，每人平均減重約八．五公斤，很多人甚至減重約二十三公斤到四十五公斤。而且透過團體力量執行計畫的減重成效，比個人單獨行動的成效多了兩倍。很多人都擺脫了長期症狀，包括偏頭痛、氣喘、胃酸逆流、腸躁症、自體免疫疾病、憂鬱症、失眠、嗜食、關節痛、痛風、粉刺、皮膚問題等。但以理計畫幾乎是在一夜之間改變了教會的整個文化，當地超市和餐廳都提供有助但以理計畫的各種商品和膳食。效果就像治療疾病一樣，打造健康的副作用是疾病會跟著不翼而飛。在這套治療裡，最重要的一個元素就是團體的療癒力量。我終於發現，團體是藥方，社群是良方。

社群：專治社會疾病的社會良方

二〇一〇年一月，海地大地震過後，我和保羅．法默（Paul Farmer）去到那裡，心裡開始萌生這個點子。法默的非營利組織「健康合作夥伴」（Partners in Health），曾在全球最貧窮的國家，為抗藥性結核病和愛滋病的治療，打造出一個成功又具成效的模式。這套願景的成就，不是來自於新藥的推出或大型醫學中心的建造，而是一個簡單的觀念：要治好這些病人，仍缺少一個要素，就是確保他們都能得到他們所需要的「良藥」，而且都在服用。他們需要有人「陪著」他們重拾健康。法默在全球招募和訓練了一萬一千多名社群醫療工作者，藉此證明即使是最窮的病人罹患最難治療的疾病，而且病得很重，還是可以被成功治癒。因為團體的力量，就是最好的治療。

同樣願景也適用於糖胖症這種流行病，以團體為基礎的互助系統，可以有效導引人們長久改變行為和生活習慣。

這個研究證明了什麼：互助團體比藥物治療更有效

雖然但以理計畫的資料仍不夠完善，但我們已經大概知道團體的力量對生活習慣的改變是有影響的。現有研究證實，社群的力量和小團體的充分利用，比任何肥胖症和糖尿病的藥物治療，都來得有效。每天都有新的研究告訴我們，不管是由受過訓練的非專業人員、「同儕」、社區醫療工作者、護士、健康教練，或者社區保健中心、教堂、學校，甚或療養院裡的專業照護人員，所帶領下的各種團體，其治療效果都比傳統的糖胖症和慢性病照護來得好。[1]

根據糖尿病預防計畫（Diabetes Prevention Program）[2]，以及美國衛生研究院贊助的十年追蹤調查所做的二〇〇二年指標性研究證實，要預防前期糖尿病患者罹患糖尿病，團體生活療法比其他任何療法

（包括藥物治療）都來得有效。由於定期提供生活習慣上的衛教和支援，學員們的體重平均減輕了五％，糖尿病的罹患風險降低了五八％。就連芬蘭糖尿病預防研究（Finnish Diabetes Prevention Study），也證實這種以生活習慣為主的團體療法非常有效。[4]

我最近遇到曾參與糖尿病預防計畫研究的一名元老級學員，她的經驗令我驚訝。其實她所參與的那套生活習慣照護計畫不僅不夠周全，所根據的營養守則也都過時了。他們每幾週便聚會一次，分享彼此的進度和困難。雖然他們可以做基本的營養諮詢，但大多是錯誤的（譬如糖尿病患者應該養成低脂飲食習慣——對這種疾病來說，這是我們目前所知最糟糕的營養處方）。他們要寫日誌追蹤自己的飲食、運動、體重，而且每週相約運動一次。儘管如此，這個團體的功效，還是好過於市場上其他藥物療法。事實上，只採用藥物治療的對照組很早就停止了。道德評議委員會發現繼續使用藥物療法很不道德，但若停掉生活療法也很不道德。

我遇見的這名婦人告訴我，這個照護計畫最厲害的地方，就是小組討論會和寫日誌追蹤進度。一旦照護計畫停止，不必再追蹤自己的進度或不再有團體的互助支援，她的健康便開始走下坡。

前瞻研究（Look AHEAD）是一項為期十三年，以五千人為研究對象的研究，贊助者是美國衛生研究院，它比較了兩種照護計畫，一種是有利於防治糖尿病的密集型團體生活改變計畫，另一種是由病人個別拜訪糖尿病衛教專家、營養師和醫師的定期醫療保健計畫。而到目前為止的結果證實，團體生活改變計畫比傳統的醫療保健計畫，更能有效降低體重、膽固醇、血糖和血壓。[5] 一旦這個研究完成，就能完全改變我們對於疾病治療的觀念。

團體生活療法，不只對糖尿病有效而已。歐尼斯醫師曾經針對心臟病和攝護腺癌，開發出很成功的團體療程。這些療法對那些因生活習慣不良和環境因素所造成的疾病來說，絕對比藥物治療和手術更有效，能夠救治更多性命和節省更多金錢。

日誌練習：為什麼我不加入團體？

我們很多人都不認為自己是那種「愛參加社團的人」，我們發現自己很難融入團體。請反問自己為何有這種感覺，然後寫下來。要記住，你可以自己組成團體，即便只是兩人團體。把你的朋友、同事、家人全寫進清單裡，邀請他們一起組成團體。

讓我再重申一遍，根據研究，大部分的照護計畫都是建立在過時或不夠理想的生活療法上，但其效果仍好過於任何藥物療法。這就是社群團體的力量，也是社交良方的力量，更是把團體當成藥物的一種力量。透過社群團體以有趣的課程傳遞正確的知識，可以扭轉肥胖症和糖尿病的流行。

想像有一個加強型的照護計畫：每週聚會和經驗交流；提供營養新知和更適合的運動；提供日誌和追蹤系統；針對個人專屬膳食計畫提供專業諮詢；建議適當的營養補充品和各種療程等。你覺得這套計畫的力量會有多大！這就是我為你們在血糖解方和它的相關網站上，所打造的計畫。現在就上www.bloodsugarsolution.com，學習更多有關我們線上課程社群的知識，組成團體，從今天起就開始使用這套工具。

趨勢漸漸走向互助團體

有一次我在發表演說之後，兩名波特蘭的醫師來找我，說他們為處境窮困、沒有居留證，又有慢性病、肥胖症和糖尿病的西裔婦女打造了照護計畫。他們利用少許資金（每場研討會的費用大概平均每人十五美元）成功帶領這群婦女展開稱為「重拾健康」（Reclamado Su Salud）的行動計畫。他們使用的課程是以血糖解方為基礎（我在很多醫學會議裡都傳授過血糖解方）。這個由二十名婦女組成的團體每週上課，總共五堂，接下來每兩週上一次課，總共八堂三小時的課。減輕的重量從二．三公斤到九公斤都有，血糖指數平均掉了一〇至二〇，憂鬱症和發炎指數也都大幅滑落。

所謂團結力量大。

這些例子說明了，如果我們可以一起合作，沒有不可能的事。我們是社群動物，我們透過團結而壯大。我曾和谷歌的人力資源福利部的主管們開會，建議他們成立健康工作坊。針對谷歌人所做的研究調查顯示，大部分的谷歌人都希望有更多管道可以連結彼此。

像互助系統一樣可以改變生活習慣的社交網絡和團體，正紛紛冒出頭來。臉書和推特不只協助埃及這樣的國家展開民主革命，也能連結具有共同目標的社群，奪回我們自身的健康。

包括 FitDay、DailyBurn、Gain Fitness、LoseIt、MyFitnessPal，和 SocialWorkout 在內的智慧型手機運用程式，都鼓勵使用者追蹤自己的進度，與朋友和社群分享成果。這些工具還處於早期開發階段，但卻都看到了這種連結的需求，以及在健康的追求上彼此互助的社群需求。

健保政策正在改變，現在的保險公司被明文禁止排除正在生病的病人或取消保單，再加上強制執行全民醫療保險，因此保險公司再也無法規避疾病防治和健康衛教的責任。像美國聯合健康保險（UnitedHealthcare）[6]和康健人壽（CIGNA）這類大型保險公司，都在努力打造以社群為主的全新健康照護計畫，以便解決排山倒海的疾病，以及再也無法躲避的成本。

這種以社群為主的團體療法，解決了健康照護系統所面臨的龐大阻礙。今天，傳統派的醫師是糖胖症患者的主要治療者。但可惜他們大多沒有受過生活療法或行為改變療法的訓練，他們缺乏時間、資源和互助團隊，來促成這樣的改變；也沒有人付錢給他們去幫助病人打造良好的生活習慣。現在的醫師和醫療保健機構都沒有地方可以轉介病人，也無法提供病人任何明確、記錄完善，和證實有效的解決辦法。光告訴病人吃得營養，多運動，其實並不夠。

我們可以把打造健康的國家當成一個目標，共同推動大型運動，這運動就叫做**重拾健康運動**（請參考第二十七章，學習如何加入這個運動）——不過它是從家裡開始，再結合我們的家人、朋友，社交網絡、社區、學校、工作職場、教堂、寺廟和清真寺。

你需要為自己建立一套互助系統，才能堅守下去，勝利以終。你需要一個有共同目標的合作團隊，也許只是一個夥伴（也許是一名健康教練、一名擁護健康的人、社區裡的一名醫療工作者或者醫療保健專家），或是可以互相支援、鼓勵，和帶領你的線上社群。

先找到能跟你共同執行計畫的人。成立一個小團體，就算只有一個朋友也可以，只要他能夠全程支持你就行了。請你的朋友、家人、同事和教友一起加入。每週都上 www.bloodsugarsolution.com，利用指南一樣的線上課程和互助計畫來協助自己，找到更多同好加入你的互助團體。當然，你也可以靠自己的力量成功落實這套計畫，只是如果能集體行動，會比較有趣和有效率，而且容易堅持下去。

【現在就行動！】加入或組成團體

若想多了解我們的線上互助團體，請上 www.bloodsugarsolution.com。你會在那裡找到專屬個人的支援工具，以及成立互助團體的方法。此外，我也會在網站上為社區裡的醫療工作者、醫療專家、工作職場和信仰組織提供方法，教他們如何成立自己的團體。只要利用這些工具，你就能和朋友（就算只有一個朋友）、其他線上網友、家人、同事鄰居，或者教友，共同打造出一個能自我引導的互助團體。以下有幾個現成方法可以協助你展開追求健康之旅：

- 一套完整的十二週課程：兩週準備期；六週行動計畫；四週終生維護健康計畫。此外，還可以選擇加入另一種從不間斷的照護計畫，它是為那些想接受長期教育訓練、自我輔導，以及想為團隊擔任後盾的人所準備的。
- 每週教育訓練，內容包括具體目標、行動項目、教育影帶、運動指南、放鬆練習、各種有助克服路障的策略。
- 進度追蹤工具：體重的測量、血壓、實驗室檢驗數據、症狀、飲食和運動追蹤工具及其他等，並有本書各種練習和提問的線上日誌。

- 線上健康營養指導，由訓練有素的營養師和生活教育人員為你解答任何問題和提供方向。
- 各種網路研討會和工作坊做為你的後盾。

【現在就行動！】爭取大家的支持

請沒加入你團體的朋友、家人和同事，也大力支持你。和家人、朋友及同事劃清界線，別讓他們破壞你追求健康所做的各種努力。學會如何應付生活中那些鼓勵你飲食無忌的人。他們會說：「別擔心，不過是一小杯汽水。」但對有些人來說，那一小杯汽水可能會害他們跌入大吃大喝的深淵，所有負面後果隨之而來。表明自己的立場，向他們說明何以你要做這樣的改變，為什麼這對你來說很重要。如果他們真的是你朋友，就應該明白重拾健康這件事對你來說有多重要。

【現在就行動！】支持基層運動，奪回我們的健康

利用線上工具（www.takebackourhealth.org）和第四單元第二十七章的內容來分頭行動（在工作職場上、在當地學校、在信仰團體、在社區中心），同時支持必要的政治改革，為家庭和這個世界重新打造健康。請加入這個運動，成為這場對話的一員。

【第十七章】

自我衡量

「血糖解方」將科學研究化為務實的建議，提供給想要追求和保持健康的讀者。你即將踏上胰島素和血糖的平衡之旅，但首先，你必須做一些基礎測量，進行一些測驗和檢驗，確定自己該參與哪一種計畫。

基礎級和進階級

有兩種等級的計畫。基礎級是大家都可以參與的，它可以平衡你的血糖、降低升高的胰島素、平衡荷爾蒙、冷卻發炎現象、改善消化問題、提升新陳代謝，增進排毒能力、緩和情緒和神經系統。若是依照這套基礎級計畫進行，八〇%的人都能得到所需要的工具來治癒糖胖症，掌控自己的健康。

進階級計畫，是為那些糖胖症較為嚴重的人所設計，包括糖尿病的確診病患在內。由於基因革命，再加上我們對新陳代謝不平衡的背後因素有了更多的認識，於是從過去那種一體適用的處方療法，轉而推進到個人專屬的健康照護方法。有些人的基因有胰島素阻抗的傾向，於是會製造更多的胰島素來處理體內既有的糖份，就算身材很瘦也一樣。有些人很容易因為攝取麩質，而讓體內堆積毒素或造成發炎。也有人的粒線體功能就是比較遲緩，或者腸道細菌很容易不正常地增生，抑或有荷爾蒙的問題。

進階級計畫對於那些生化功能和新陳代謝嚴重不平衡的人很有幫助。如果你符合進階級計畫的資格，可以額外服用一些營養補充品和改變某些飲食。

要知道自己最適合哪一種計畫，以及要想有效追蹤自己的進度，就必須先完成三個步驟：接受測量、參加測驗、進行檢驗。

【現在就行動！】收集和記錄你身體的各種測量值

你可以利用四種簡單和容易取得的測量值，來有效地收集追蹤與自身健康有關的重要資訊。它們可以把你的健康和新陳代謝數值告訴你，以下就是我們要檢測的內容和方法（請上 www.bloodsugarsolution.com 找一套很特別的健康追蹤系統和線上版工具）。

你的體重。早上第一件事就是上過廁所後，脫光衣服量體重。每週一次在日誌上追蹤自己的體重。

你的身高。以公分來檢測身高，記在日誌裡。

你的腰圍。檢測繞肚臍一圈的腰圍。在日誌上每週追蹤。

你的血壓。買一個家用的血壓計（請參考資源單元），或者去藥房免費量血壓，抑或找醫師幫忙量。在日誌上每週追蹤。早上起床還沒開始一天活動之前，第一件事就是先量血壓。理想的血壓值是低於１１５／７５。超過１４０／９０，血壓就太高了。

我極力推薦體重計 Wi-Fi Body Scale 和血壓機 Blood Pressure Monitor。它們可以自行上傳你的體重、ＢＭＩ值、人體成分和血壓值，到你的智慧型手機和我們的線上工具及追蹤系統裡。等你展開血糖解方計畫時，我們就能提供支援和反饋。研究證實，自己追蹤進度以及對自己負責的態度，才能達到事半功倍的效果。你可以和你的朋友及社群網絡分享你的進度，一樣可以達到事半功倍的效果。欲知更多，請上 www.bloodsugarsolution.com/withings。

你的體脂率（ＢＭＩ值）

一旦有了這些重要的檢測值，便可以幫自己算出其他重要的數值。

•把你的體重公斤數除以身高的公尺平方。懶得算的話，可以利用 www.bloodsugarsolution.com/tracking-tools 的線上計算器。或者利用下列算法：BMI = 體重（公斤）／身高^2（公尺^2）。譬如我體重八十四公斤，身高一九一公分，所以我的BMI值 = 84（公斤）／1.91^2（公尺^2）= 23。

•這可以讓你追蹤自己的體重屬於正常、過重還是肥胖。BMI正常值必須小於25，26－29之間屬於過重，30以上則是肥胖。但你也必須考慮腰圍。如果你是肌肉發達的健身愛好者，腰很細，那麼你可能很健康。如果你的手臂和腿很細，屁股很小，但肚子很大，BMI值也許正常，但還是有很高的糖尿病罹患風險。此外，有些種族就算BMI值很低，還是有糖胖症，譬如亞洲人、拉丁裔、美國原住民、太平洋島民、因紐特人（Inuit）、印度人和中東人士。

•在日誌上每週追蹤自己的BMI值以及其他測量值。

你的腰圍－體重比

•要計算這個數值，必須先量你的腰圍，再除以身高公尺數。取到小數點第二位。請看下列表格來了解自己的腰圍－體重比，或者上 www.bloodsugarsolution.com 輸入你的身高和體重，就會自動幫你計算。

•這個數值很重要。它會告訴你腰圍是否過大（如果你側身看鏡子，覺得肚子很大，或者站直時，低頭看不見腳趾頭，就代表有問題了）。

•這個數值是糖胖症、心臟病和死亡風險的重要指標，比包括腰圍－臀圍比[1]在內的其他數值，都來得重要。此外，也比較容易計算。

•在執行計畫時，每週測量一次，記錄在你的日誌上。等到計畫結束，每個月記錄一次就行了。

腰圍－身高比的對照表

女性

- 比率低於 35：異常苗條，甚至體重過輕
- 比率在 35 到 42 之間：極度苗條
- 比率在 42 到 46 之間：苗條和健康
- 比率在 46 到 49 之間：健康
- 比率在 49 到 54 之間：過重
- 比率在 54 到 58 之間：極度過重／肥胖
- 比率在 58 以上：高度肥胖

男性

- 比率低於 35：異常苗條，甚至體重過輕
- 比率在 35 到 43 之間：極度苗條
- 比率在 43 到 46 之間：苗條和健康
- 比率在 46 到 53 之間：健康，體重正常
- 比率在 53 到 58 之間：過重
- 比率在 58 到 63 之間：極度過重／肥胖
- 比率在 63 以上：高度肥胖

我建議你每完成一週的計畫，就回到這個單元重新評估你的測量值。看看身體的變化程度。成果上的回饋是很重要的，會讓人有動力想繼續下去。

記錄你的數值

請上 www.bloodsugarsolution.com，了解更多相關的線上追蹤工具，幫忙追蹤所有測驗分數、身體檢測值、血液檢驗值，以及每日的經驗、想法和感受，讓你輕鬆地長期記錄身體的健康進度。此外，也可以匿名參加我們線上的研究計畫，幫忙證明這套辦法的好處。我們必須從大型機構和醫學會議裡找出更多研究成果，呈現給世人。這些證據的分享將可徹底改變醫療保健制度。追蹤自己的健康幫助的是自己，但若能分享個人經驗，甚至可以幫忙改變現有的醫療環境，進而改善別人的健康。請上 www.bloodsugarsolution.com 參加血糖解方病人研究計畫，定期輸入你的資料與數值。

【現在就行動！】立刻接受完整的糖胖症測驗

你已經記錄了自己的BMI和腰圍－身高比，現在就要揭曉你到底應該參加基礎級或者進階級計畫。本書一開始的時候，你就曾做過一個簡單的過濾測驗，看自己是否有糖胖症。現在則是要你更深入地探討問題的嚴重性，只要接受下列測驗，便可知道結果。作答這些題目時，答案若是肯定的，每題給一分。你也可以做 www.bloodsugarsolution.com 的線上測驗。

題目	是	不是
你會有想吃甜食的衝動嗎？常常棄械投降，經歷短暫的「吃糖後的興奮」（sugar high），隨即又掉進「糖憂鬱」（sugar blues）？	☐	☐
你的醫師有沒有告訴過你，你的血糖「有點高」？	☐	☐
你會形容自己是一個「不愛活動」的人嗎？	☐	☐
如果你兩餐之間有好幾個小時沒有進食，你會覺得煩躁、焦慮、疲倦、緊張，或者一整天都斷斷續續覺得頭痛，可是只要吃過東西，就舒服多了？	☐	☐
你用過餐後會有一兩個小時的時間渾身發抖嗎？	☐	☐
就算是低脂飲食，你還是瘦不下來嗎？	☐	☐
如果你錯過一餐，你會脾氣暴躁、心煩、無力或疲倦嗎？	☐	☐
如果你早餐吃的是馬芬蛋糕、貝果麵包、早餐玉米片、薄餅，或其他碳水化合物，你會一整天都毫無節制地一直吃嗎？	☐	☐
你覺得好像只要一吃了甜食或碳水化合物，就停不下來嗎？	☐	☐
一碗義大利麵或馬鈴薯會讓你立刻想睡覺嗎？但魚、肉類和蔬菜卻會讓你精神很好？	☐	☐
你喜歡餐廳供應的麵包嗎？	☐	☐
你吃完甜食會心悸嗎？	☐	☐
你吃完鹹食，身上容易積水嗎？	☐	☐
如果不吃早餐，你下午可能會恐慌發作嗎？	☐	☐
為了讓自己的精神好，你真的覺得早上有必要喝杯咖啡嗎？	☐	☐
你經常喜怒無常、不耐煩或焦慮嗎？	☐	☐
你最近的記憶力和注意力有問題嗎？	☐	☐
你吃完東西後，會覺得比較冷靜嗎？	☐	☐
你吃完東西後幾個小時，會覺得很累嗎？	☐	☐
你夜裡會盜汗嗎（即使你是男的）？	☐	☐
你覺得需要喝很多液體嗎？	☐	☐
在你認識的人當中，你覺得你比大部分人都來得容易感冒和被感染嗎？	☐	☐
你經常覺得累嗎？	☐	☐
你有不孕症或多囊性卵巢症候群的症狀嗎（經期不規律、臉部有毛髮和青春痘）？	☐	☐
你有陽痿或不舉的問題嗎？	☐	☐
你有股癬、陰道感染酵母菌、肛門搔癢、灰指甲、皮膚乾燥掉屑，或其他黴菌慢性感染的症狀嗎？	☐	☐
小計		

接下來，作答的答案若是肯定的，每題三分。

題目	是	不是
你的 BMI 值高於 30 嗎？	□	□
如果你是女生，你的腰圍－身高比高於 48 嗎？如果是男生，你的腰圍 - 身高比高於 52 嗎？	□	□
你被診斷出有第二型糖尿病、前期糖尿病或妊娠糖尿病嗎？	□	□
你家族裡有人有糖尿病、低血糖症或酗酒嗎？	□	□
你是非白種人嗎（非洲人、亞洲人、美國原住民、拉丁裔、太平洋島民、印度人、中東人）？	□	□
你有高血壓嗎？	□	□
你有發作過心臟病、心絞痛、短暫性腦缺血發作或中風嗎？	□	□
你有白內障或曾有過視網膜病變嗎（糖尿病造成的眼睛傷害）？	□	□
你的三酸甘油脂高於 100mg/dl 嗎？或 HDL（好的膽固醇）低於 50mg/dl 嗎？抑或血糖高於 110mg/dl ？	□	□
你有腎病變或尿蛋白嗎？	□	□
你會腳麻或腿麻嗎？	□	□
小計		
總計		

分數	嚴重性	基礎或進階級
1-7	輕度糖胖症	基礎級計畫
8+	中度到重度糖胖症	進階級計畫

評分表

完成上列測驗之後，便可透過表下的評分表知道自己的情況有多嚴重，是否應該進行基礎級或進階級計畫。

【現在就行動！】去驗血和驗尿

雖然上述測驗可以讓你清楚知道情況有多嚴重，認清自己該落實基礎級或進階級計畫，但我還是鼓勵你去實驗室檢驗。有兩種指標性檢驗可以準確驗出糖胖症，以及它的併發症及成因。不管你的測驗分數是多少，如果那套基本檢驗顯示你有末期糖胖症（請看下列說明內容），你都應該採用進階級計畫。

基本的糖胖症檢驗法：診斷糖胖症存在與否

我建議凡是想參與這套計畫的人，或者體重過重、有糖尿病或第二型糖尿病家族病史的人，都該做這些檢驗。以下列出的檢驗必須在行動計畫的準備期間執行（等一下會提供更多資訊，教你如何做這些檢驗，以及到哪裡做）。

我設計了一套線上指南，稱為「如何與醫師合作，得其所需」（How to Work with Your Doctor to Get What You Need），裡面詳細說明各種檢驗，以及檢驗結果的詮釋方法。你可以上www.bloodsugarsolution.com下載這套指南。我相信只要多了解自己的身體狀況，定期追蹤檢驗結果、再利用這些資訊來監測疾病風險和進展，便能擁有更大的身體自主權。我鼓勵你們主動和自己的身體做朋友，認識那些檢驗數值，長期追蹤它們。

請注意：一般所謂不正常的數值，都是依據那些沒接受過膽固醇或糖尿病藥物治療的人為基礎樣本。如果你正在接受藥物治療，數值看起來也許還不錯，但你可能還是有嚴重的糖胖症未被治癒。

- **胰島素反應檢驗**。這個檢驗會在空腹時以及攝取七十五公克葡萄糖一小時和兩小時後，進行血糖和胰島素的檢測。這很像是葡萄糖耐受力測試，但它是同時檢測血糖和胰島素。因為你可能血糖正常，但胰島素超高。空腹胰島素必須小於5 IU/dl，而攝取葡萄糖一小時和兩小時後的胰島素必須小於30 IU/dl。空腹血糖必須小於90 mg/dl，而攝取葡萄糖一小時和兩小時後的血糖必須低於

１２０mg/dl。**務必要求做這個檢驗**。它是重要的指標，可以告訴你有無糖胖症及其嚴重程度，不過在今天的醫療作業裡卻鮮少做這樣的檢驗。這也是為什麼有九〇%的糖胖症患者沒被診斷出來。還有另一種檢驗方法，是只在空腹和攝取葡萄糖三十分鐘後做血糖及胰島素的檢測。如果你已經被診斷出有糖尿病，就不必再做兩小時的葡萄糖耐受檢驗了。

- **糖化血色素檢測（Demoglobin A1c）**。這個檢驗檢測的，是過去六個月的平均血糖。如果大於糖化血紅蛋白總值的五．五%，就算不正常。
- **核磁共振式血脂分析（NMR lipid profile）**。這個檢驗可以知道ＬＤＬ、ＨＤＬ和三酸甘油脂的分子大小和數量。小而密集的分子是很危險的，代表你有糖胖症，即使整體膽固醇在藥物治療下顯得正常，或者在沒有藥物治療的情況下很正常。你的ＬＤＬ分子總數量應少於１０００，小顆的ＬＤＬ分子（濃稠又危險的那種）則應少於５００。在美國，這個檢驗是由一家生物分析診斷公司 Liposcience 在進行，但也可以透過一家叫 LapCorp 的化驗公司來檢測。
- **血脂分析（lipid panel）**。這個分析會告訴我們總膽固醇（理想值應小於１８０mg/dl）、ＬＤＬ（理想值應小於70 mg/dl）、ＨＤＬ（理想值應大於60 mg/dl），以及三酸甘油脂（理想值應小於１００mg/dl）是多少。
- **三酸甘油脂／ＨＤＬ比**。大於4屬於異常。
- **總膽固醇／ＨＤＬ比**。大於3屬於異常。

如果你的檢驗結果符合以下結果，你就應該執行進階級計畫。如果你正在接受降低膽固醇的藥物治療，你就必須透過胰島素反應檢驗和糖化血紅蛋白檢測，來幫忙自己確定究竟該落實基礎級還是進階級計畫。

如果檢驗結果如下，請執行進階級計畫：

- 空腹血糖大於110mg/dl
- 空腹胰島素大於12 IU/dl
- 一或兩小時後的血糖大於150 mg/dl
- 半小時、一或兩小時後的胰島素大於80 IU/dl
- 糖化血紅蛋白大於6.0 IU/dl
- 三酸甘油脂大於200 mg/dl
- HDL小於40 mg/dl
- 三酸甘油脂／HDL比大於5
- 總膽固醇／HDL比大於6

糖胖症的其他檢驗：評估糖胖症的嚴重程度和併發症

如果你有罹患糖胖症的風險，或自認已經有糖胖症，這些檢驗可做為一般的篩檢或評估。若是你已被診斷出第二型糖尿病，或者測驗結果或基本檢驗結果證明你符合進階級計畫的資格，那就一定要再做這些其他檢驗。而且我也認為這對每個人來說，都算是很重要的年度體檢項目。我會在線上指南「如何與醫師合作，得其所需」裡詳細解說這些檢驗（請上 www.bloodsugarsolution.drhyman.com 下載）。

- 高靈敏度血中C反應蛋白（大於1.0mg/liter 屬於異常）——用來評估有無發炎。
- 纖維蛋白原（大於350mg/deciliter 屬於異常）——用來評估凝血風險和血液黏稠度。
- 脂蛋白(a)（大於30 nmol/L 屬於異常）——用來評估可治療的基因膽固醇指標（treatable genetic cholesterol marker）。
- 尿酸（大於7.0mg/dl 屬於異常）——用來評估糖胖症所造成的痛風風險。
- 肝功能檢驗（過高的AST、ALT、GGT都屬於異常）——用來評估脂肪肝。

- 腎臟功能檢驗（BUN大於20 mg/dl屬於異常，肌酸酐大於1．2mg/dl屬於異常）——用來評估腎臟功能。
- 微量白蛋白（大於20 mg/dl屬於異常）——用來評估尿中有無蛋白質，這是腎臟病變的早期指標。
- 25 OH維生素D（小於45－60 ng/dl屬於異常）——可以了解維生素D的狀況。
- 高半胱胺酸（homocysteine，大於8．0micromoles/liter屬於異常）——這是葉酸缺乏的敏感指標。
- 鐵蛋白（大於200ng/ml屬於異常）——用來評估發炎和鐵含量。
- 甲狀腺激素（TSH異常，游離T3、游離T4，TPO抗體）——用來評估甲狀腺功能。
- 性荷爾蒙（男性：總睪丸素和游離睪丸素；女性：FSH、LH、DHEA－S、雌二醇、游離睪丸素、和性激素結合球蛋白）——用來評估性荷爾蒙。

這些檢驗可以請醫師幫你做，大部分的醫院或檢驗所也都有做，甚至可以透過像SaveOn Labs（www.bloodsugarsolution.com/saveonlabs）和Direct Labs（www.bloodsugarsolution.com/directlabs）這類檢驗室來做。他們有「血糖解方基礎級和進階級檢驗分析」（Blood Sugar Solution Basics and Advanced Test Panels），你可以自行訂購。雖然有很多疾病或許可以透過血糖解方來治癒，但還是有人可能需要其他的醫療協助，甚至有人已經在尋求醫生協助治療糖胖症。不管是哪一種，你都可以從「如何與醫師合作，得其所需」裡找到重要資訊，幫忙你以最有效的方法與醫療專業人員溝通。請上網下載。

此外，你應該每隔三個月、六個月和每年做一次追蹤檢查。以便讓自己和醫師確實掌控你的健康狀況。請上網www.bloodsugarsolution.com輸入檢驗結果，安全隱密地追蹤進展，同時參與病人主導的研究計畫，協助革新我們的健康照護系統。

準備階段的核對清單

準備階段第一週：打好地基	✓
開始寫日誌	
上 www.bloodsugarsolution.com 血糖解方網站，取得全套的特殊支援工具和線上課程。	☐
找到你的動機——請複習本書 p.147-148 的日誌練習。	☐
找出障礙，加以克服——請複習 p.148-149 的日誌練習。	☐
確認你的健康和減重目標——請複習 p.150-151 的日誌練習。	☐
設好一個日期，正式展開六週計畫。	☐
把你的健康廚房準備好	
讓你的廚房擺脱掉那些會製造疾病和肥胖症的基因改造食物——請參考 p.151-154。	☐
請上 www.bloodsugarsolution.com 觀看我的視頻「見識超市」(Supermarket Savvy)	☐
把你廚房裡的基本工具準備好——利用 p.154-156 的清單。	☐
把你心裡的購物者準備好	
請上 www.bloodsugarsolution.com 觀看我的視頻「如何解讀標籤」(How to Read Labels)	☐
請上 www.bloodsugarsolution.com 觀看我的視頻「如何看懂營養標示」(How to Understand Basic Nutrition Facts)	☐
把你心裡的廚師準備好	
學習一些基本的下廚技巧——可以利用我在 p.158-160 提供的點子，複習第四單元的快速菜單，或者可以考慮參加烹飪課。	☐
如果你不喜歡烹飪或覺得自己沒時間，請完成 p.158 的日誌練習，找出原因和改變的方法。	☐
把你的社群準備好	
請上 www.bloodsugarsolution.com，學習如何在你的社群裡組成一個團體，或者如何加入線上互助團體，讓你的計畫事半功倍。	☐
在社群裡組成一個小團體當自己的後盾。請家人、朋友和同事，陪你一起展開計畫。	☐
請沒加入你團體的朋友和家人也支持你的健康之旅。	☐
請與那些「鼓勵你飲食無忌的人」劃清界線。務必讓他們知道你正在執行健康計畫，你是很認真的。	☐
積極參與！請參考第二十七章和 www.takebackourthealth.org 的線上工具，學習如何成為此社會和政治運動的一員，救救我們這個國家和世界。	☐
檢測自己——追蹤你的數值	
測量你的體重——利用 www.bloodsugarsolution.com 的線上追蹤工具來幫助自己。	☐
記錄你的身高——利用 www.bloodsugarsolution.com 的線上追蹤工具來幫助自己。	☐
記錄你的腰圍——利用 www.bloodsugarsolution.com 的線上追蹤工具來幫助自己。	☐
記錄你的血壓——利用 www.bloodsugarsolution.com 的線上追蹤工具來幫助自己。	☐
記錄你的 BMI——利用 www.bloodsugarsolution.com 的線上追蹤工具來幫助自己。	☐
記錄你的腰圍 - 身高比——利用 www.bloodsugarsolution.com 的線上追蹤工具來幫助自己。	☐
接受糖胖症測驗，再決定你應該執行基礎級還是進階級計畫。上 www.bloodsugarsolution.com 作答，算出你的分數。	☐
請接受我在 p.179-181 所建議的糖胖症基礎檢驗。	☐
如果你有罹患糖胖症的高風險，或自認有高風險，也請進行我在 p.181-182 所推薦的進階級檢驗。	☐

準備階段的核對清單

準備階段第二週——施肥土壤	✓
第二週計畫的第一天，就禁吃以下食物：	
麵粉和含糖食品。	☐
包括高果糖玉米糖漿、反式脂肪、添加物和防腐劑在內的有毒加工食品（基本上就是所有加工食品）。	☐
酒精。	☐
咖啡因——若想輕鬆戒掉咖啡因，請參考我在 p.163 的按部就班戒除咖啡因計畫。	☐
食物上癮症——請在準備期的第二週，盡量照 p.161-162 所概述的步驟戒除食物上癮症。它可以舒緩你的戒癮症狀。	☐
請上 www.bloodsugarsolution.com 輸入和追蹤你的數值及檢驗結果。這可以幫助你改變自己，同時也能參加病人主導的研究計畫，造福其他數以百萬的人。	☐

第四單元

六週行動計畫

千萬不要等到心情對了才開始行動，也不要等到精神來了才行動。
心情由自己決定，精神也由自己創造。怎麼樣？現在就行動。做點什麼——什麼都好。
靈感很少產生行動。行動卻總能創造靈感。

——佚名

關鍵在於你得起而行，就這麼簡單。很多人空有點子，卻鮮少有人下定決心展開行動。
不要等到明天，不要等到下禮拜，現在就行動。

——羅伯特．布朗寧（Robert Browning）

【第十八章】

預備，就位，行動！

在第四單元裡，你會收集到必要的工具和知識，供你逐步逐週踏上這趟追求健康的旅程。只要照著這套行動步驟做，你的健康和生活品質將會大幅改善。

除非你母親當年是在希爾斯（Sears）百貨公司的電器部撿到你，否則我不相信你會隨身帶著老闆的說明書。我們都知道怎麼讓我們的車子跑二十萬英哩以上，卻不清楚如何讓我們身心靈活到一百二十年。古老的養生之道已經失傳，學校不會教我們，醫師和營養師也沒在學校裡學過這些，政策制定者充其量只是靠過期或錯誤的科學知識在指引方向，更慘的是背後還必須受產業的支使。既然你只有一副身體，我當然要鼓勵你多認識它的運作方式，多了解健康和幸福的基本要素。六週的行動計畫會幫你準備好必要的知識，讓你安全無虞地探索超級市場，並提供你工具和技巧來治癒你的身心靈。

每週你都將專注在不同的健康主題上，譬如食物、健身和心理韌性（mental resilience），學習如何找朋友、社交團體和線上社群當你的後盾，為你的成果加分。如果你能持之以恆地在日誌上記錄自己的看法、成果、進度、阻礙、食物攝取量、睡眠和運動，就有更大的機會為自己打造圓滿的人生。這本書最後會有菜單計畫、採買清單、食譜、點心創意和食物求生包（food survival pack），全是必備的重要工具，協助你化計畫為行動。

在這六週裡，你也將學會如何個人化自己的健康處方。我們每個人失衡的地方都不一樣，所患的疾病和症狀也不一樣。未來的醫療保健是個人化的醫學——有專屬個人的飲食處方、營養處方、生活處方，甚或藥物處方。在檢測一萬多名病人和收集了數以千計的故事之後，我終於學會看出其中模式，知道如何在不同症狀和疾病之間將各個癥結點連結起來，找出潛在元凶。有些人可能有過度發炎的現象，有些人則是荷爾蒙紊亂或消化失衡，也有人可能是中毒。在你作答第二單元的測驗時，便是在找出失衡的原因，它們可以協助你製作出專屬於個人的計畫，讓你更快得到成果，必要時，還可以幫忙導引你的醫療計畫。

既然已經完成準備階段，現在就可以開始寫日誌展開追蹤，組成互助團體，接受檢測，確定自己究竟該進行基礎級還是進階級計畫。因為展開計畫的時機已經成熟。

在我進入第一週的計畫前，我想先說明一下如何使用本書的這個部分。

在接下來的六個章節裡，每章都有每週該做的特定行動。我在第二十五章（請看 p.275）提供了整套行動計畫的概要說明，以及可供你自我導引進度的核對清單。這些清單可以線上取得，網址是 www.bloodsugarsolution.com。

你可以找到更多工具，學習更多有關我們線上社群的資訊，並使用每週課程來做為你在 www.bloodsugarsolution.com 展開線上計畫時的後盾。

很多人看到這麼多資訊得吸收，這麼多步驟得進行，都被嚇得不知所措，所以最好一步一步來，因此我才會訂出這套計畫。

每一週，你都有必須專注的層面。

第一週：良藥入口：建立良好的營養基礎

第二週：透過營養補充品優化新陳代謝

第三週：放鬆心情，療癒身體

第四週：有趣又聰明地運動

第五週：乾淨和綠化的生活

第六週：個人專屬計畫

基礎級或進階級計畫：有何差別？

現在你應該已經知道自己必須展開哪個計畫了。基礎級和進階級之間只有兩個顯著的差別，分別是：

1. **更嚴格的六週飲食計畫**。如果你符合進階級的資格，或者被診斷出有糖尿病，你就必須在基礎級行動計畫裡更改所有飲食，**連續六週避開所有穀類、水果和澱粉類蔬菜**。此舉有助於你**重新啟動新陳代謝**，更快地解決糖胖症的問題。
2. **更完善的營養補充品計畫**。你會在第二週學到營養補充品對糖胖症的治療很有幫助。在基礎級計畫裡，我推薦每個人終生都該服用的營養補充品。至於符合進階級資格的人，則必須在有限時間裡服用更多營養補充品。

請務必了解你採取的這些步驟，都是為了長遠著想。六週飲食計畫的目的是要健康的人生做好準備。它會徹底檢查你的飲食和生活習慣，分週進行。等六週結束後，你可以繼續貫徹你所學到的新知。

為了讓改變容易一點，第二十五章結尾有這套行動計畫的每週概要和行動核對清單，可以每日提醒你確實該做的步驟。此外，這份清單也有複本可供你列印，或者上 www.bloodsugarsolution.com 利用線上服務。

【第十九章】

第一週良藥入口：建立良好的營養基礎

良好的營養是這套計畫的基礎。你已經從準備期進入第一週的行動計畫裡。下列所述是你未來六週應該敬而遠之的食物，全都是高度加工和雜交下的現代飲食產物，對我們有致命性。我保證你會在天然食品儲藏室裡找到全新的世界，振奮你的感官、刺激你的味蕾、整個人變得神清氣爽，更別提自動瘦身的成效。

請敬而遠之：

1. **任何形式的糖**。包括龍舌蘭、楓糖漿、甜菊，以及最新推出的任何超級甜味劑在內。你一週前就已經開始行動，請繼續保持下去。如果你要問：「這可以吃嗎？」答案當然是不可以。
2. **所有麵粉產品（即便是零麩質）**。包括貝果麵包、一般麵包、捲心食品、麵餅、麵條等，它們都會被快速吸收，飆高胰島素。
3. **所有加工食品**。包括所有反式脂肪和高果糖玉米糖漿。同樣的，你在前一週就已經展開這部分的行動了。
4. **所有麩質和乳製品**。它們是飲食裡最大宗的導致發炎食品，你會從本章學到更多方法來消除它們。
5. **如果你採用的是進階級計畫，就必須避開所有穀類、澱粉類蔬菜和水果**。不要吃印度南瓜、豌豆、馬鈴薯、玉米，以及像蕪菁甘藍、防風草、白蘿蔔之類的根類蔬菜，甚至所有水果，但一天可以吃半杯莓果，只需要持續六週，就會有好的開始。

六週後，我會建議你重新攝取麩質和乳製品，看看它們會如何影響你的體重、血糖和新陳代謝，以及攝取後有什麼感覺。你可能會發現它們會讓你體重增加或生病。若是如此，請長期遠離它們。我會在第二十六章「追求終生健康」說明如何重新攝取這些食物。如果你採用的是進階級計畫，就必須慢慢地重新攝取全穀類和數量有限的澱粉性蔬菜及水果（請看以下的數量說明），再觀察它們會如何影響你的血糖、能量和體重。

重視食物的品質

要治癒身體，最重要的一件事是重視**食物品質**。美國人花在食物的支出不到收入的一〇％。而歐洲人卻花二〇％左右。這事關品質。說到卡路里，質絕對比量來得重要。如果你重質不重量，你會對飲食很滿意，自然而然地避開沒營養的東西。重視品質，可以讓我們從生活裡獲得很大的樂趣——包括人際關係的品質、工作品質與食物品質。這裡強調的不是你不能吃什麼，而是你可以去探索什麼稀奇的口味、風味、質地和食物，而且都會有好的副作用。

說到營養學，你必須學會一個簡單的概念，也是書裡最重要的一個觀念，這觀念甚至可以救你一命。

不是所有熱量都一樣！

五百卡路里的餅乾並不等於五百卡路里的花椰菜，這是連美國瘦身連鎖中心 Weight Watchers 和美國糖尿病學會都承認的事實。所以，他們也正在改變他們的點數系統和碳水化合物替換方法。即使你吃的花椰菜熱量等同於餅乾的熱量，你還是瘦得下來。

食物是資訊，它會控制你的基因表現、荷爾蒙和新陳代謝。卡路里的來源（以及這些卡路里所夾帶的資訊），會對你基因、荷爾蒙、酶和新陳代謝造成巨大影響。如果你吃進會衝高胰島素的食物，體重就會增加；如果吃進會降低胰島素的食物，體重就會減輕。就算熱量或者蛋白質、脂肪、碳水化合物和纖維的公克數完全一樣，結果還是如此。

份量大小很重要

份量大小很重要，專欄內容是一般食物單份份量的算法。

我在歐洲旅行時，注意到每樣東西的尺寸都比較小，包括腰圍在內。機場的三明治是用比較小的法國麵包，裡面只有一片很薄的天然火腿，不像我們的三明治是一大條塞滿肉、起司和醬料的長麵包。那裡的汽水是一八〇 c.c.，而非六〇〇 c.c.；一杯咖啡是一二〇 c.c.，而非六〇〇 c.c. 的拿鐵和滿滿的

【專欄】重要的份量算法

- 水果：一片中等大小的水果、一杯莓果、半杯混合新鮮水果、四分之一杯乾果
- 澱粉類蔬菜：一份＝一杯印度南瓜或半顆甘薯
- 非澱粉類蔬菜：一份＝三杯沙拉蔬菜、一杯生的蔬菜或半杯熟蔬菜（但這些基本上都是零熱量食物——所以可以盡情享用花椰菜和蘆筍）
- 肉類、雞肉、魚：一份＝一百一十三克
- 所有穀類：一份＝三分之一杯煮熟的穀類
- 豆類：一份＝三分之一杯煮熟或罐裝的豆類
- 堅果或種籽：一份＝四分之一杯或一小把
- 請上 www.bloodsugarsolution.com 查看完整的食物份量表。

糖。一份義大利麵只有一百一十三克，而非快滿出盤子的一大坨義大利麵。

掌握血糖比掌握熱量更重要

低升糖負荷飲食（low-glycemic-load diets）是唯一證實有效的飲食方法——這種飲食不會衝高血糖和胰島素。[1]

在一項大型指標性研究裡，只有一種飲食方法被證實最有能耐達成長期減重的目的。這篇發表在《新英格蘭醫學期刊》裡的研究發現，最容易堅持下去以及最能預防復胖的飲食方法，首推低升糖負荷和高蛋白飲食。[2] 柯克朗資料庫（Cochrane Database）是由那些專門評論現有文獻的科學家所組成的獨立團體，他們在看了所有飲食研究之後，發現低升糖負荷飲食可以更快速地減重，而且容易繼續保持下去。

你在書裡會學到重要的技巧之一，就是如何製作一份**低升糖負荷的**膳食。膳食裡的升糖負荷會告訴我們，在攝取一定份量的特定食物後，血糖和胰島素會升得多高，又會在多短的時間內升高。升得愈慢，指數愈低，對我們來說愈有利。

這麼說好了。如果你在可樂裡加了兩匙亞麻籽油和兩匙魚油，它升高血糖的速度就會比純可樂慢很多。但拜託你們，我可不是建議你們用這種方法來繼續喝汽水哦！

你可能需要多練習，才能做出一份低升糖負荷的膳食。對有些人來說，吃完飯後一個小時測血糖是很有幫助的。但其實控制膳食的升糖負荷量並不難。只需要把蛋白質、脂肪，以及來自於蔬菜、豆類、堅果、種籽，和少數全穀類的全天然、低澱粉、富含纖維的碳水化合物，還有低糖水果全加在一起就行了。

另一種方法是，絕對不要單獨吃碳水化合物。每次用膳或吃零食時，都記得將碳水化合物跟蛋白質及油脂加在一起。吃顆蘋果，再配幾粒堅果。吃一點全穀類，但一定要配魚或雞肉、油脂，以及富含纖維的蔬菜。

如果你有遵照 p.152-154 所列的**想要這輩子吃得安心的十大原則**，以及 p.161-162 的**戒癮十招**，自然就會採取低升糖負荷飲食。此外，如果能照第四單元的膳食計畫進行，也一樣能掌握住這套飲食法，最後甚至成為你的第二天性。而這中間的關鍵，就在於一整天下來的食物燃燒都是緩慢和均衡的，才能保持你血糖和胰島素的穩定。

【現在就行動！】吃對食物

如果你的健康狀況和減重成果，是由卡路里的質來決定，而非量，那麼我們要問的問題應該是：什麼食物才會傳送正確的資訊給你的身體？

要選擇有品質的食物，有四點原則，它們可以在療癒身體的同時，也治癒這個地球。本書結尾處，我會提供一些資源，幫助你找到這些食物。你也可以上 www.bloodsugarsolution.com 找到更多資源。

四大原則，為健康的地球也為健康的你把關

1. **吃真正的食物**。對高度加工、工廠製造的基因改造食物敬謝不敏。選擇新鮮蔬果、全穀類、豆類、堅果、種籽，以及諸如魚、雞肉和雞蛋這類精瘦的蛋白質。
2. **淨化你的飲食**。尋找放牧式、草飼性、無抗生素／荷爾蒙／殺蟲劑的禽品或畜品。只吃小型、野生或永續養殖的魚類。
3. **講究有機**。殺蟲劑和化學肥料會讓你的新陳代謝、甲狀腺、性荷爾蒙和我們的地球中毒。盡你的預算所能，購買有機食物。請上 www.ewg.org 查看堪稱罪魁禍首的十二大污染物（dirty dozen）以及安心清單（Clean 15）。

4. **食材在地化**。向農民市集或找社區支持型農業計畫（community-supported agriculture projects，簡稱 CSAs）購買當季及當地的食材，這種食材通常比較健康，風味比較好，而且是採永續栽培的方式，能為你體內的生態系統和我們居住所在的廣大生態系統，建立起親密的關係。請上 www.nal.usda.gov/afsic/pubs/csa/csa.shtml，找到離你最近的 CSA。也可以試試 www.bloodsugarsolution.com/localharvest 網站，尋找離你最近的農民市集，親眼看看你的食物是誰提供的。

如果你是某互助團體的成員，或許可以集體訂購，譬如購買半隻草飼性的羊或者分購當地農場的作物。這樣一來，就能以較低的成本買到更高品質的食物。如果沒辦法到農民市集或者你那地方沒有 CSA，也應該盡量在當地市場找到你所需要的材料。

只要一小步，便可能治癒這個地球和我們的健康。你的叉子上叉的是什麼食物，這對農業、能源消耗、環境、政治、經濟，以及你的生物機能，都有很大影響。

碳水化合物：良藥入口

你也許不知道，這世上真的沒有基本的碳水化合物這回事。但基本的油脂（omega-3）和基本的蛋白質（胺基酸）倒是有的，所以如果你再也不吃任何碳水化合物，你還是可以活下去。

但有幾樣東西幾乎只和品質好的碳水化合物發生作用，而這些碳水化合物全來自於植物性食物（蔬菜、豆類、全穀類、水果、堅果和種籽）。所以，除非你像古代以肉食為主的部族一樣吃動物的腦、肝臟、腎臟、其他器官，還有嚙動物的骨頭，否則碳水化合物對健康來說仍然很重要。此話怎說？因為它們有多種維生素和礦物質、纖維，以及特殊的植物複合物，而這種複合物含有一種治癒性物質，稱為植物營養素或植物化合物。植物化合物就是藥物分子，譬如薑黃裡的薑黃素、花椰菜裡的葡萄糖異硫氰酸鹽、莓果和黑糯米裡的花青素等（請上 www.bloodsugarsolution.com，你可以在富含植物的膳食裡找到完整清單，它會告訴你各種植物化合物的藥物分子）。

但請把重點放在低升糖負荷的植物性食物上。它們是吸收緩慢的碳水化合物（slow carb），而不是低碳水化合物（low carb）。當我們在膳食或零食裡攝取吸收緩慢的碳水化合物時，通常也會加進蛋白質、油脂和纖維，來降低升糖負荷。

【現在就行動！】要吃的是可以緩慢吸收的碳水化合物，而非低碳水化合物

請看下列清單，它可以告訴你哪些碳水化合物可以無節制地吃，哪些適度就好，又有哪些應該敬而遠之。我把它們當交通標誌一樣分成綠色、黃色和紅色三種，以及完全禁食的碳水化合物。這些標準與碳水化合物的顏色無關，而是和它們會如何影響你的血糖及胰島素有關。

綠色碳水化合物：盡情享用

- **燃燒緩慢、低升糖的蔬菜**。這些都應該成為你基本的飲食，你的盤子應該裝滿青花菜、蘆筍、菠菜、甜菜、芥蘭、高麗菜、青江菜等。請參考 www.bloodsugarsolution.com 上的完整清單。
- **海藻**。有些野草對人體有好處，海藻就是我的最愛之一。如果你從沒吃過，放膽試試看。昆布、紫菜、羊栖菜、海帶，都含有超高的礦物質、蛋白質和療癒性複合物。

黃色碳水化合物：適度就好

- **全穀類**。棕米、黑米、紅米；藜麥；莧菜紅、蕎麥、畫眉草都是零麩質的美味穀物。黑米的花青素含量和藍莓一樣多，而且是低升糖負荷。以前只有中國皇帝才可以吃，所以被稱為禁米。如果你是採用基礎級計畫，一天可吃半杯這樣的穀類，但如果是進階級，前六週請先避開它們。

- **豆類蔬菜**。富含纖維和植物營養素的豆類蔬菜，在我們的飲食文化裡，向來未被充分利用。它們可以減緩糖被血液吸收的速度，預防胰島素過度釋出，造成胰島素阻抗。試試看紅色扁豆、法國扁豆或一般扁豆、鷹嘴豆、綠色和黃色的乾豌豆瓣、黃豆（日本毛豆是很棒的零食）、花豆、赤豆、黑豆、菜豆，以及其他豆類。
- **深色莓果**。藍莓、櫻桃、黑莓和覆盆子，都有植物營養素，色彩愈飽滿，可攝取的「良藥」就愈多，一天吃半杯（莓果是你在進階級計畫時僅能吃的水果）。高蛋白奶昔也可以放有機的冷凍莓果。
- **核果**。李子、桃子、油桃等這類水果，都稱為「核果」。它們很健康，充滿纖維和療癒性化合物，一天僅限一到兩片。
- **蘋果和梨子**。你也知道有句話說「一天一蘋果……」嗎？它說的沒錯。一天僅限一到兩片，不管你吃任何水果，總量加起來一天絕對不能超過兩片。
- **纖維**。纖維可以放緩碳水化合物的吸收，穩定血糖。此外，也可以餵養你腸道裡的好菌，洗刷腸子，把消化道打理得健健康康。試著慢慢增加你的纖維攝取量，一天三十到五十公克。這裡強調的是來自於豆類、堅果、種籽、全穀類、蔬菜和低升糖水果的黏性纖維。

紅色碳水化合物：數量要限制

你應該限制自己對下列食物的攝取量：

- **澱粉類**、**高升糖的熟蔬菜**。包括印度南瓜、豌豆、馬鈴薯、玉米和甜菜，這類根莖類蔬菜。澱粉類蔬菜會很快升高血糖，所以攝取量要少一點（一天頂多半杯），而且理想的吃法是配著其他食物吃，才能減少該份餐點的總升糖負荷。如果你是採行進階級計畫，請勿食用。
- **高糖份水果**。甜瓜、葡萄和鳳梨的糖份都比上述水果高，所以一週攝取量僅限半杯，但如果你採行的是進階級計畫，就必須完全避開。

完全禁食的碳水化合物：徹底避開

- **加工碳水化合物**。我知道，我已經說了很多次。但多說無害，它們是被嚴格禁止的。
- **含有麩質的全穀類**。行動計畫展開後的六週內，務必遠離小麥、大麥、黑麥、燕麥、斯佩爾特小麥、卡姆小麥（Kamut）和小黑麥（triticale）。
- **乾果**。它們都屬於高升糖負荷。
- **抗性澱粉**。有些飲食計畫推薦食用抗性澱粉（在小腸裡不會被吸收的澱粉），但我不同意，除非它來自於豆類、全穀類和蔬菜這類天然食物。就算標籤上註明這是含有抗性澱粉的食品，你也不懂它的真正意涵。因為木屑也是抗性澱粉，現在就有麵包製造商為了「降低淨碳水化合物」，而把它加進麵包裡！小心這些健康宣言。在奇異麵包（Wonder Bread，美國著名的麵包品牌）裡加木屑，並不會使它變得健康。請務必選擇真正的食物。要記住，標籤上如果有健康宣言，對你來說恐怕不是好事。

【現在就行動！】提高植物營養素

在營養學裡，大家基本上都同意每天吃五到九份蔬果可以降低你罹患慢性病的風險。理由之一是，這些食物富含植物營養素，所以非常有效。

不同的植物營養素有不同功效。有些是天然消炎藥，有些是抗氧化劑，還有一些是解毒劑。每種營養素都很重要。如果吃對比例，對健康很有幫助。你可以把超級市場想像成你的藥局，食物就是你的良藥。

以下是幾個可以讓你多攝取植物營養素和「吃進更多良藥」的祕訣。

- **尋找天然的消炎藥**。大自然有很多藥物資源。紅色和紫色莓果含有豐富的多酚。深綠色葉菜、橘色地瓜和堅果可以降低發炎現象。不然，也可以服用天然的 Advil 止痛藥：薑黃裡的薑黃素是一種環氧化酶2（COX－2）抑制劑——就像布洛芬一樣具有抗炎效果。
- **吃進你要的抗氧化劑**。有助於粒線體功能的食物，可以提升體力，降低氧化或鏽蝕。請多吃深色莓果、黑米和石榴這類花青素；印度南瓜之類的橘黃色蔬菜；芥蘭、甘藍和菠菜之類的深綠色葉菜；以及像紫葡萄、藍莓、越莓、蔓越莓和櫻桃這類含有白藜醇的水果。只要看它們的顏色。顏色愈深，抗氧化能力愈強。
- **靠飲食排毒**。十字花科蔬菜尤其有利於排毒。包括青花菜、芥蘭、羽衣甘藍、花椰菜苗（broccolini），或甘藍菜苗（broccoli rabe）、球芽甘藍、花椰菜、青江菜、大白菜。其他天然解毒劑還有綠茶、西洋菜、蒲公英葉、香菜、朝鮮薊、大蒜、柚皮、石榴，甚至可可。
- **食用有助平衡荷爾蒙的膳食**。譬如味噌、天貝（tempeh，南洋島國的一種天然發酵大豆食品）和豆腐之類的食物（這些都是純天然黃豆食品），以及研磨好的亞麻籽。
- **多利用香草類植物**。它們是很有效的抗氧化劑、消炎劑和解毒劑，試試看薑黃、迷迭香、薑、芫荽等。
- **多吃大蒜和洋蔥**。這兩者都能降低膽固醇和血壓，它們是抗氧化劑和消炎藥，還能增進排毒能力。可以的話，每天都吃。
- **試試綠茶**。這種古老的飲料含有消炎、排毒和抗氧化的植物營養素，多數人能承受得了其所含的少量咖啡因。
- **選擇深色巧克力**。好吧——你可以吃點巧克力，但必須是顏色最深、最濃郁的那種，至少含有七〇%以上的可可。一天攝取量不要超過五十七克。比較理想的做法，是等六週行動計畫結束後再攝取。

油脂不會讓你變胖

碳水化合物不是基本必備的飲食，油脂卻是。沒有足夠的良性油脂，你的生物機能會徹底崩潰。細胞壁是由脂肪構成，體內若無足夠脂肪或吃進太多不良油脂，你就少了健康的細胞膜所需要的基礎材料。要優化胰島素功能和血糖控制，正需要它們。Omega-3 是最健康的油脂。要用好的脂肪重建和重製所有細胞和組織，必須花上一年的時間，所以現在就開始吧。

【現在就行動！】改變油脂

用良性油脂取代體內的不良油脂。

- **食用野生魚類或者不破壞環境的冷水養殖魚類**。包括野生鮭魚、沙丁魚、鯡魚、小型比目魚和紫貂魚（黑色鱈魚）。我會在資源單元裡告訴你們哪裡可以找到品質一流的魚。我建議你手邊多留幾罐沙丁魚、鯡魚和鮭魚充當臨時點心。請上 www.bloodsugarsolution.com/cleanfish，搜尋不會破壞環境的安全養殖魚類和環境未受污染的野生魚類。欲知更多有關海鮮安全的資訊，請上 www.ewg.org 或 www.nrdc.org。
- **食用酪梨和橄欖油**。這些都是良性脂肪（不飽和脂肪）的來源。
- **多多利用特級初榨橄欖油**。這種油含有抗發炎和抗氧化的植物營養素，它應該是你的主要食用油，只是不可以高溫烹調。請在你預算許可的範圍內購買最好的特級初榨橄欖油。**核桃油**也很美味，可以當沙拉的淋醬，對你的身體也很好。**芝麻油**和**葵花油**也是健康的食用油，可用於高溫烹調。試著找找看這兩種油有沒有初榨或冷壓的。**椰子油**含有月桂酸，這是一種抗發炎的有效油脂，可取代牛油，以及可用於高溫烹調。
- **選擇草飼畜品和自由牧養的畜品**。動物若是在牧場上放養，吃天生會吃的東西，身上的油脂成分絕對比養殖場裡的動物來得健康。

蛋白質的重要性

雖然包括柯林．坎貝爾（T. Colin Campbell）《救命飲食》（*China Study*）[3、4]在內的眾多研究，都指出動物性蛋白質過多會有風險，但這些研究都是以工廠製造的動物性蛋白質為基礎樣本，而非野生的動物性蛋白質，後者才是靠狩獵為生的祖先們的主食。當年我還在愛達荷州的小鎮當醫生時，病人常送我野生麋鹿肉和野鹿肉，我吸收到的營養素和油脂完全不同於養殖場裡的牛隻。

有些人是嚴格的素食者，身體卻很健壯，但也有些人衰弱不堪。有人吃動物性蛋白質會覺得通身舒暢，有人則變得病懨懨，無精打采。你必須找到適合自己身體的食物，而這需要一點實驗。我在糖胖症患者身上得到的經驗是，他們通常需要更多好的動物性蛋白質（草飼性動物或自由牧養的動物、雞蛋，或者不破壞環境的養殖魚類、野生低含汞魚類）。

不管你選擇的是素食還是葷食，重要的是你必須從每份膳食和點心裡攝取到蛋白質。蛋白質的攝取會啟動你的新陳代謝，燃燒卡路里，同時降低你的食欲。

【現在就行動！】食用高品質蛋白質，才能平衡血糖和胰島素，控制飢餓

請從這些來源選擇安全、高品質的蛋白質。

素食者的蛋白質來源

- **豆類**。它們富含蛋白質，充滿纖維、礦物質和維生素，有助於平衡血糖。請參考 p.195「黃色碳水化合物」，裡面有很多美味豆類供你選擇。

- **全黃豆產品**。包括天貝、豆腐、味噌和納豆，這些素食性蛋白質來源都富含抗氧化劑，可以減少罹癌的風險，降低膽固醇，改善胰島素和血糖的新陳代謝。不要食用加工過的工業黃豆產品，譬如素肉、黃豆起司或素肉條，它們都有害身體。
- **堅果**。食物儲藏室裡放些堅果是必要的。它們被證實有助減輕體重，降低糖尿病的罹病風險。它們也是很棒的點心，富含蛋白質、纖維、礦物質和好的油脂。請購買生的或微烤過、不加鹽的堅果，勿食用油炸過或煮過的堅果。最好的堅果有杏仁、核桃、澳大利亞堅果、榛果、美洲山核桃。一天一或兩次吃一或兩把堅果當點心，吃太多，血糖可能升高。記住一份是指十到十二顆堅果或者一把的量。
- **種籽**。南瓜籽、葵花籽和芝麻籽都有豐富的纖維、蛋白質、維生素和礦物質。它們是很棒的點心，可以加在蔬菜、豆類、穀類或沙拉裡。

健康的動物性蛋白質

- **Omega-3 雞蛋或非養殖場的雞蛋**。在動物性產品裡，只有少數產品是低毒性、高營養而且還能平衡血糖，而這種蛋就是其中之一。它們含有豐富的ＤＨＡ，不會讓你的膽固醇升高，反而會降低。一週最多食用八顆這種雞蛋。全蛋無妨，不必只吃蛋白，蛋黃含有腦部和情緒功能所需的重要維生素和脂肪。
- **不含汞金屬的魚、蝦和貝類**。這些都是高品質蛋白質及 omega-3 油脂的重要來源。
- **有機的、草飼性、未施打荷爾蒙、抗生素和殺蟲劑的禽肉**。大力推薦你購買沒施打過荷爾蒙或抗生素的禽肉，烹煮前先去皮。在冰箱冷凍庫裡放些無骨和去皮的胸肉，方便你隨時下廚準備晚餐。
- **有機的、草飼性、未施打荷爾蒙和抗生素的少量瘦羊肉或牛肉**。盡你的預算所能，購買以牧草飼養、沒有施打荷爾蒙的肉類。可以和一群朋友合購一整頭，再加以冰凍和均分。烹調前，去除所有看得到的脂肪。記住，吃紅肉是種樂趣。上乘的選擇是羊肉，豬肉就等而下之了。你也可以試試看水牛肉、鹿肉和鴕鳥肉，這些肉都比較精瘦。紅肉的食用份量不要超過一百一十三至一百七十克（大概是你的手掌大），每週僅限一或兩次。食用過多肉類和糖胖症脫不了關係，[6]不過像鹿肉、麋鹿肉或袋鼠肉這些野味，倒是可以治癒糖胖症。[7]

- **在選擇肉類產品時，務必知道自己選的是什麼，以及它們對你的健康及這個地球的影響。**如果你是葷食者，開的車子是豐田 Prius，那麼耗掉的能源以及對這地球的傷害，絕對大過開悍馬車的素食者。請上網查看美國環保團體環境工作小組（Environmental Working Group）的「葷食者指南」（Meat Eater's Guide）。

香草和香料

許多香草、香料和佐料都有療癒功能，務必在你的烹調裡，放很多你喜歡的香草和香料。請在食物儲藏室裡多存點這些食材。

【現在就行動！】別忘了健康的調味品和佐料

以下是我喜歡用的：

- 不含小麥成分的日式醬油。
- 紅辣椒醬。
- 可為食物添點辣味的辣醬。
- Tahini 芝麻醬，用芝麻籽研磨出來的醬。

- 猶太鹽（Kosher salt）。需要用到鹽的地方，就使用它。
- 新鮮研磨的黑胡椒。買個研磨器。
- 香料。準備一小系列的香料為食物增添風味，就從薑黃、芫荽、孜然、迷迭香、整顆紅辣椒開始。不過除此之外，還有很多很棒的香料和異國香料等著你去探索，放進你的烹調裡。
- 像迷迭香、羅勒、百里香和奧瑞岡等，這類新鮮香草。
- 肉湯或高湯。自己製作肉湯或高湯，或使用無麩質、低鈉的肉湯或高湯。
- 罐頭或盒裝食品。像番茄、朝鮮薊、豆類、沙丁魚這類全天然食品，都是裝填在罐子裡或盒子裡。可能的話，請選擇有機和低鈉的。
- 新鮮的檸檬汁或萊姆汁。

日誌練習：改變飲食習慣

你對我建議的飲食改變有何看法？你心裡會抗拒嗎？還是很興奮？這聽起來像剝削還是翻新？花點時間好好想想你剛學到的知識，然後在自己的日誌上回答下列問題：

- 如果你對以上改變有抗拒，你抗拒的是什麼？你害怕再也吃不到你喜歡的食物嗎？若是如此，可不可能是因為你對這些食物上癮？
- 你也和其他許多人一樣討厭「蔬菜」嗎？若果真如此，你相不相信你還是可能喜歡它們，方法是學好烹調方法，重新擺設你的盤子。

我該怎麼吃？又該什麼時候吃？

我還有兩個更重要的營養主題想跟你們聊：怎麼吃和什麼時候吃？因為重點不在於卡路里的品質。

注意吃的時間和膳食的組成成分，這些都能重新啟動你的新陳代謝。

完美的餐盤

完美的膳食（或點心）組合是重要的生活技巧。政府新推出的食物金字塔「我的餐盤」，根本無法正確引導你的飲食習慣（不過，我承認是比舊版的食物金字塔好多了）。最重要的是，避免單獨吃進會被快速吸收的碳水化合物，因為它們會升高你的血糖和胰島素。而且大份量的餐點會升高你的血糖，所以份量小的餐點才有助於保持血糖的平衡。

當你把食物放進餐盤裡時，它看起來應該像這樣：

- 盤子裡一半是澱粉含量低的蔬菜。（這部分你要再裝多少都可以。如果願意，吃上四百五十克或九百克的蘆筍或花椰菜也行！）
- 盤子裡四分之一是蛋白質（魚肉、雞肉、蛋、蝦、肉類、堅果或豆類）。
- 剩下四分之一的空間，請放上半杯的全穀類（最好是糙米或黑米，不然就是藜麥），或者半杯的澱粉類蔬菜，譬如地瓜或南瓜。

如果你有末期糖胖症，一定要避吃所有穀類、澱粉類蔬菜和水果，直到新陳代謝重新設定好，身體變得對胰島素更敏感為止。這可能必須花六週到十二個月的時間。所以，你的盤子裡只能有四分之三的蔬菜和四分之一的蛋白質。

準時進食

我們通常都把注意力放在飲食內容，而非飲食的時間上。想增加體重和快點得到糖胖症，最好的方法是不吃早餐，睡前大吃大喝。我稱這種飲食法為「相撲飲食法」。有研究證實，一天下來分多次小份量進食的人（三餐加兩三次點心），和一天只吃一次大餐的人相比，即使總卡路里數一樣，反而能夠減輕體重。所以要早點吃，次數多一點。讓你的新陳代謝一整天都在燃燒，而不是用「挨餓」的方式讓它慢下來。一定要吃早餐，每三到四個小時進食一次，試著讓每天的用餐時間固定下來。你的新陳代謝才會更快和更有效率，也才能達到減重目的，體力變得更充沛，感覺更舒服。

食物過敏和敏感症：治療和逆轉糖胖症

先前我們談過食物過敏和敏感症，會引發發炎和糖胖症。因為對有些人來說，有些食物會帶來錯誤的訊息。

這也是為什麼我會在這個行動計畫裡，建議你們避開兩類食物：麩質和乳製品。這是兩大食物過敏原，會助長胰島素的不平衡。在前六週的計畫結束後，你可以重新攝取它們，不過我還是強烈建議你們百分之百遠離它們，不要有任何例外，別碰任何一點麩質或乳製品。你會發現成果驚人，不只有助改善體重和糖胖症，對整體健康也很有助益。停止食用麩質和乳製品對有糖胖症的人來說，足以改變一生，對患有第一型糖尿病的人來說也是如此，因為乳製品裡的酪蛋白（casein）[8]和小麥裡的麩質[9]，與疾病的形成有密切關聯。

新的研究指出，腸道的滲漏和第二型糖尿病有關，而這都是因腸道細菌的改變，以及乳製品和含有麩質的穀物帶有令人過敏的蛋白質所致。要治癒滲漏的腸道，必須去除所有過敏原和平衡腸道細菌，才有可能幫助減輕體重，逆轉糖胖症，造福眾人。[10]

乳製品是很特殊的例子，因為牛奶裡的自然生長荷爾蒙（natural growth hormones）會刺激胰島素的生成。[11]牛奶裡可以找到六十種以上蛋白同化荷爾蒙（anabolic hormones）或生長荷爾蒙，它的用途是幫助年幼的動物長大。喝下一杯牛奶等於讓胰島素飆高百分之三百[12]，助長肥胖和前期糖尿病。這是千真萬確的事，即使乳製品協會（Dairy Council）所資助的研究證實，牛奶有助於減輕體重，但問題在於，這個研究結果是跟什麼比較？是跟貝果麵包和可樂比較？還是跟富含植物營養素和抗氧化劑、以植物為主且加了精瘦動物蛋白質的健康膳食比較？

不吃麩質和乳製品，一開始好像很難，但大概三天不吃之後，就不會想吃了。別欺騙自己。你可以在六週過後再吃它們，然後比較一下感覺如何。你的身體是最好的偵測器，它會告訴你到底可不可以長期吃這些食物。

【現在就行動！】重質不重量

很多人都在心裡掙扎要不要多付一點成本購買好的食物，貧窮會帶來肥胖和糖尿病，因為政府出資補貼的糖和油脂卡路里很便宜。但是，我希望你能仔細記錄你的食物費用支出，看看有沒有辦法重新編排你的預算和優先順序，把錢花在真正的天然食物上。

花一週時間，在日誌上追蹤你支出的每一分錢，以及你當天每小時的時間是如何消耗的。如果能確實了解你的時間和金錢支出方式，你就會選擇真正重要的事情，而不是無意識地做些對自己健康或生活目標毫無幫助的事。你的發現可能會令人很驚訝。

你把多少錢花在咖啡、口香糖、汽水、便利食品，或甚至香菸上？又花了多少錢上館子吃飯，或者吃速食或外賣？

仔細想想你一天是怎麼過的？你浪費多少時間看八卦小報、看電視、上網、打電玩，或做一些雜七雜八的事？而這都是因為你沒有好好規畫自己的時間嗎？請在日誌上追蹤這一點。

然後反問自己，你的時間和金錢支出是否都做了最好的安排？請把金錢想像成你生命的能量，它是以貨幣方式在換算你的時間。你要如何支出這種生命能量？你願意為健康和活力多花點錢嗎？請花點時間在日誌上回答這些問題。

這個問題的答案沒有對錯，但它是一件值得你深思的事情。你可能會發現，原來你是有時間和金錢去投資自己的——投資在你值得擁有的生活品質和健康上。

等你想清楚這些問題的答案，再選出三件可以改變的事情，來幫自己騰出更多時間和金錢。把它們寫在你的日誌上。舉例來說，放棄每天花兩塊美元喝咖啡的習慣，一年下來可以幫你省掉七百多美元。或者放棄一天半小時看電視的習慣，一年下來，就多了七．六天可以規畫或烹調健康的膳食。

我們全都工作量過大、壓力過重，稅負過高。即便如此，還是有辦法可以選擇，找到更多資源。

既然我已經讓你們開始動腦，現在就提供幾個訣竅，教你如何以經濟實惠的方式——以及即使百忙當中，也讓自己吃得好一點。

- **在你家附近尋找便宜的新鮮天然食品**。我的首選是像 Trade Joe's 這樣的有機食品超市，或者像好事多（Costco）、Sam's Club 這樣的會員量販店，你可以在這裡以低於一般超市或其他零售連鎖店的價格，買到蔬菜、橄欖油、水果、堅果、罐裝豆類、沙丁魚、鮭魚。
- **考慮加入當地的消費合作社**。消費合作社是以社區為主的組織，是當地農民和企業的後盾，可供你以稍微高於批發價的價格訂購整批食物和產品。這必須花點時間好好規畫，不過可以幫你省下很多錢。
- **加入社區支持型農業計畫**。直接向產地購買，少掉中間人的剝削。可供四口之家一週份量的當季和當地有機蔬菜會直接送到家裡，要價五十五美元，等於每人每週平均付出比十美元多一點的錢。不過，內容物通常不能選擇，但是可以激發我們做出更多創意料理。
- **擬出一份便宜又容易準備的膳食大全**。家裡隨時備好可用的食材，才不會老是在吃令身體不舒服或無助於健康的食物。這需要從長計議，不過一切都會很值得。請看第二十九章便宜好吃又不難準備的點心，以及 p.158-159 我最喜歡的三種餐點，全都能在三十分鐘內準備好。
- **在工作的地方成立「百樂餐社團」**（potluck club，參加者每人各帶菜餚前來分享的餐會）。找同事每週或每兩週一次幫社團準備午餐，別再到外面買，改吃真正天然新鮮的食物，一個月只要下廚幾次就行了。或者和一群朋友組個「晚餐社團」，與其上館子用餐，倒不如每月或每週一次，輪流到各社員家裡開晚餐派對，在聯誼的同時也兼顧健康。

【現在就行動！】上館子吃飯的求生之道

如果你必須外食，一定要小心。我知道要求你在落實計畫時避免外食，其實有點礙難執行。你們難免都必須出去和別人吃個商業午餐或參加社交活動。在這種情況下，我建議你照著以下方法做：

1. **挑剔一點**。你必須很清楚自己需要的是什麼。如果你對花生過敏，只要一點花生醬或花生油沾上嘴唇，便能致命，一定要讓餐廳服務生知道。也許不會立刻死亡，但接受那些對身體沒有營養和沒有好處的食物，絕非禮貌兩字可以搪塞，根本是愚蠢。
2. **可以的話，由你來選擇餐館**。要吃得營養，有很多好選擇。請先多去了解當地有哪些餐館可供選擇，或者旅行的時候多做點功課。這是很值得做的功課。依種族飲食來選擇，向來是個好方法。印度、日本、泰國、地中海（義大利、希臘和西班牙），以及中東飲食都不錯。遠離速食連鎖店。盡情享用強調慢食、當季和當地生鮮食材的餐館。我現在擔任LYFE的顧問，這是一家新公司，全名是Love Your Food Everyday（天天愛你的食物），它是速食餐廳，成本低廉，講究健康，提供的都是以當地、當季、草飼性有機食材所準備的美味營養料理。他們才剛開始，但分店可能很快擴及全國。
3. **告訴服務生你不要麵包，也不要酒精飲料**。請他給你一盤切好的生菜沙拉，不要任何醬汁。
4. **要求水**。晚餐前喝一或兩杯水，可以降低你的食欲。
5. **告訴服務生，如果你吃到任何麩質或乳製品，就會死亡**（你沒撒謊，只是慢性死亡）。
6. **要求簡單的烹調方式**。可以點烤魚或烤雞，還有一大盤蒸煮過的蔬菜，或以橄欖油快炒過的蔬菜、再佐一片檸檬。你可能點沙拉，但要請服務生用特級初榨橄欖油和醋或切片檸檬，來取代淋醬。

7. **省略澱粉**。要求雙份蔬菜，不要馬鈴薯、米飯和麵條。

8. **遠離醬汁、淋醬和沾醬**。這些醬通常有很多糖、乳製品和麩質。

9. **遵守「八分飽」原則**。日本沖繩島民是地表上最長壽的人，他們有句簡單的諺語：永遠只吃八分飽。當他們覺得有點滿足了，便不再吃，因為總還會有下一餐。把剩菜帶回家，就算吃對食物，但如果吃太多，也會衝高胰島素。

10. **指定莓果當甜點**。莓果屬於微甜的水果，但營養豐富。就算是餐後食用，也不會升高你的血糖或胰島素。

【現在就行動！】製作緊急食物包

如果你平常必須注射胰島素，出門時一定會帶胰島素和針筒。如果你是氣喘病患，出門一定會帶氣管擴張劑。如果你有一副身體，你需要的是緊急食物包——一個小型的手提式冷藏箱，可以裝進你日常需要的食物，它很好裝東西，但絕對不要忘了帶它出門。它可以跟著你上車，跟著去公司上班，也跟著去旅行。

久而久之，你就會知道你最喜歡什麼樣的食物包，以下是你可能放進食物包裡的東西：

- 一小包生杏仁、核桃或山核桃。
- 一小包切好的紅蘿蔔或小黃瓜。
- 一小盒鷹嘴豆泥（試試看 Wild Garden 牌的單人份包裝）。
- 一罐野生鮭魚。
- 一罐沙丁魚。
- 一盒加了橄欖油、檸檬汁、鹽和胡椒的鷹嘴豆。

- 一根有益健康的全天然高蛋白點心（請參考資源篇）。
- 一瓶水。

【現在就行動！】為假日和特殊活動預做準備

有時候你必須在外用餐，那地方完全不受你控制——譬如派對、某種活動，或朋友家裡。你可以事先告知對方你的特殊要求，多數人都會欣然照辦。要是不行，你可以做幾件事來減輕自己的壓力，保有健康。

- **去參加活動之前，先吃東西**。我在參加活動之前，通常會先吃東西。這樣一來，我會比較快樂，玩得比較開心，不用去煩惱吃的問題，可以盡情地跟朋友聊天和互動。
- **帶著緊急食物包去**。如果你不確定那裡會有什麼食物，就自己先準備。緊急食物包是個很好用的備胎。在你走進去之前，先吃點食物包裡的東西，離開之後，如果還是覺得餓，也可以從食物包裡拿點東西吃。
- **放鬆心情地吃**。吃有營養的東西，譬如肉類、魚肉或雞肉，多要一份蔬菜或沙拉。盡量放鬆，好好享受，明天早上再回到例行的飲食作息。

【現在就行動！】在你進食之前，先深呼吸，感謝眼前的餐點

專心進食是一種對飲食開始留意的行為，它看起來怎麼樣？感覺如何？在嘴裡的味道如何？吃完後，有何感動。大口吞進垃圾食物和專心品味黑巧克力，這兩者是有差別的。

當我們無意識地進食時，就會吃得更多。曾有研究讓受訪者邊看電視，邊吃袋裝的洋芋片或爆米花，結果發現不管袋子多大，最後一定是空的。你嚐了第一口，然後開始無意識地吃，根本沒察覺自己在吃什麼。你的腦袋必須花上二十分鐘才知道自己的胃飽了。

慢食和專心進食的練習是一種有效的方法，可以讓你更懂得如何享用食物，而且有助於減輕體重，改善新陳代謝。下列幾個步驟，可以幫助你吃得更專心。

- **用餐前先「數到五」**。這是很簡單的技巧，只要一分鐘便可降低會儲存脂肪的壓力荷爾蒙，讓消化系統做好新陳代謝食物的準備。只要做五次深呼吸，鼻子吸氣，嘴巴吐氣。每次吸氣時數到五，呼氣時也數到五。就這麼簡單。
- **感恩眼前的飲食**。你可以自己編——感謝家人、朋友、地球提供食物，只要有誰感動了你，就感謝誰。這是一種古老的練習——基督徒、猶太教徒、穆斯林、佛教徒、美國原住民，或甚至無宗教信仰的人都曾做過——不過，也可以純粹是自己想這麼做。因為，光是心懷感恩便足以改變你和食物之間的關係，利用它來重新改善你對食物和進食的負面看法（它會讓我胖、生病、疲倦等）。
- **把注意力完全放在食物上**。進食時，別看雜誌書報，關掉電視、擱下智慧型手機。當你坐下來用餐時，不管是和家人、朋友或者單獨用餐，都把注意力放在食物上。它在盤子裡看起來如何？聞起來如何？咬進嘴裡的第一口感覺如何？好好體驗這個滋味。味道如何？感覺如何？你會驚訝如此簡單的動作竟豐富了你的用餐經驗。

日誌練習：記錄每天的食物與感受

我建議在行動計畫進行的時候，也要持續記錄你吃進的食物，以及吃完後的感覺。如此一來，除了追蹤數值之外，還可以提供你必要資訊，知道未來該選擇什麼食物才有益健康。它會協助你熟悉體內的聲音，知道哪些食物會讓身體或心情感覺舒服。

在用過每餐膳食或吃過點心之後，請做以下動作：

- **盡可能詳細寫下你吃了什麼**。不只包括你吃進的蔬菜、全穀類、豆類、堅果和蛋白質，也要記錄你使用的香草、香料和油脂。

- **想想看你對這一餐或這個點心的感覺如何**。記在你的日誌上。你的身體有什麼感覺？你的症狀加劇了還是減輕了？這種食物有改善你的記憶力、心情、消化或吸收問題嗎？
- **每晚都好好想想你的飲食經驗如何影響你這一天**。你的體力變好了嗎？你的注意力提升了嗎？你的身體感覺不一樣嗎？你經歷到什麼樣的改變？這些改變讓你有什麼感覺？

請上 www.bloodsugarsolution.com，下載一份可以列印的「良藥入口：建立良好的營養基礎」文件以及線上工具，以便追蹤日常飲食和感覺。

【第二十章】

第二週：透過營養補充品優化新陳代謝

營養補充品是糖胖症療程裡，一個重要又很有效的元素，輕微的糖胖症需要適度的營養補充品。比較末期的糖胖症病患，包括糖尿病患者在內，則往往需要更密集的營養療法。我會說明何以營養補充品如此重要。此外，我也會檢討用於糖胖症的一般藥物療法以及它的併發症，譬如高血壓、高膽固醇、濃稠的血液，另外也會談到其他天然的替代療法。

你到底需要什麼：營養補充品的真相

醫師們曾經認為你需要的維生素和礦物質都可以從食物裡攝取，若是額外攝取，只會被排泄掉，更可怕的是，可能會讓你中毒。但新知潮流不斷改變。現在的醫師開出的魚油補充劑處方箋，總值超過十億美元。大部分的心臟科醫師，也都推薦病人服用葉酸、魚油和輔酶Q10。胃腸病專家更是推薦大家服用益生菌。產科醫師則常常要求孕婦服用孕婦綜合維生素（prenatal vitamins）。

愈來愈多的科學證據顯示，營養素可以幫助人體的生化作用和新陳代謝。它們是新陳代謝齒輪的潤滑油。可是在我們的人口裡，營養素缺乏的問題很嚴重，包括 omega-3 脂肪酸、維生素D、葉酸、鋅、鎂、鐵，都被政府機構資助的大型研究點過名。這聽起來似乎很矛盾，但肥胖症和營養不良往往形影不離。加工、高糖、高卡路里的食物，幾乎都毫無營養，卻需要更多維生素和礦物質去新陳代謝它們，等於是雙重打擊。

有四大原因造成我們營養素的枯竭。第一，我們以前吃的是野生食物，裡面含有高量的綜合維生素、礦物質和必要的油脂。第二，拜土壤養分耗盡、農業工業化，以及雜交技術精進之所賜，我們吃的動物和蔬菜所含的營養素愈來愈少。第三，工廠製造的加工食品毫無營養可言。第四，環境毒素、缺乏日曬、長期壓力等加總而來的負擔，都造成我們需要更多營養素。

這也是為什麼**每個人**都需要服用好的綜合維生素、魚油，和維生素D。此外，我也建議服用益生菌，因為現代生活、飲食和抗生素，以及其他藥物，都在傷害我們的腸道生態系統，而這個系統對我們的健康和體重來說非常重要。有糖胖症的人還需要補充額外的營養素，來重建和矯正新陳代謝的不平衡，改善胰島素功能，平衡血糖，以及降低發炎現象。

我相信你們一定都被這些自相矛盾的研究給弄糊塗了。前一天說葉酸對人體有益，隔天又說它可能致癌。今天說維生素D是救命丹，明天又說它一點幫助也沒有。這些媒體的胡言亂語讓你根本不想再聽下去。但其實這些研究的問題，都卡在它們把營養素當藥物來研究——研究人員單獨給予一種營養素，看功效如何。但是，營養素必須像團隊一樣互相作用。花椰菜對你身體很有幫助，可以預防和治癒很多疾病，但如果你只吃花椰菜，你當然會生病和死亡。營養素是透過共同合作來維持你體內的平衡。

我在這一章裡，會把重點放在可用來預防和逆轉糖胖症及胰島素阻抗所需的基本營養補充品上，然後再說明自我評鑑結果符合進階級計畫的人，所必須服用的其他營養補充品。

【現在就行動！】聰明購買營養補充品

藥物是受控管的。當藥劑師在幫你處理處方箋時，你知道你拿到的是什麼藥，因為政府會當你的後盾。但營養補充品沒有這樣的控管制度，製造商往往偷工減料。對一般消費者而言，這是布滿地雷的危險地帶。以下是我在為病人選擇營養補充品時，會避開的幾個重點：

1. 營養素的外形看起來就像劣質品，人體不容易吸收或利用。
2. 標籤上的劑量和藥丸的劑量不符。
3. 可能有添加物、色素、填充物和過敏原。
4. 原料（特別是香草類的草本植物）可能沒做過汞或鉛這類毒物檢驗，又或者每批的品質不一。
5. 製造工廠並不符合優良製造的標準，產品品質可能參差不齊。

我在診治病人時，都會利用營養補充品做為治療和修復疾病的基石，所以我會先調查營養補充品的製造商，參觀他們的工廠，研讀獨立機構對其成品所做的分析報告，因此知道有哪些公司我可以信賴。在 www.bloodsugarsolution.com 上，我列舉了曾在數千名病人身上確實用過的有效產品。當然，市面上還有其他好產品，為了幫助你輕鬆選購，我提供完整的清單，純屬於我個人的推薦（我會視科學上的新發現不時更新）——包括基礎級計畫和進階級計畫。

無論是否按照我的產品推薦清單選購，都請務必挑選品質良好的營養補充品，它們所含的營養素或複合物，都是研究單位證實對糖胖症及胰島素阻抗有療效的。[1]把它們視為你飲食計畫的一部分。你要買的是品質最好的食物和營養補充品，你可以找訓練有素的膳食專家、營養專家，或強調營養的醫師或健康照護提供者協助你選擇。

【專欄】特別註明

許多營養補充品都有多重用途和益處，所以可能會在行動計畫裡重複提到。譬如，硫辛酸可以平衡血糖，且對粒線體和解毒功能來說也很重要。如果你發現我們在這裡推薦你服用，到了第六週討論個人專屬計畫時，又推薦了一次，**千萬不要加倍劑量**。只要服用基本的推薦劑量，你體內的各個系統就能獲益。

基礎級計畫的營養補充品

荒謬的是，肥胖症和糖尿病往往源於營養不良。有人說糖尿病是飽足中樞的飢餓在作祟。糖無法進入細胞，新陳代謝遲緩，細胞沒辦法像團隊一樣協力合作。營養素就是重回平衡和矯正核心問題（胰島素）的基本元素。營養補充品有兩種功能——讓細胞對胰島素變得更敏感，以及能更有效地新陳代謝糖和油脂，而特殊纖維則能緩和血液對糖與油脂的吸收速度。這會加快新陳代謝，平衡血糖，改善膽固醇，減少發炎、降低嗜食的欲望、減輕體重、增強體力。

這本書的每名讀者都該服用基礎級計畫裡的營養補充品，而且是終生服用。就算你的糖胖症已經治癒，還是需要服用，因為你需要透過特殊的維生素、礦物質和香草類的草本植物，來幫忙彌補你那容易產生胰島素阻抗的基因傾向。

下列是你平日保健所必須服用的營養補充品。好消息是，其中有很多成分都可以透過綜合營養補充品來攝取。我建議你們找的綜合營養補充品，要盡量符合我所推薦的成分，成分的攝取劑量也必須符合我在推薦清單裡所列出的劑量範圍。我會在 www.bloodsugarsolution.com 上，分享我所推薦的營養補充品，並且教你們如何購買。

除了纖維之外，所有營養補充品都應該趁用餐時一起服用，譬如早餐和晚餐。

- 高品質的綜合維生素和礦物質。
- 每天早餐服用一千到兩千單位的維生素 D3。
- 一千到兩千毫克的 omega-3（EPA／DHA 的含量比率應該要有 300／200 毫克），早餐一次，晚餐一次。
- 一百到兩百毫克的鎂，早餐一次，晚餐一次。
- 一天兩次三百到六百毫克的硫辛酸，早餐一次，晚餐一次。

- 一天兩百到六百微克（mcg）的多菸鹼酸鉻（chromium polynicotinate；一天最多一千兩百微克，會很有幫助）。
- 一到兩毫克的生物素，早餐一次，晚餐一次。
- 一百二十五到兩百五十毫克的肉桂，早餐一次，晚餐一次。
- 二十五到五十毫克的兒茶素，早餐一次，晚餐一次。
- 二．五公克的ＰＧＸ高纖補充劑加約二三〇 c.c. 的水，每餐飯前十五分鐘服用。

此外，你也可以在早上的高蛋白奶昔裡，加入低過敏原高蛋白粉（hypoallergenic protein powders）。

- 一到兩勺的糙米粉、黃豆粉、大麻粉、豌豆粉或奇異子粉（chia protein powder）當早餐，請照標籤上的指示調理。它可以放進你的終極奶昔裡（UltraShake，請參考第二十九章的食譜）。

除了這些之外，大部分的人也應該服用品質良好的益生菌，不過這並非一定必要。欲知我所推薦的益生菌有哪些，請上 www.bloodsugarsolution.com 查詢。

基礎級計畫營養補充品的幾點須知

讓我們先花幾分鐘複習一下這些營養補充品或成分的特性，以及它們對糖胖症的治療何以如此重要。

高品質、高效能、完整的綜合維生素

好的綜合維生素含有所有基本的維生素和礦物質。通常市面上找得到的糖胖症專用特殊配方，都含有專為基礎級計畫所列出的眾多成分。在血糖解方的網站裡（www.bloodsugarsolution.com），我大概說

明了好的綜合維生素應有的營養素成分和數量。此外，也清楚說明了你的醫師在營養素指數的檢驗和監控上，有哪些方法可以使用。

千萬記住，理想劑量通常是一天兩到六錠或者兩到六顆膠囊。有些人可能需要更高劑量，但這必須由受過訓練，對營養有研究或功能醫學的醫師來開處方。

請注意，維生素B群對於有糖胖症的人來說尤其重要，因為它們可以防止糖尿病所導致的神經病變，或者神經方面的傷害，同時也改善新陳代謝和粒線體功能。

像維生素E、C和硒這類抗氧化劑也很重要，它們能夠幫忙減少氧化壓力，而氧化壓力正是糖胖症的背後元凶。

維生素D3

很多人普遍缺乏維生素D。有高達八〇%的現代人，都有攝取量和血中濃度不足或不盡理想的問題。我會視你綜合維生素裡的成分是什麼，再來推薦該額外補充的維生素D。

維生素D3可以改善新陳代謝，影響兩百種以上的基因，這些基因都可以預防和治療糖尿病[2]及新陳代謝症候群[3]。

在服用維生素D時，有很多事項要注意：

1. 要服用對的維生素D——是D3（cholecalciferol），不是D2。大部分醫師開的是維生素D2的處方箋，所以不要服用處方藥裡的維生素D，它的功效不夠好，生物活性不夠強。
2. 嚴重缺乏的人，可能需要更多維生素D，一天劑量高達五千到一萬單位，至少服用三個月以上。必要時，請在醫師的監督下進行。
3. 與醫師一起監控你的維生素D含量。血中濃度每毫微克／分升（ng/dl）要在45到60之間。請做對血液檢驗，你要檢驗的是25 OH vitamin D。

4. 請花點時間補充維生素D，對有些人來說，可能得花六到十個月。對多數人而言，平日保養的平均劑量是每天一千到兩千單位。

Omega-3 脂肪酸（EPA和DHA）

這些重要的脂肪可以改善胰島素的敏感度，藉由減少三酸甘油脂和提高HDL來降低膽固醇，減少發炎現象，預防血塊，以及降低心臟病發作的風險。[4] 魚油也能改善神經功能，有助於預防糖尿病裡常見到的神經傷害問題。[5]

鎂

低鎂量的飲食和胰島素的升高有關，糖尿病患者常缺乏鎂。鎂能幫助葡萄糖進入細胞，把卡路里轉變成身體的能量。

嚴重缺乏鎂的人，所需補充的劑量可能高過上述劑量。有些人或許需要少一點。如果你擔心自己可能嚴重缺乏，最好先和你的醫生討論一下。拉肚子是鎂過量的症狀。如果有腹瀉現象，請減少劑量，避開碳酸鎂（magnesium carbonate）、硫酸鹽（sulfate）、葡萄酸鹽（gluconate）或氧化物（oxide）。它們是營養補充品裡，最便宜又最常見的成分，但是會吸收不良。最好改服用甘胺酸鎂（magnesium glycinate）。如果你有便秘問題，可以服用檸檬酸鎂（magnesium citrate）。有腎臟病或嚴重心臟病的人，一定要在醫師的監控下服用鎂。

硫辛酸

硫辛酸是很有效的抗氧化劑和粒線體增強劑，它被證實可以降低血糖，治癒肝中毒。除此之外，或許也能有效預防糖尿病的神經傷害和神經病變。它可以清除血中葡萄糖，成效高達五〇％。[6]

鉻和生物素

對糖的正常新陳代謝和胰島素敏感度來說，鉻是很重要的元素，它可以幫忙你製造更多胰島素受體（insulin receptors）。[7]生物素被證實可提升胰島素的敏感度，降低三酸甘油脂，緩和膽固醇基因的表現，改善葡萄糖的新陳代謝。[8]

肉桂和兒茶素

包括肉桂[9]和綠茶兒茶素[10]在內的一些香草，都能幫忙控制血糖和改善胰島素的敏感度。綠茶甚至可以提升脂肪燃燒和促進新陳代謝。將所有香草精華都綜合為一，才是最好的營養補充品。

高纖ＰＧＸ

ＰＧＸ（polyglycoplex）是一種黏性很高的纖維，取自於某種日本植物的塊莖或根，再結合海藻製成，是一種新型的超級纖維。它對胰島素、葡萄糖和血紅蛋白A1c[11]的影響很大，可以緩和糖和油脂被血液吸收的速度，控制食欲，減輕體重，降低血糖和膽固醇。[12]餐前配一杯水喝，是克服糖胖症的關鍵要素。它可以在餐後幫你降低十五％的胰島素反應，同時減少二〇％的ＬＤＬ膽固醇，二三％的血糖。我曾有病人因服用這種超級纖維，而減輕十八公斤體重。

高蛋白奶昔粉

我極力鼓吹病人服用高品質、低過敏原的高蛋白糙米粉、豌豆粉、大麻粉或黃豆粉，其中有些是抗發炎和有解毒功能的。來自於天然黃豆的高蛋白黃豆粉含有異黃酮，可以降低血糖[13]和膽固醇[14]。高蛋白奶昔也是絕佳的早餐和點心，有助平衡你的血糖，治癒你的肝臟。請參考 p.316-317 的奶昔食譜。

進階級計畫的營養補充品

如果你的糖胖症自我評估測驗證實你符合進階級計畫，那麼除了必須服用基礎級計畫所列出的營養補充品之外，還必須加上下列項目才行。這些草本類營養補充品會結合基礎級計畫裡的營養補充品，幫忙改善血糖的平衡和胰島素的敏感性。

進階級計畫裡的營養補充品至少必須服用一年。一年後，再找醫師做一次檢驗，也再做一次自我評估測驗，評量進步的程度。如果數值都在理想範圍內，症狀比較改善，你就可以回到基礎級計畫推薦的服用方式。

- 一天兩次一百八十到三百六十毫克的阿拉伯膠樹（acacia，心材萃取物）和蛇麻草萃取物（hops extract）綜合補充劑，早餐一次，晚餐一次。
- 一千毫克的葫蘆巴種子萃取物（fenugreek seed），內含至少七〇%的可溶解纖維，每天服用兩次，早餐一次，晚餐一次。
- 一百五十毫克的苦瓜萃取物，一天服用兩次，早餐一次，晚餐一次。
- 一百毫克的武靴葉（gymnemal leaf）萃取物，內含二五%的匙羹藤酸（gymnemic acids），每天服用兩次，早餐一次，晚餐一次。

我會利用綜合產品，以合理的成本和數量來幫忙我的病人達成目標。欲知我為病人選用哪些產品，以及如何購買，請上 www.bloodsugarsolution.com。

進階級計畫營養補充品須知

讓我們仔細研究一下這些營養補充品。

阿拉伯膠樹和蛇麻草

一種全新等級的草本補充劑，取自於蛇麻草，可調節那些會控管基因、被稱為蛋白激酶（protein kinases）的信號元素。蛇麻草 α 酸（RIAA，全稱是 reduced iso alpha acids）和阿拉伯膠樹，也就是眾所皆知的選擇性激酶反應調結器（簡稱 SKRM），在臨床上已被證實可以改善胰島素的敏感度和脂肪的新陳代謝。

葫蘆巴、苦瓜和武靴葉

對晚期的糖胖症患者來說，我推薦葫蘆巴、苦瓜[16]和武靴葉[17]。印度和中東地區常使用葫蘆巴，它含有四羥基異亮胺酸（4 hydroxyisoleucine），可以協助胰島素作用，幫忙降低三酸甘油脂和提高 HDL 膽固醇。苦瓜可以透過它的植物營養素降低幫忙糖尿病的血糖。武靴葉是印度傳統醫學上的一種藥草，可以降低血糖，或許可以幫助修復或治癒胰臟。

糖胖症相關病症需要的其他營養補充品

有些營養補充品或許能有效治療和糖胖症相關的病症。雖然我不鼓勵你們在沒有醫師的監督下放棄任何藥物治療，但你們可以把這些營養補充品放進自己的療法裡，幫忙克服以下病症。想知道我向病人推薦和使用在他們身上的產品有哪些，請上 www.bloodsugarsolution.com。

高膽固醇（有別於斯達汀類降血脂藥的另類選擇）

紅麴

紅麴來自於紅麴菌（Monascus purpureus），它是長在紅米上的一種微生物。被傳統中醫使用了好幾個世紀之後，現在才發現這種紅麴可以幫忙維持體內膽固醇和血脂的平衡。[18]

- 一天服用兩次，每次一千兩百毫克，早餐一次，晚餐一次。

植物固醇

天然萃取的植物固醇（Plant Sterols），可以有效維持膽固醇的正常平衡。[19]植物固醇是一種植物營養素。將它們濃縮後加以服用，可以提高效能。

- 請服用內含五百到七百毫克綜合固醇的膠囊，每次一顆，一天兩次，早餐一次，晚餐一次。

高血壓

最能幫忙降低血壓的營養補充品是魚油和鎂，以及輔酶Q10[20]，前兩者我已經談過了（想知道更多有關輔酶Q10的資訊，請看第二十四章的步驟六）。它們都在糖胖症的治療上扮演重要角色，除此之外，還可以另外補充以下項目：

山楂葉萃取物

這種草藥療法被證實在心臟肌肉功能，以及冠狀動脈血流上，扮演要角。此外，也被證實可以降低糖尿病患者的血糖。[21]

- 一天服用兩次，每次兩百到三百毫克，早餐一次，晚餐一次。

血液稀釋劑

常有人推薦使用阿斯匹靈來幫忙糖胖症患者稀釋血液，但會有很高的中風和消化道出血風險。因此，我通常建議服用沒有這類風險的天然血液稀釋劑。

納豆激酶

納豆激酶（Nattokinase）這種酵素是在被稱為納豆的傳統日本發酵黃豆裡找到的，它可以幫忙維持血流的正常，有助於體內自然的凝血功能。[22]此外，也有益於血管。

- 一天兩次，每次服用一百毫克，早餐一次，晚餐一次。

蚓激酶

蚓激酶（Lumbrokinase）也是少數纖維溶蛋白（fibrinolytic）之一，或稱血液稀釋補充劑之一，它有助於維持體內的正常凝血功能。[23]

營養補充品的服用指南

在服用營養補充品時，有幾點事項要注意：

1. 和食物一起吃——用餐時或餐前吃，餐後才服用營養補充品可能會傷胃。如果你的胃已經不好，找個醫生幫忙解決你的消化問題，可能是不耐症的問題。
2. 餐前服用魚油，免得有魚腥味。不然，就先把膠囊冰凍起來，這樣一來，膠囊會進到腸道才開始溶解。
3. 我建議盡量服用膠囊型的營養補充品，它們比較好吞嚥。不過，如果你吞膠囊有困難，可以打開，將內容物撒在食物裡，或者加進奶昔裡。你也可以壓碎錠劑，和在食物裡或拿一點蘋果醬調和。此外，也有粉狀和液狀的營養補充品。

聰明地運用藥療法

現在有幾種不同等級的藥療法可用於糖胖症的治療。醫藥界裡最重量級的研究之一，糖尿病預防計畫（Diabetes Prevention Program）[24]發現，藥物治療的效果幾乎比不上生活習慣的改變。改變生活習慣所得到的效果，就算是在研究結束後仍可延續十年。按照血糖處方步驟做的病人，需要的用藥可能會愈來愈少。很多人甚至可能完全停藥，或者以我剛剛提到的天然藥草來替代。儘管如此，還是有必要知道有哪些方法可以選擇。

事實上，只有一種藥物我覺得還滿有效的，那就是美福明，或稱為庫魯化錠（Glucophage）。這種藥物的耐受力好，已經上市很久，曾做過完整的研究。其他藥物大多會引起嚴重的併發症，或者因為飆高胰島素和增加死亡及心臟病發作的風險，而使病況更惡化。其他藥物都是為了糖胖症所開立的處方藥，但效果有限，風險很高，我在後面會解釋。這也是為什麼我很少使用它們。足夠的營養、運動、補充劑，還有減輕壓力，這些都比藥物治療的效果更快和更好。

口服性的降血糖藥也是讓情況更糟、不會更好的藥物療法，因為它會迫使你的胰臟製造胰島素。市面上有些藥物療法還很新，尚未經過時間的考驗。我經常想起幾年前在某醫學刊物讀到的一篇文章：「千萬要在新藥物剛上市，還沒有出現副作用之前，就先使用它。」這類藥隨便舉幾個例子就知道，荷爾蒙藥物 Prempro、阻斷劑藥物 Avandia、非類固醇消炎藥 Vioxx。

藥物治療可以單獨使用，也可以綜合運用。下列是治療糖尿病的幾種主要療法。

糖尿病藥物療法

雙胍類（Biguanides），尤其是美福明（庫魯化錠），就是其中幾種最好的藥物療法之一，可用來改善胰島素敏感度的疾病。它們可以改善細胞對胰島素的反應，有助於降低血糖。

唑烷二酮類（Thiazolidinedione）

包括羅格列酮（rosiglitazone）和匹格列酮（pioglitazone）在內的胰島素增敏劑唑烷二酮類藥物（梵帝雅〔Avandia〕和愛妥糖〔Actos〕），都是新的糖尿病藥物，可以使你對胰島素更敏感，改善細胞吸收葡萄糖的速度。這些藥物也可以降低發炎現象，並在負責控制新陳代謝的PPAR細胞受體上直接作用，改善新陳代謝，但是眾所皆知副作用的代價很高：體重增加和肝臟受損。全球最厲害的糖尿病阻斷劑梵帝雅，已被證實會增加心臟病發作的風險，一九九九年到二〇一〇年，已經發生四萬七千件心臟病死亡案件。現在這個處方只能在附帶警告和某些特定情況下，才能開立。因此，在開這類藥物的處方時，我都會特別小心。

硫醯基尿素類降血糖藥（Sulfonylureas）

屬於較老一代的藥物，其中包括格力匹來（glipizide）、格力本和格列美脲（glimepiride）。我強烈反對使用這些藥物，因為它們只能短期降低血糖，長久下來，反而增加胰島素的生成。除此之外，美國食品藥物管理局也要求使用特殊的黑色盒子，來警告病人這些藥物確實會提高心臟病發作的風險，所以這是你應該設法避免使用的藥物。簡而言之，它們治療的是症狀，而非病因。

α葡萄糖甘酶抑制劑（Alpha-glucosidase inhibitors）

其中包括阿卡波糖（acarbose）和米格列醇（miglitol），都能幫忙降低糖和碳水化合物在腸道內的吸收速度。這些藥物偶爾服用或許還滿有用的，但是我發現ＰＧＸ纖維更能有效地減緩糖被血液吸收的速度。這些取自於黑豆的發酵黃豆萃取物，已在實驗室裡被證實可以阻斷 α 葡萄糖甘酶（這種酶會負責將碳水化合物分解成更簡單的糖），而且可以減緩某些糖的新陳代謝。我通常會建議我的糖胖症患者用餐之前服用三百毫克。

腸泌素（Incretins）

是才新推出的阻斷劑。它們的作用是透過刺激第一型類生糖素胜肽（glucagon-like peptide-1，簡稱 GLP-1）受體，或者透過阻斷酵素 DPP-4（因為 DPP-4 通常會損壞 GLP-1）來促進胰臟分泌胰島素，進而保持血糖的穩定，不讓它升高。但服用者有超過五八％的人會出現噁心反應，二〇％的人會嘔吐，所以這種降血糖療法會讓人不太舒服。而且，目前還沒有長期研究可以充分告知它的風險。但像 NAVIGATOR[25] 這類著名的大型研究曾經證實，它並無法有效降低前期糖尿病相關的各種風險。事實上，在經過一年的藥物治療後，胰島素和血糖會比藥物治療開始前來得高。正因為如此，我通常不會使用這些藥物。

胰島素

是最後的手段，是在所有方法都失敗後才會採取的手段，因為它會導致體重增加，膽固醇上升和血壓升高。

綜合使用這些藥物療法或許有幫助，但誠如你所見，許多方法都有風險，如果能改變飲食和生活習慣，專心治療這種病症背後的原因，就不必去冒這些險了。

還有其他幾種療法可用來治療糖胖症患者。

降低膽固醇的藥物療法

菸鹼酸（Niacin，或稱 Niaspan）

是很有效的藥物療法，你可能不知道它其實就是維生素Ｂ３。如果在醫生監督下服用高劑量（一千到兩千毫克）的菸鹼酸，可以有效降低三酸甘油脂和提高ＨＤＬ，這是斯達汀類降血脂藥所辦不到的事情。不過，菸鹼酸的攝取必須小心監視，因為如果劑量太高，可能傷肝。假如我們無法僅靠飲食和生活習慣的改變，來幫忙ＨＤＬ或三酸甘油脂恢復正常，菸鹼酸通常是我會採用的藥物療法。此外，它的好處還包括幫你增大膽固醇分子的體積和降低分子數量，這也是斯達汀類降血脂藥辦不到的事情。而且有研究證實，它可以逆轉動脈裡的膽固醇斑塊。[26]有些研究證實，將低劑量的斯達汀類降血脂藥和菸鹼酸混合使用，一樣可以逆轉斑塊形成的問題。其他研究結果則顯示，和斯達汀類降血脂藥混合使用，並無好處。

斯達汀類降血脂藥（Statins，包括立普妥、冠脂妥〔Crestor〕、素果〔Zocor〕等）

這些被證實有助於降低ＬＤＬ膽固醇，以及減少心臟病發作的風險和死亡機率，不過僅限於高風險的病人。可是，它們不會有效改善脂質的分子體積、降低三酸甘油脂，或提高ＨＤＬ。此外，它們似乎也會讓胰島素升高，造成肌肉的傷害和神經病變。事實上，它們會增加九％左右的糖尿病罹病風險。[27]我發現紅麴裡天然斯達汀降血脂藥的功效很好，又無副作用。斯達汀有個意想不到的良好副作用，就是它會降低發炎現象。但要降低發炎現象，其實有更好的方法，譬如抗發炎的飲食、運動、攝取魚油，甚至服用綜合維生素。欲知更多資訊，請上 www.drhyman.com/cholesterol 我的部落格，查看有關膽固醇和斯達汀之類的資訊，其中包括「不用服藥就能解決膽固醇問題的七種訣竅」（7 Tips to Fix Your Cholesterol Without Medication），「斯達汀藥物會引發糖尿病嗎？」（Do Statins Cause Diabetes?），以及「藥物的末日審判」（Pharmageddon）。

血液稀釋劑和消炎藥

阿斯匹靈（Aspirin）

很多有糖尿病的病人都有發炎和血液黏稠的問題，多數醫師會建議每日服用嬰兒專用的阿斯匹靈（八十一毫克）。這會有幫助，但並非沒有風險，胃腸出血和出血性中風都可能發生。魚油、納豆激酶、蚓激酶是三種天然的血液稀釋劑。欲知更多詳情，請參考第二十六章。

高血壓的藥物療法

以安全的方法降低糖胖症的血壓是很重要的。對多數人來說，只要照血糖解方做，便能降低血壓。可是，如果你需要接受高血壓的藥物治療，有些事項你必須注意。

一般來說，像 Altace 這類 ACE 阻斷劑，以及像得安穩（Divoan）之類的 ARB 阻斷劑，甚至利尿劑，都可以安全地降低血壓。ACE 阻斷劑和 ARB 藥物療法，可以幫忙減緩腎臟疾病的病程。但我建議你們盡量不用 β 受體阻斷劑（beta-blockers），因為它們會讓胰島素阻抗更惡化。研究證實，它們會減少細胞對葡萄糖約二五％的吸收。天然的替代療法是山楂、魚油、輔酶 Q10，以及鎂。請參考 p.223，了解如何利用有別於血壓藥物的天然替代療法。

要解決高血壓的問題，關鍵在於病因的治療。大多數的高血壓其實是胰島素阻抗所引起。另外，常被人們忽略但可治療的高血壓成因，還包括：阻塞性睡眠呼吸暫停症、缺乏鎂或鉀或 omega-3 脂肪酸，以及像鉛、汞這類環境毒素的危害。

【第二十一章】

第三週：放鬆心情，療癒身體

這一週我們的重點會擺在如何按下暫停鍵，讓自己深度放鬆。

壓力是促使血糖不平衡的推手。它會引發胰島素阻抗，造成體重上升，身材中廣，增加發炎現象，甚至可能演變成典型糖尿病。[1]所以固定練習放鬆很重要——深呼吸、漸進式肌肉放鬆、暗示療法（guided imagery）、祈禱、熱水泡澡、運動、冥想、瑜伽、按摩、生物反饋療法（biofeedback）、催眠，甚至做愛。你要生存下去，就必須依賴它們。

【現在就行動！】練習放鬆

大部分的人都不知道怎麼放鬆。我們的社會不鼓勵放鬆，它是一種我們沒花時間去學會的技巧。可是，如果你想活得健康快樂，自主放鬆是很重要的。只有在放鬆的情況下，才會有療癒、修復、更新和重生的過程。我們都需要活化自己的副交感神經系統，也就是眾所皆知的放鬆效應。[2]但要怎麼做呢？

很多文化都有各自的心靈放鬆和身體療癒方法，在這裡我會提供兩種技巧幫忙活化你的放鬆效應。

腹式呼吸

學會深呼吸，有時候也稱為「腹式呼吸」或者「膈膜式呼吸」（diaphragmatic breathing），它可以幫助你立刻放鬆，這是一種隨時隨地都可以做的技巧。我建議你一天最少五次——一次起床時，每餐飯前，再加上睡覺前一次。如果願意，多做幾次也無妨。只要你覺得壓力過大或不知所措時，便可以做，任何時候都可以。

學會如何更深層地呼吸：

1. 可以的話，鬆開自己的衣服，採取一個舒服的姿勢。躺在地板上或躺靠在你的辦公椅裡，或者隨便找個地方坐直。
2. 閉上眼睛，花一點時間感覺自己的呼吸。
3. 現在把一隻手放在肚皮上，另一隻手放在胸前。注意一下當你呼吸時，是胸膛在起伏還是腹部在起伏？如果要深呼吸，你腹部的起伏程度必須大於胸膛的起伏程度。如果沒有辦法很自然地做到這一點，請先專心訓練自己用腹部呼吸。然後，把雙手輕放在身體兩側或膝蓋上。
4. 現在用鼻子深吸一口空氣，讓空氣進入腹腔，數到四。慢慢數。
5. 屏息，數到二。
6. 再用嘴巴緩緩吐氣，慢慢數到六。
7. 暫停一下，數到一。
8. 重複十次這樣的呼吸方式。

如果你想讓腹式呼吸提升到更高層次，可以呼吸時加上「禱詞」，也就是一句可以讓你放鬆又可以不斷複誦的話。所以先選好你的禱詞——也許是「放鬆」或「愛」或者「和平」，或任何有助於你釋放自我的字句——每次呼氣時都反覆說它。

除此之外，也可以加長呼吸運動的時間。有人建議膈膜式呼吸可以延長到一天六到十分鐘。

想像

誠如馬丁・羅斯曼（Martin Rossman）在其著作《憂慮解方》（*The Worry Solution*）所言，今天大部分的壓力源都是內化的，來自於我們的自言自語。你不應該相信你自己的每個愚蠢想法！我們的交感神經系統，是被我們的思緒或我們自以為是的想像啟動，而不是被真正的外在壓力源啟動。理由之一，是我們常異想天開；我們會執著於解不開的難題；我們總是做最壞的打算；我們的思想悲觀；我們相信而且活在自我想像的負面故事裡；我們在周遭生活裡總是看到不利於自己的蛛絲馬跡。

如果我們可以用想像力來讓自己焦慮，當然也可以靠想像力來穩定心緒。我們可以想像自己正要進入一種平和的狀態。

接下來是一個簡單的想像練習，可利用它來幫忙自己放鬆。熟記它，用數位錄音的方式錄下來，找你心愛的人念給你聽，或者利用我在 www.bloodsugarsolution.com 所製作的線上版。

1. 鬆開你的衣服，採取一個舒服的姿勢。躺靠在你的辦公椅裡，或者躺在床上或地板上。閉上你的眼睛，開始利用膈膜式呼吸法深呼吸。感覺你正緩緩吸氣和吐氣。讓身體開始鬆弛。注意肌肉是如何放鬆，緊繃的眼睛和頭部正慢慢鬆開。
2. 現在把心思轉移到你曾去過的地方，那兒寧靜、祥和、放鬆和滋養心靈。試著用心靈之眼觀察它。你可能發現自己正在海邊，或者站在天篷般的紅杉林裡，抑或站在山頂，或坐在大教堂裡。無論什麼地方，只要能讓你放鬆，就想像你在那裡。
3. 當你放鬆下來時，注意到自己的身體有什麼感覺？是不是覺得雙腳和雙腿輕鬆多了？腹部柔軟了？手臂不再沉重和緊繃？你的胸膛感覺如何？你的脖子和頭部呢？它們也變得柔軟和放鬆了嗎？花點時間感覺自己的身體，找出哪些地方太緊繃。當你發現自己緊繃時，溫柔地鼓勵它放鬆和敞開。
4. 花點時間調整呼吸。它夠深層夠緩和夠有力嗎？你可以感覺到你的呼吸充滿全身嗎？如果不行，請深化你的呼吸，看看能否讓它從裡到外地按摩你全身，讓身體整個放鬆。

5. 這種深呼吸放鬆運動，你想做多久都可以。等你做完了，慢慢扭動你的手指和腳趾，打開眼睛，站起來，開始你一天的生活。看看能不能把這種放鬆的感覺帶進你的生活裡。

我強烈推薦馬丁．羅斯曼所錄的想像世界，裡面有更多類似的運動。欲知更多詳情，請上 http://www.bloodsugarsolution.com/the-worry-solution-visualization。

【現在就行動！】來進行媒體齋戒吧

琳達．史東（Linda Stone，www.lindastone.net）是我的朋友，曾為蘋果和微軟的執行長工作過，她發現媒體會影響我們的神經系統。記得我說過，美國人一天花在螢光幕前的時間平均是八個半小時。負面和無關緊要的大量資訊不斷淹進我們的腦袋，它們會讓你肥胖和造成糖尿病。此外，也會讓你無法呼吸。

她說在螢幕前的時間確實會扭曲你的正常呼吸。琳達．史東稱它為「電子郵件呼吸中止症」（email apnea）。在電視和電腦螢光幕前，我們常會屏住呼吸，在其他媒體面前也是，包括雜誌和廣播在內。就像她說的：

> 我們這個國家的生病軌跡，是隨著個人科技的普及，以及我們與電視的關係在運行。至少有兩件事情助長了電子郵件呼吸中止症：不良的姿勢和期待心理。因為有期待，所以會屏息以待。不管這個期待是源於收信匣裡源源不斷湧入的信件，還是一部感性的電視節目，結果都一樣——我們屏息，而且在多數情況下不敢大力呼氣。
>
> 我們的呼吸模式是關鍵，它管理我們的注意力，它是我們感覺幸福的關鍵，而且最重要的是，它會透過淋巴液和血液循環，輸送氧氣，滋養我們的身體。暫時停止呼吸是為了讓你做好迎戰或逃

跑的準備，它有利於行動時一鼓作氣，壓力荷爾蒙會因此而瞬間湧現，消化排泄系統會暫時停止運作。

我們最好從小就學會良好的呼吸模式，它的重要性不亞於運動和適當的營養。

我建議在血糖解方執行期間，落實一週媒體齋戒。

- 不開電腦（除非工作上的必要）。
- 不看電視或電影。
- 不看書報雜誌，除非是睡前一小時的輕鬆閱讀，或者為了幫助自己落實這個計畫而讀這本書。
- 除非你是在血糖解方的相關網站上使用工具，否則不上網、不上臉書、不上推特、不傳簡訊，也不使用智慧型手機（除了接電話之外）。

如果你擔心錯失世界大事，可以請教你資訊靈通的朋友，每天僅止一次。你會很訝異自己竟然有這麼多時間，可以去做對你生活及能量有利的事情：購物、下廚烹調、好好吃頓飯、運動、放鬆、睡覺，和親朋好友聯絡。以後再決定你要讓哪些媒體重回你的生活。

日誌練習：記錄你一天的生活

每天晚上花二十分鐘記錄你的一天。試著寫寫看，不要中斷。如果你不知道該寫什麼，就說：「我不知道該寫什麼。」直到有靈感為止。寫日誌被證實對活化放鬆效應很有效。

【現在就行動！】足夠的睡眠

研究結果清楚告訴我們：缺乏睡眠或睡眠品質不佳，會傷害你的新陳代謝，造成你嗜食糖或碳水化合物，讓你吃更多，於是引發心臟病、糖尿病和早逝的風險。擁有充足和品質良好的睡眠，對健康來說很重要，也是保持血糖平衡和減重的簡單方法之一。

而第一步，就是把睡眠放在第一位。我以前以為MD（medical doctor的簡稱）的全稱是「medical deiry」（醫學之神），意思是我不必像其他普通人那樣遵守同樣的睡眠法則。於是我熬夜輪班，無視自己的身體也需要休息。

不幸的是，我們的生活充滿各種刺激——而且不斷被刺激，直到上床睡覺為止。這不是平靜的睡眠方式。而且坦白說，我們夜裡吃宵夜，回電子郵件、上網，或者工作，然後立刻上床看夜間新聞報導世界各地的災難和痛苦，難怪睡不好。

我們應該在睡前兩小時就放自己假，建立起睡眠的儀式——一套你睡前會做的儀式，幫助全身系統準備就眠——讓它來引導你的身體進入深沉和療癒性的夜晚睡眠裡。

我們每個人都有一點創傷後壓力症侯群（或者應該說是創傷壓力症候群，因為對很多人來說，這些壓力「都還不是過去式」）。有人已經在研究壓力以及創傷經驗和影像，對睡眠的影響。如果你照我教你的方法，來重建正常的睡眠模式，你的創傷後壓力可能就會真的成為過去式。

這可能需要幾週或幾個月的時間，不過這二十招一定可以重新設定你的生物節奏：

1. **練習規律的睡眠節奏。**每天的上床和起床時間都要固定。
2. **你的床只能用來睡覺和做床第之事。**不要在床上閱讀或看電視（除非是能舒緩和鎮定情緒的書籍）。
3. **打造一種有助睡眠的美學環境。**充分運用沉靜祥和的色彩，去除雜亂和令人分心的因素。
4. **讓室內環境全黑和安靜無聲。**考慮使用眼罩和耳塞。
5. **對咖啡因敬而遠之。**它也許可以幫助你暫時保持清醒，但最後只會害你夜裡更難入眠。
6. **避開酒精。**它有助於入眠，但會打斷睡眠，造成睡眠品質不良。

7. **一天至少曝曬陽光二十分鐘，最好一早就曬太陽。**陽光射入眼睛，會啟動你腦部某種特殊化合物，以及像褪黑激素這樣的荷爾蒙，這對健康的睡眠、心情和健康的老化來說很重要。
8. **睡前三小時不要進食。**睡前吃大餐會讓夜裡睡不好。
9. **晚餐後不要做劇烈運動。**它會讓身體太亢奮，於是更難入眠。
10. **把你掛慮的事情寫下來。**睡前一小時，寫下焦慮的原因，並訂定隔天的解決計畫來降低焦慮。這可以幫忙釋放情緒，進入深沉和安穩的睡眠裡。
11. **洗個具有芳香療癒功能的特級熱水澡，在水裡加浴鹽或蘇打。**上床前升高體溫，有助於入眠。熱水澡可以放鬆肌肉，消除生理和心理的緊繃狀態。只要在洗澡水裡加一到兩杯的鎂鹽（硫酸鎂），一杯半或一杯小蘇打（碳酸氫鈉），再加十滴薰衣草精油，便可獲得很多益處，包括可以透過皮膚吸收到鎂，小蘇打的鹼性中和作用、再加上薰衣草可以降低皮質醇，這些都有助於入眠。
12. **睡前按摩或做伸展運動。**這也有助於放鬆身體，更容易入眠。
13. **保持腹部的溫暖。**這可以提高體內的核心溫度，啟動適當化學物質來幫助入眠。利用熱水袋、電毯或枕邊人的溫熱身體，都可以。
14. **避免服用有礙睡眠的藥物。**包括鎮定劑（雖然可以用來治療失眠，但最後會變得有依賴性，反而破壞正常的睡眠節奏和結構）、抗組織胺、酒精性飲料、感冒藥、類固醇和含有咖啡因的頭痛藥（譬如 Fioricet）。
15. **利用草本療法。**睡前一小時，試著服用三百到六百毫克的西番蓮（passionflower）或三百二十毫克到四百八十毫克的纈草根萃取物（*Valeriana officinalis*）。
16. **睡前服用兩百到四百毫克的檸檬酸鎂或甘胺酸鎂。**這可以放鬆神經系統和肌肉。如果你有便秘問題，就服用檸檬酸鎂，如果你常拉肚子，就服用甘胺酸鎂。
17. **試試其他營養補充品和香草。**鈣、茶胺酸（一種取自於綠茶的胺基酸）、GABA、5HTP及木蘭花，這些都有助於你入睡。

18. **晚上可以嘗試服用一到三毫克的褪黑激素。**褪黑激素有助於穩定你的睡眠節奏。

19. **讓自己放鬆，冥想，或者聽暗示療法的ＣＤ。**這些都有助於你入眠，或者上床睡覺時，利用本章所教的呼吸和想像技巧。

20. **去看醫師。**如果你還是睡不著，最好找醫師評估是否有其他問題阻礙睡眠，譬如食物敏感症、甲狀腺問題、金屬嚴重中毒、長期疲勞、壓力和沮喪，以及睡眠障礙，這些問題可能都需要在睡眠實驗室裡診斷。

重點是，每天都要有好的睡眠品質和放鬆的時間——就算只有五分鐘也好。一天只要深沉放鬆三十分鐘，便能改變你的人生。

【第二十二章】

第四週：有趣又聰明地運動

【病人的故事】運動是最佳良方

六十四歲的喬夫體重高達一百三十八公斤，有糖尿病、心臟病、高血壓和一大堆健康問題，全都在進行藥物治療。在一場演說中，他聽到我說很少有一百三十幾公斤重的人活到八十歲，九十歲更幾乎不可能。

他囁嚅地問我是否能幫他。我說可以，但他必須完全遵照我說的方法（因為我知道多數人都只聽從一半，不管是飲食還是運動）。喬夫真的每件事照辦。在他開始落實血糖解方之前，最主要的運動是大吃大喝。現在他開始每天做四十五分鐘的有氧運動，一週三次的三十分鐘肌力訓練，還有一天十五分鐘的伸展運動。一年後，他的體重少了六十四公斤，糖尿病、心臟病都不藥而癒，再也不用藥物治療。

運動可能是改善糖胖症和其他疾病的最佳良方。它是一次購足式的神奇仙丹，拯救過的性命恐怕比任何抗生素和疫苗加總起來還要多。如果它是一種處方藥療法，我們都應該去買它的股票，明天就準備退休。科學家把運動視為「多效藥丸」，因為它能治百病。[1]

以下是它的幾點益處。運動可以：

- 讓你的肌肉和細胞對胰島素更敏感。
- 平衡和降低血糖。
- 加速減重和減少腹部脂肪。
- 調節食欲和降低嗜食疾病。
- 降低血壓。
- 降低三酸甘油脂和ＬＤＬ（壞）膽固醇。
- 升高好膽固醇（ＨＤＬ）。
- 降低發炎現象（Ｃ反應蛋白以及像ＩＬ－６這類其他發炎性細胞激素分子）。
- 改善糖胖症所造成的脂肪肝。[2]
- 提高粒線體的數量和功能，加快新陳代謝，延年益壽。
- 改善基因表現，啟動可以改善胰島素敏感度和逆轉糖胖症的基因。
- 正常化男性和女性的性荷爾蒙功能。
- 幫忙矯正和預防因糖胖症所引起的男性勃起功能障礙。[3]
- 改善情緒和專注力，創造和改善腦細胞之間的連結，增進體力，幫助睡眠和消化。

【現在就行動！】有氧運動和肌力訓練

最近有篇《美國醫學學會期刊》的研究發現，將有氧運動（持續鍛鍊心律）和肌力訓練（建立肌肉）結合一起，對糖胖症和減重來說最有幫助。

有氧運動：把它變好玩

理想的情況是，每天至少走路三十分鐘。找個計步器來計算你走了多少步。每天戴在身上，目標是一天一萬步。請上 www.bloodsugarsolution.com/fitbit，參考哪種步行追蹤器最理想。

要逆轉嚴重的糖胖症，通常必須進行更劇烈和持久的運動。跑步、騎腳踏車、跳舞、運動比賽、彈跳床運動，或者任何對你來說有趣的運動。持久進行的有氧運動，六十分鐘便能達到七〇％到八五％的最高心跳速率（請看專欄的計算方法）。通常要想完全控制住糖胖症，一週五到六次的運動是最基本的要求。做點運動是好事，而且多多益善。先從每天五分鐘開始，你需要的只是一雙運動鞋。

間隔訓練：把它變快

有研究發現，你可以透過短時間的高強度運動，來提高新陳代謝、燃燒更多熱量、減掉更多體重。間隔訓練——在極短時間內加速運動量，或者稱為短距離全速衝（wind sprints）——這是一種讓規律運動突然加速的簡單方法。關鍵就在於無氧運動（意思是你的細胞暫時不靠氧氣來燃燒卡路里），必須在瞬間超過你的目標心率。

以每週兩到三天的三十分鐘間隔訓練來取代規律的有氧運動，會讓你在短時間內得到更多益處。間隔訓練的方法如下：

- 五分鐘的暖身運動。
- 十次間隔運動，把心率提高到間隔心率帶（請參考次頁專欄內容），時間持續三十秒，再回到目標心率帶（請參考以下內容），時間持續九十秒。
- 最後以五分鐘的緩和運動來結束。

我找到一種很有效的間隔訓練運動課程，很多讀者使用後都有不錯的成效。欲知更多資訊，請上

www.bloodsugarsolution.com/pace。

肌力訓練：變得結實

肌力訓練也很重要，因為它能幫忙鞏固和打造肌肉，有助於你整體血糖和能量的新陳代謝。老化和糖胖症的最大原因之一，就是肌肉的流失，專有名詞為肌少症（sarcopenia）。肌肉是你燃燒最多卡路里的地方，如果你的肌肉鬆弛，脂肪很多，你就會有胰島素阻抗，更快老化。

【專欄】如何計算你心率帶

目標心率帶是指你最高心率的七〇％到八五％。

- 220減掉你的年齡＿＿＝預估的最高心律（簡稱HR）
- 最高HR×0.70＝低目標心率帶
- 最高HR×0.85＝高目標心率帶

注意：如果你正在接受藥物治療，譬如β阻斷劑，這個公式就不適用了。

間隔心率帶是以你最高心率的八五％到九〇％來計算。

- 最高HR×0.85＝低間隔心率帶
- 最高HR×0.90＝高間隔心率帶

我鼓勵你們利用心率監測器來確保自己處於這樣的「心率帶」。我推薦 www.bloodsugarsolution.com/heartrate 上的監測器。

你有各種方法可以鍛鍊肌肉——從啞鈴到運動彈力帶、藥球（medicine ball）、健身器材，甚至透過武術、瑜伽或彼拉提斯來自我訓練。我個人偏好瑜伽，因為可以有三合一的效果——肌力、伸展和放鬆。如果你做的是「熱」瑜伽，還能得到三溫暖和排毒的效果。你或許需要有人幫忙你起頭，或者幫你養成規律運動的習慣，但自己要有恆心，一週至少三次。

保持柔軟：讓它伸展

利用伸展運動或瑜伽來保持身體的柔軟與彈性，可以預防其他活動所帶來的傷害與疼痛。有些瑜伽甚至可以讓你同時達到有氧運動、肌力訓驗和伸展的三合一效果。平日運動前後，至少要各做五分鐘的伸展運動來暖身和緩和身體。而且一週要做兩次三十到六十分鐘的全身伸展運動。

你的運動量應該多少

當你在落實計畫時，每天運動量至少得有三十分鐘的快走運動。當然，量愈大愈好，對一些人來說，慢慢增加有氧運動量是很重要的。先從每天的快走運動開始。接下來，如果你想要或需要更全面的運動課程（我也非常鼓勵），請照下列的方法做：

- **增加更多劇烈和持久性的有氧運動**。目標是六十分鐘內達到最高心率的七〇%到八〇%，一週最多六次。
- **嘗試間隔訓練**。試試看時間更短的運動訓練方式（三十分鐘），一週兩到三次在有氧運動的規律速度下突然加速，增加負荷強度，更快達到健身目的。
- **利用肌力訓練使自己更強壯**。不管是透過舉重來做阻力訓練，還是例行的瑜伽運動，都要一週兩到三次地整合肌力訓練。

- **保持柔軟與彈性**。例行運動前後，至少要做五分鐘的伸展運動。試著一週兩次做三十到六十分鐘的全身伸展運動。

若想知道如何將運動融入生活，如何建立最適合你的規律運動方式，請上 www.bloodsugarsolution.com，查看詳細的指南、建議和資源。想讓自己動起來，其實有很多課程、點子和方法可以利用。只要行動就行了！

【現在就行動！】試試看遊戲的方法

我必須承認，我討厭運動。玩遊戲，可以，但運動？免談。你在健身房裡絕對找不到我。我會利用各種不同方法來健身。我也鼓勵你們去探索自己喜歡的活動，把傳統運動留到你們找不到地方玩的時候再做吧。

以下是我最喜歡的幾種遊戲方式：

- 拉下窗簾，放你最喜歡的音樂，盡情舞動身體。
- 比賽（網球、牆網球、捉人遊戲、奪旗遊戲、籃球、英式足球、排球）。
- 加入某運動社團，和其他人固定切磋球技。
- 找朋友一起慢跑或跳舞，也趁機和大家聯誼。
- 暢遊大自然——散步、遠足、騎腳踏車、直排輪或滑雪。這可以滋養你的身心靈。
- 做點季節性運動——冬季越野滑雪或雪地長征，夏季池塘游泳或海邊漫步。多一點變化，才會有趣。
- 去上課。團體活動可以讓運動更上手——飛輪運動、瑜伽、舞蹈、森巴舞等。
- 每天都有不一樣的活動，或至少每週都有。

日誌練習：你為什麼不運動？

你不運動的藉口是什麼？

- 我時間不夠。
- 我不喜歡運動。
- 我不知道怎麼運動。
- 我太累了，沒有力氣運動。
- 我會覺得不好意思。
- 我受過傷，或者害怕受傷。
- 外面很冷；外面很熱。
- 去健身房或找健身教練，成本都太高了。
- 我在學校上體育課時，被人嘲笑過。
- 我工作太多。
- 我不喜歡流汗。
- 我擔心我會心臟病發作或中風。

這些藉口都有事實根據嗎？還是可以想辦法解決？不想運動的理由總是有很多——缺乏動力、負面聯想或自信不足。惰性是很難克服的，可能是礙於一些痛苦的情緒經驗和先入為主的觀念，可是一旦起了頭，你會訝異自己當初為何如此抗拒。

【第二十三章】

第五週：乾淨和綠化的生活

環境毒素對你的身體和地球都不好。不幸的是，我們的食物、水、空氣、居家和個人保養品，往往都是隱性毒素的來源。環境毒素、肥胖症和糖尿病，以及眾多慢性和發炎性疾病之間的關聯，已經無庸置疑。我們最多能做的，只是盡量降低自己和社區上的毒素負擔。我們常常在想如何創造不破壞環境的作業方式，以免地球生態遭遇浩劫，物種被滅絕。但真正的問題在於，我們自己也是這個生態系統的一部分，我們的身體也已經變成有毒廢棄物的垃圾場。**假如我們是食物，一定也是不能令人安心食用的食物。**

自一九〇〇年以來，市面上已經出現八萬多種未經證實安全的化學物質和毒素。部分東西在我們使用了幾十年後，才被證實那些東西並不安全（譬如香菸、DDT或戴奧辛、水壺材質的磷苯二甲酸鹽〔phthalates〕，或者嬰兒奶瓶的酚甲烷〔bisphenol A〕）。比較謹慎的做法是，除非一開始就證實安全，否則別使用它。但以我們現有的控管環境來說，仍做不到這一點。所以，我都是採小心提防的原則，或者說與其事後遺憾，不如事前小心為上。

重要的是先想清楚毒素來源有哪些，盡我們所能地從這五種來源去降低自己的中毒機會：

1. 食物。
2. 水。
3. 代謝下的毒素（體內的排泄物）。

4. 個人保養清潔用品和家庭用品裡的隱性環境化學物質及金屬。
5. 電磁輻射或頻率（簡稱 EMFs）。

【現在就行動！】請吃有機、草飼、不破壞環境、乾淨的食物

盡量避開飲食裡常見的化學物質和毒素來源。只要市場對乾淨食物的需求愈大，未來的價格就會愈便宜，這種食物也會變得愈普及。

蔬菜和水果

可能的話，請購買有機、當地和當季的新鮮蔬果。若是沒辦法，也請避開污染嚴重的食物（請上 www.ewg.org 查看堪稱罪魁禍首的十二大污染物〔dirty dozen〕和安心清單〔Clean 15〕）。避開那些以傳統方式種植、毒素含量高的蔬果。以下是十大蔬果要犯：桃子、蘋果、甜椒、芹菜、油桃、草莓、櫻桃、萵苣、葡萄、梨子。若想食用這些蔬果，也請選擇有機的，以免殺蟲劑含量過高。

肉類和禽肉

請購買沒有注射荷爾蒙、抗生素或殺蟲劑的肉類，最好是自由牧養和草飼的。動物油脂是殺蟲劑和其他毒素的儲存庫。天然放養的動物，其身上的油脂品質，和在養殖場裡長大的動物全然不同，這是從脂肪酸結構和毒素結構的角度來看。所以，請在你的能力範圍內選擇品質最好的肉類。

魚類

避免食用大型的掠食性魚類和河魚，牠們的汞金屬和其他污染物含量高到令人難以接受。這其中包括旗魚、鮪魚、智利海鱸、大比目魚、馬頭魚和鯊魚。如果要食用汞含量低和毒素低的野生魚類，建議

你們食用鮭魚、沙丁魚、鯡魚、蝦和貝類。不要吃快絕種的魚類。在選擇魚類時，請利用天然資源保護委員會（Natural Resources Defense Council）所推出的現金卡（wallet card）（http://www.nrdc.org/health/effects/mercury/walletcard.PDF）。盡可能食用是在不破壞環境、可以恢復和可以再生的作業下，所養殖或捕捉到的魚類。請上 www.bloodsugarsolution.com/cleanfish，查看有哪些品牌和公司可以選擇。

【現在就行動！】飲用乾淨的水

你的身體大多是由水組成，你的細胞就浸在水裡，它是你用來排泄眾多毒素的工具。在醫學院裡曾有教授告訴我：「解決污染問題，必須靠稀釋。」

水是最好的飲料（以前人類大多是喝水）。飲用乾淨、新鮮和純淨的水——一天六到八杯——這對你好處多多。我們口渴的時候，常以為自己餓了，或者在有點脫水的時候，自以為只是累了。

如果你尿液的顏色很深或很黃，表示你沒有攝取足夠的水份，尿液應該是清澈或淡黃色（除非你剛服用過維生素，因為核黃素〔riboflavin〕和維生素 B2 會使你的尿液變黃）。如果你有便秘，通常是因為糞便太乾燥。如果只吃纖維，卻不攝取足夠的水，你的糞便會變得像水泥一樣硬。

四十年前，我還十幾歲的時候，曾參加過科羅拉多州野外的獨木舟之旅。當時我敢把臉浸到湖水或河水裡，直接飲用美味、純淨的水。但今天我不敢。如今淡水河和淡水湖裡平均含有三十八種以上的污染物，包括有害的微生物、殺蟲劑、塑料、金屬、氯、氟化物[1]、藥物，和其他毒素。有沒有想過百憂解（Prozac，抗憂鬱藥）和普雷馬林（Premarin，口服雌激素）隨著人體尿液排泄後去了哪裡？全美國的地下蓄水層都被殺蟲劑類的石化產品污染，它們從我們工業養殖作業過程中滲進地底。就連自來水也不再是安全的飲用水。在這個國家的某些地區，一種稱為水力裂解的全新天然油氣採礦技術，會把有毒的化學物質釋進水中。人們只要用一根火柴便能點燃他們的自來水。

瓶裝水也好不到哪裡去，因為大部分都不受管控。有些原本還不錯的水——譬如逆滲透過濾水——

卻被裝進塑膠瓶裡，而這些瓶身可能含有磷苯二甲酸鹽或酚甲烷，這些都是有毒的石化產品。

最好的方法是先過濾自己的水，再裝進不鏽鋼的水瓶裡。過濾的方法很多。最棒的兩種是簡單的**碳過濾法**（carbon filters，譬如 Brita 牌濾水壺）或者**逆滲透過濾系統**（reverse-somosis filtering system），後者是以多段式過程來移除水中毒素。裝這種設備需要投資成本，但長遠來看，很划算。欲知有關過濾水的各種建議，請上 www.bloodsugarsolution.com/reverse-osmosis-water-filter。

【現在就行動！】讓你的體液流動，代謝毒素

你的身體很聰明，它知道如何解毒。你只要確保自己有盡力幫忙就行了。每一天的每一分每一秒，你的身體都在透過你的尿液、肝臟、汗水和呼吸，動員、轉換和排泄毒素。如果你不呼吸，你會在四分鐘內因為二氧化碳而昏迷、死亡。如果你不小便，你會在一週內死亡或者死於尿毒。如果你的肝臟停止工作，你就不能排出毒素，大約一個月內會死亡。如果你不透過運動或三溫暖流汗，你就擺脫不了你體內終其一生所累積的石化產品和金屬。

所以，你需要四重奏的 4P 療法來幫你身體解毒。

1. **小便**（Pee）。一天喝六到八杯約二三〇 c.c. 的水，讓尿液清澈透明。
2. **大便**（Poop）。一天排便一到兩次（如果有便秘，請參考第二十四章的步驟四，或 www.bloodsugarsolution.com）。只要額外補充檸檬酸鎂、維生素 C 和纖維（譬如磨碎的亞麻籽，再加上一天八杯水），就能改善多數的便秘疾病。
3. **排汗**（Perspire）。定期透過運動和蒸氣浴或三溫暖的方式來大量流汗（請參考第二十四章第五步驟的三溫暖指南）。也可以利用我偏好的方法——特級熱水澡——來加熱體溫和排汗。
4. **普蘭納亞馬**（Pranayama，**梵文，意思是呼吸**）。利用腹式呼吸法來練習深度呼吸（請參考第二十一章）。

【現在就行動！】避開隱性環境化學物質和金屬

大部分人並不清楚我們每天暴露在環境化學物質、塑料和重金屬的程度有多嚴重；也不知道我們的食物、水、空氣、居家、工作職場，以及我們的嗜好裡，藏了多少黴菌。對於我們家裡用的清潔產品、花園裡用的肥料，或者皮膚上的乳液或化妝品，也從來不多想。

下列是日常暴露在化學物質下的一份清單。雖然我們無法消除所有風險或暴露機會，但知道總是好的。我們可以改變那些主要的污染源——居家用的清潔劑、個人清潔保養用品，或者室內空氣的污染源。請參考**資源篇**或上 www.bloodsugarsolution.com，搜尋市場上最乾淨的產品和替代品。

為你的居家環境著想

- 利用室內植物布置你的家——它們可以幫忙清潔空氣。
- 利用 HEPA/ULPA 空氣清淨機和負離子空氣淨化機，來減少塵埃、黴菌、不穩定的有機化合物（來自人工合成地毯、家具和畫作的有毒氣體），以及其他室內空氣污染源。你可以上 www.bloodsugarsolution.com/air-filers，查看我所偏好的空氣清淨機。
- 清潔暖氣系統，監測它們的一氧化碳排放情形。這是美國境內中毒死亡的最大主因。
- 尋找無毒的居家產品（尤其是水管和爐子的清潔劑、洗碗精、家具的打蠟亮光劑、地毯清潔劑）。請上 www.bloodsugarsolution.com/household-products，參考我喜歡的產品清單。
- 盡可能不要暴露在螢光燈照明的地方，用柔和的全光譜／天然白熾燈、LED燈泡或蠟燭取代。

為你的身體著想

- 不要「微波」食物，微波爐會在食物裡製造出更多的 AGEs（advanced glycation end productions，糖化終產物），產生更多氧化壓力、發炎和糖胖症。[2]加熱還可以，但別用來烹調。

- 避免用塑膠瓶喝水，它含有磷苯二甲酸鹽。過濾你的自來水，或者用玻璃杯、不鏽鋼水瓶裝水喝。
- 避開炭烤食物（用木炭烤的食物），它們含有致癌的多環芳香烴（polycyclic aromatic hydrocarbons）。
- 不要購買或使用有毒的個人清潔保養用品（含鋁的腋下除臭劑、制酸劑和洗髮精）。請上 www.bloodsugarsolution.com/personal-care-products，查看有哪些純淨的化妝品和個人清潔保養用品。
- 別再使用含防腐劑、石化產品、鉛，和其他毒素的乳霜、防曬油和化妝品。這些藥物和化學物品可以輕易穿透你的皮膚。如果你不敢吃它，就不要塗在皮膚上。
- 避免過度暴露在環境中的石化產品和毒素裡（花園裡的化學物品、乾洗、汽車排放的廢氣、二手菸）。

我鼓勵你們讀紐約西乃山醫院（Mount Sinai Hospital）菲利浦·蘭德雷根醫師（Dr. Phillip Landrigan），所著的《在有毒世界養出健康的小孩：一〇一招家庭妙方》（*Raising Healthy Children in a Toxic World: 101 Smart Solution for Every Family*）。這是一本很重要的書，是由對毒素的生物效應最有研究的權威之一，親自向你解說如何減少暴露在有毒環境下。這本書不只關係到小孩，也關係到健康的成人。此外，我還推薦艾倫·珊貝克（Ellen Sandbeck）寫的《綠色家管》（*Green Housekeeping*），教你如何保持健康的居家環境。你不可能一夜之間改變一切，但可以立志一個禮拜改變一樣事情。

【現在就行動！】將你的電磁輻射暴露程度降到最低

電磁輻射（簡稱ＥＭＲ）或電磁頻率（簡稱 EMFs），對我們健康的危害隱憂正在成形。[3]我們住在一個無線連結的世界裡，四周都是看不見的能量波，它的安全性長久以來仍未獲證實。

目前的證據爭議頗多，每天都有新的發現，包括《美國醫藥學會期刊》的最近研究發現，使用手機時，腦內的葡萄糖代謝作用會增加，但這無法用手機產生的溫度來解釋。[4]愈來愈多的資料顯示EMFs，和癌症以及其他健康問題是有關聯的。[5]有高達幾十億的人口正在使用手機和無線科技，他們不可能棄而不用，但如果我們能留意一下有什麼新科技可以舒緩或降低輻射，保護自己，或許能降低風險。要記住，缺乏證據不代表沒有證據。就因為從未被證實過它的有害，並不代表它就是安全的。

下列幾個方法可用來降低 EMR 的有害風險。

- 小孩和孕婦應避免使用手機通話。
- 不要讓手機離頭部太近，或利用它來玩電玩、看電影。不用的時候請關機。
- 當你的手機開機時，或者正在通話、傳簡訊或下載時，請試著與手機保持至少十五公分的距離。
- 用手機通話時，請使用氣壓式（air tube）耳機。無線或有線的耳麥都可能有輻射。
- 不要讓手機離你的臀部太近，你身體裡有八〇％的紅血球細胞是在臀部的骨髓裡製造，它們特別容易受到 EMR 的傷害。如果離你的生殖器官太近，可能引起不孕。
- 請盡可能使用有線的器材（電話、無線網路、電玩、電器、裝置等）來取代眾多無線和 WiFi 產品。
- 坐的位置盡量離電腦螢幕遠一點，平板螢幕比較好。使用有線的網路連結設施，不要使用 WiFi——尤其使用筆電的時候。
- 睡覺的地方、住家和個人領域，盡量保持低 EMR 的環境。
  1. 電子鬧鐘的擺放位置至少離你頭部一公尺遠，不然就改用電池發電的鬧鐘。建議你睡覺時，離所有電子裝置至少兩公尺遠。
  2. 避開會吸引電磁頻率的水床、電毯和金屬框。日式床墊和木架床好過於有金屬圈的床墊和彈簧床。

3. 使用電爐時，請盡量用後方的爐口烹調。

欲知更多有關電子污染的危險性，以及如何自我保護的資訊，請讀安・吉圖曼（Ann Louise Gittleman）所寫的《糟了：為何你的手機不能當鬧鐘，一二六八種智取電子污染災害的方法》（*Zapped: Why Your Cell Phone Shouldn't Be Your Alarm Clock and 1,268 Ways of Outsmart the Hazards of Electronic Pollution*）。

【第二十四章】

第六週：個人專屬計畫

對很多人來說，六週的健康飲食已足以治癒很多慢性症狀。在你服用營養補充品、練習放鬆技巧和做了運動，並開始移除周遭環境裡的毒素後，我相信你已經看到自己的進步。如果你是屬於那八〇%，透過第一次的六週行動計畫便能有成效的人，這就是你日後應該遵守的辦法。可是，如果你不覺得自己有好一點，體重並未減輕，血糖也沒穩定下來，那你可能就屬於那二〇%、體內七大核心系統嚴重不平衡的人。這一章將帶領你慢慢找到真正的失衡原因，加以矯正。這是你可以透過功能醫學領域的醫師幫你治療的好機會，不必再找別的醫師。

我會另外利用被我稱為**自我照護級**的步驟，來把「血糖解方」計畫變成你個人專用。對多數人來說，做到這個程度應該就夠了。不過，也還是有人需要用到**醫療保健級**的計畫——也就是需要進一步的檢驗和治療，而這些我都會在 www.bloodsugarsolution.com「如何與醫師合作，得其所需」（How to work with Your Doctor to Get What You Need）裡，做大概的說明。

接下來，要教你如何打造個人的自我照護計畫。這裡最大的祕訣是，多數的健康問題並不需要醫師的特別關注。只要你具備正確的知識，其實可以自己解決很多問題。只要照這些規定的額外步驟來做，一定能經歷我成功運用在病人身上的療癒過程。

現在回到本書的第二單元，按步就班地做完那些診斷測驗。如果以前做過，現在再做一次，因為你的健康飲食計畫和生活習慣計畫，已經影響你的生物機能，分數可能和以前不一樣。你需要使用現在的分數來打造你的個人計畫。辦法如下：

1. 完成測驗，看看就體內的幾個主要系統而言，你符合的是自我照護級還是醫療保健級計畫。
2. 把你的分數記在下面的表格裡。
3. 如果有些步驟的測驗分數證實你仍需要進行自我照護級計畫或醫療保健級計畫，請再多執行六週的血糖解方計畫，慢慢整合本章裡的步驟和辦法。

測驗名稱	分數	自我照護級或醫療保健級
步驟一：提升你的營養		
鎂測驗		
維生素 D 測驗		
基本的 Omega-3 脂肪酸測驗		
步驟二：調整你的荷爾蒙		
甲狀腺測驗		
性荷爾蒙失調測驗		
步驟三：減輕發炎現象		
發炎測驗		
步驟四：改善你的消化功能		
消化測驗		
步驟五：強化排毒能力		
毒素測驗		
步驟六：增進能量的新陳代謝		
能量新陳代謝測驗		
氧化壓力或生鏽測驗		
步驟七：緩和你的心緒		
壓力和腎上腺疲勞測驗		

＊注意：你可以上 www.bloodsugarsolution.com 進行所有測驗，在線上追蹤自己的進步程度。

如何充分利用本章

你可能很驚訝短短六週內，你的分數就改變許多。若是如此，這是好預兆，表示你正走在療癒的路上。

但如果你在各領域上都沒有看到任何進步，可能表示你有更嚴重的失調問題，需要額外協助。只要有哪個步驟的測驗分數告訴你，仍然必須進行自我照護或醫療保健，你就必須閱讀本章的相關單元。譬如，你在發炎測驗裡的分數高於七，你就閱讀本章的「步驟三，減輕發炎現象」，把其中大概說明的步驟放進你的照護計畫裡。再花六週時間試試閱讀這些額外的步驟，然後再做一次測驗。如果成果還是不理想，或者仍屬於醫療保健的資格，那麼就該向功能醫學的資深醫師求助了。我已經針對各步驟大概列出幾種，可供你和醫師考慮的檢驗項目和治療方法。欲知更多資訊，可到「如何與醫師合作，得其所需」搜尋。

如果你有不只一個步驟符合自我照護或醫療保健的資格，只要再繼續執行六週計畫，把我針對那些得分高的步驟，所建議的方法加進來就行了。接著再按照下面說的順序，一次處理一個步驟。每三天增加一個新步驟的建議方法。

1. 改善你的消化功能。腸道通常是健康問題和發炎現象的源頭所在，先從這裡開始著手，可能會有意想不到的成果。
2. 減輕發炎現象。
3. 提升你的營養。
4. 強化排毒能力。
5. 調節你的荷爾蒙。
6. 增進能量的新陳代謝。

7. 緩和你的心緒。

雖然這個過程可能必須花點時間，但我建議你們遵循這些步驟，因為最後的結果很值得。

在接下來的單元裡，會有更多幫忙矯正各大系統的方法，包括更密集的飲食改變計畫，更多的營養補充品，甚至加上藥物治療。我已經把我推薦的方法放進各步驟的建議裡，不過也可能要在資深執業醫師的協助下，展開進一步治療。也許需要做些進階和創新的檢驗，但你可能會發現一般的醫師並不知道如何開立這種檢驗單。www.bloodsugarsolution.com 的「如何與醫師合作，得其所需」，可以幫忙你找到適合的醫師，了解自己可能需要再做哪些額外的檢驗或治療。

當然，我們也希望你能加入我們的團隊，與我們在麻州雷諾克斯市（Lenox）「終極健康中心」（The UltraWellness Center）的醫師、營養師和健康教練共同合作（www.ultrawellnesscenter.com）。我們有十五年的經驗，曾幫助數千人重獲健康，解決複雜的慢性健康問題。

下列是你要打造個人照護計畫，重新平衡那七大系統，所必須採取的步驟方法。

步驟一：提升你的營養

要自我療癒，最重要的工具就是你的叉子。食物是最基礎的良藥。只要聰明和謹慎地食用，便足以治癒多數慢性病。可是對某些人來說，即便是最健康的飲食，恐怕也不足以解決一些營養缺乏的問題。

第一週的營養建議——如何進食、何時進食，以及吃什麼——以及第二週概要說明的營養補充品，其目的就是要它們聯手改善糖胖症。

但是，對於那些在得分上顯示缺乏 omega-3 脂肪酸、維生素D或鎂的人，最好多食用下列食物。

缺乏鎂

如果你的鎂測驗分數高於三，請多吃以下食物。

- 深綠色葉菜。
- 豆類——各種豆類。
- 堅果，尤其是杏仁。

此外，請再多加以下的其中一項（不要兩項都加）：

- 一天兩次三百毫克的檸檬酸鎂，一次早餐，一次晚餐。
- 一天兩次兩百四十毫克的甘胺酸鎂，一次早餐，一次晚餐。

如果你有便秘的問題，請使用檸檬酸鎂（但如果會腹瀉，請減少劑量）。如果你排便正常或者軟便或腹瀉，則請服用甘胺酸鎂。

缺乏維生素Ｄ

如果你的維生素Ｄ測驗分數高於三，請多吃下列食物：

- 鯖魚、鮭魚。
- 牛肝菌菇或香菇。

除了服用維生素Ｄ３的補充劑之外，要確保維生素Ｄ３在血中濃度足夠的最好方法，是每天利用早上十點到下午兩點的時間，全身曝曬太陽十五分鐘，不擦防曬乳（不過我建議你，臉可以擦）。這只適用於夏天，所以還是建議你要額外補充維生素Ｄ。有愈來愈多的人一天需要額外補充兩千單位到五千單位的維生素Ｄ。

缺乏 Omega-3 脂肪酸

如果在基本的 omega-3 脂肪酸測驗裡，你的分數高於四，請務必每天充分攝取以下食物：

- 沙丁魚、鯡魚、野生鮭魚、鯖魚。
- 亞麻籽、核桃。

除了我在基礎級或進階級營養補充品計畫所做的建議之外，請再補充下列營養素：

- 一天兩次額外補充一千毫克 EPA／DHA。我會使用每一千毫克含有七百二十毫克 EPA／DHA 的高濃縮魚油膠囊。大部分的魚油膠囊平均只含三百毫克的 EPA／DHA，意思是錠劑數量雖然少一點，但獲益更大。

步驟二：調整你的荷爾蒙

在第二十一章〈放鬆心情，療癒身體〉裡，我的重點是放在如何讓你的壓力荷爾蒙恢復平衡。而這裡強調的是甲狀腺激素和性荷爾蒙的平衡，因為這對理想的體重和血糖平衡來說很重要。

增強你的甲狀腺

自我照護級計畫

每十名男性和每五名女性就有一個飽受甲狀腺功能低下之苦，且約有半數的人未被診斷出來。更糟的是，許多接受甲狀腺激素替代治療的病人，並未得到妥善的治療。如果甲狀腺功能低下，你就沒辦法平衡自己的血糖、膽固醇及減輕體重。這也是為什麼全天然的飲食、營養補充品，以及使用最好的甲狀腺激素替代治療，對解決糖胖症來說很重要。

如果你的甲狀腺測驗分數高於三，請食用下列食物來提升你的甲狀腺功能：

- 海藻或海帶（為了攝取碘）。
- 魚類，尤其是沙丁魚和鮭魚，以便攝取碘、omega-3 脂肪酸，以及維生素Ｄ。
- 有助於攝取維生素Ａ的蒲公英葉。
- 有助於攝取硒的胡瓜魚（smelt）、鯡魚、貝類和巴西堅果。

有些食物可能阻礙甲狀腺功能，譬如麩質可能引起自體免疫的甲狀腺疾病。還好，血糖解方的辦法之一，就是在解決這個問題。

黃豆食品關係到甲狀腺功能。研究顯示，如果大量食用傳統的黃豆食品（豆腐、天貝、味噌、日本毛豆），並不會影響甲狀腺功能。[1]真正的問題卡在基因改造黃豆上，這是一種黃豆油萃取物的副產品，可用來製成黃豆熱狗、高蛋白棒（protein bars），和其他五花八門的垃圾食物。這種黃豆被證實會破壞甲狀腺功能，所以要避開它。

此外，我也會避開氟化物[2]，因為它會在甲狀腺激素生成的過程中與碘衝突，造成甲狀腺功能可能出現問題。所以請購買不含氟的牙膏，並利用第二十三章所說的方法來過濾水。

醫療保健級計畫

醫師通常不會為甲狀腺功能做全套的檢驗。他們只會檢查ＴＳＨ，至於游離Ｔ3和游離Ｔ4，以及甲狀腺抗體則不予以檢驗。意思是，他們可能會遺漏一些很細微的甲狀腺問題。他們在治療甲狀腺失衡問題時，都只使用左旋甲狀腺素 Synthroid 或 Levoxyl 裡的非活性甲狀腺激素（Ｔ4）。但是，大部分人必須使用同時含活性（Ｔ3）和非活性（Ｔ4）腺激素的天然甲狀腺素 Armour thyroid，才會有比較好的效果。

「如何與醫師合作，得其所需」（www.bloodsugarsolution.com）提供有效的甲狀腺檢驗，以及天然甲狀腺激素替代治療的各種指南。如果你的甲狀腺問題很嚴重，或者你已經在進行甲狀腺的藥物治療，我建議你去讀我針對「甲狀腺終極解方」（The UltraThyroid Solution）所做的報告或網路研討會（www.bloodsugarsolution.com/utlrathyroid）。

調節好你的性荷爾蒙

自我照護級計畫

如果你是女性，性荷爾蒙失衡測驗分數高於九，或者你是男性，分數高於四，下列食物可以同時協助男性與女性的性荷爾蒙恢復平衡：

- 全天然的傳統黃豆食品，譬如豆腐、天貝、味噌、納豆和日本毛豆，它們都含有異黃酮。
- 磨碎的亞麻籽，一天兩湯匙，它含有木脂素類。

除了基礎級的補充劑計畫之外，女性讀者也應該攝取下列營養補充品：

夜見草油（Evening primrose oil）。這是一種基本的抗發炎 omega-6 脂肪酸（GLA，也就是γ－次亞麻油酸〔gamma-linoleic acid〕）。一天兩次一千毫克的夜見草油，早餐一次，晚餐一次。

聖潔莓萃取物（Chasteberry fruit extract，**學名** Vitex agnus-castus）。這種萃取物也許可以幫忙平衡腦下垂體所釋出的荷爾蒙，調節月經週期，解決經前症候群的問題。[3] 一天服用兩次一百毫克的聖潔莓萃取物，早餐一次，晚餐一次。

鋸棕櫚（Saw palmetto）。這通常用來治療攝護腺疾病，但也可以阻斷某種會造成睪丸素上升的酵素。它能減少女性臉上的毛髮和青春痘。一天服用兩次三百二十毫克的鋸棕櫚，早餐一次，晚餐一次。

除了基礎級的補充劑計畫之外，男性也應該攝取下列營養補充品：

精胺酸（Arginine）。這是一種像威而剛一樣的胺基酸，可以製造一氧化氮，但不會造成頭痛和紫斑。一天服用兩次七百毫克的精胺酸，早餐一次，晚餐一次。

蒺藜（Tribulus fruit）。這種印度傳統醫學藥草有助於提高性功能。一天服用兩次一千毫克的**蒺**

藜，早餐一次，晚餐一次。

高麗蔘。這種中國藥草也能幫忙提高性功能。一天服用兩次含人參皂苷（ginsenosides）成分達八%的兩百毫克高麗蔘萃取物。早餐一次，晚餐一次。

醫療保健級計畫

有時候必須採用生物同質性荷爾蒙療法（bioidentical hormone treatment）。我通常會建議睪丸素過低的男性，局部塗抹前列腺素乳霜或凝膠，這有助於他們建立肌肉、減輕體重、改善胰島素敏感度、擁有更好的體力和性欲，勃起更持久。糖胖症晚期時，其神經或血管都可能受損，這時像威而剛這樣的藥物治療就很有幫助。女性也可以透過額外的營養補充品來改善問題，譬如荷爾蒙替代療法。在「如何與醫師合作，得其所需」裡，我會針對性荷爾蒙的檢驗和天然的生物同質性荷爾蒙替代療法，提供一些指南。

■步驟三：減輕發炎現象

會導致糖胖症的兩大發炎主因，分別是：第一，飲食裡充斥著高糖份的加工食品、會引起發炎的飲食習慣，以及久坐不動的生活習慣；第二，隱性食物敏感症或過敏原，大多是由麩質和乳製品引起。別忘了糖的骨牌效應——先是造成胰島素飆高，導致腹部脂肪堆積。這些腹部脂肪會製造大量的發炎分子，燃燒你的整個系統，造成更嚴重的胰島素阻抗和體重增加。環境毒素、微生物和壓力，也會引起發炎現象。

血糖解方在設計上，就是一個很有效的抗發炎計畫。強調天然食品、低糖、高 omega-3 脂肪酸、富含植物營養素的飲食計畫，以及運動[4]、多重維生素[5]、魚油、維生素D和減輕壓力，這些都是最有效的天然抗發炎對策。

但對有些人來說，發炎現象始終無法改善，這代表你需要找出原因，不是自己找，而是和你的醫師一起找。最明顯和常見的原因，是飲食問題和缺乏運動。但除此之外，還有其他許多因素，有時候需要透過專門的檢驗和治療，來找出隱藏在背後的原因，譬如不會立刻出現明顯症狀的病毒、寄生蟲或細菌；環境裡的黴菌（隱藏在牆上、潮溼的地下室，或者發黴的浴室）；某種你正在進行的藥物治療，也許是避孕藥；或者像汞金屬或殺蟲劑這類毒素。

自我照護級計畫

如果你的發炎測驗分數高於六，請另外採取下列步驟：

- 在六週行動計畫結束後，再採取一套更全面的消除／重新引入飲食法（elimination/reintroduction diet）。除了麩質和乳製品之外，也排除雞蛋、酵母菌、玉米、花生、柑橘和黃豆，以及其他可能引發敏感症和發炎的常見食物。欲知消除飲食法的步驟計畫，請參考我的著作《終極簡單飲食》（www.bloodsugarsolution.com/ultrasimple-diet），或者相關的ＤＶＤ課程：「七天內啟動你的新陳代謝：終極簡單計畫，讓你快速安全地減重十磅」（Kick-Start Your Metabolism in 7 Days: The UltraSimple Plan to Quickly and Safely Lose up to 10 Pounds, www.bloodsugarsolution.com/ultrasimple-challenge）。
- 在你的烹調裡添加薑黃、迷迭香和薑這類草本植物。
- 請服用抗發炎的草本植物營養補充品。咖哩含有的黃色香料薑黃素，就是最好的抗發炎劑。你可以購買抗發炎的草本植物綜合營養補充品，譬如薑黃、薑和迷迭香。一天兩次兩百毫克的草本植物綜合營養補充品，早餐一次，晚餐一次。

醫療保健級計畫

如果你的測驗結果符合醫療保健級計畫，請參考「如何與醫師合作，得其所需」（www.bloodsugarsolution.com），了解有哪些進一步的檢驗，以及發炎、過敏、隱性感染和中毒的治療方法。

步驟四：改善你的消化功能

過去這十年來最令人驚訝的發現之一，就是腸道問題、肥胖症和糖尿病之間的關聯。這聽起來好像很怪，但是科學家已經找到腸道問題造成體重增加和糖尿病的兩大禍首：滲漏的腸道和壞菌。你已經在第十一章學到這些知識。當腸壁因藥物治療、不良飲食習慣、食物過敏原、麩質和乳製品這類刺激性食物蛋白，以及腸道生態失衡而受傷時，未消化的食物分子和蛋白質就會被吸收，引起發炎，接著如你所知地造成體重增加和胰島素阻抗。

對很多人來說，調理腸道系統，只要透過幾個簡單步驟便能自己辦到。它不只能幫你減輕體重，逆轉糖胖症，還能幫助你修復其他許多慢性疾病，包括疲憊、情緒障礙、頭痛、關節炎和自體免疫疾病等。

如果你的腸道是健康的，壞菌不會上身，還能預防過敏原從腸道滲漏出去，進而降低發炎現象，控制食欲，預防壞菌從你的食物裡萃取更多卡路里。也就是說，你可以吃進更多食物，但肥肉不會上身。

以下是幾件你可以嘗試的事情。但對於那些體內有壞菌過度生長，或者有寄生蟲、幼蟲或酵母菌的人來說，得動用醫學上的檢驗和療法，才能殺光它們。

自我照護級計畫

如果你的消化測驗分數高於八，下列是你可以做的事：

- 連續六週都不吃會讓你腸道發酵和脹氣的食物（豆類、穀類以及所有含糖食品，包括所有人工甜味劑，尤其是含糖酒精飲料）。這會餓死壞菌。
- 吃東西的時候，請坐下來細嚼慢嚥，有助消化。
- 服用消化酶和鹽酸營養補充品（hydrochloric acid supplements），幫助分解食物，預防過敏和澱粉發酵（請看下文內容）。
- 服用益生菌（健康的好菌），讓好菌回到你的腸道，降低發炎現象（請看下文內容）。
- 除了基本的營養補充品之外，請另外服用可修復腸道的營養素左旋麩醯胺酸（l-glutamine）和槲皮素（quercetin）（請看下文內容）。
- 經過六週的自我照護級計畫之後，如果你的症狀沒有改善，消化測驗的分數依舊居高不下，請改用「如何與醫師合作，得其所需」裡，所概要說明的醫療保健級計畫（www.bloodsugarsolution.com）。

● 腸道修復營養補充品

下列是我的建議：

酵素

- 服用兩顆廣效的草本消化酶，一天三餐各一次。這種產品必須含有能分解蛋白質、油脂和碳水化合物的酵素。

鹽酸補充品

胃酸太多可能造成胃酸逆流和其他症狀，但胃酸太少，也可能引起脹氣，無力分解食物或活性消化酶，以及酵母菌和細菌的過度增生。

事實上，如果你正在服用制酸劑，這可能就是問題癥結之一。試試看改變飲食習慣，以及血糖解方裡的其他建議，能否幫忙解決胃酸逆流的問題，請在醫師的協助下停止藥物治療。

我通常建議病人必須在健康照護提供者的監督下，小心使用甜菜鹼（betaine）或鹽酸補充品。不過，如果你照著下列方法做，對你腸道的療癒過程將很有幫助。

- 每餐一開始先服用一顆膠囊或一粒錠劑。按平均每餐增加一顆膠囊的方式添加劑量，直到你有胃暖和的感覺為止。之後再減低劑量到胃暖和之前的感覺。這樣持續一到兩個月，然後停止，看看屆時有什麼感覺。

益生菌

這些基本元素有助於腸道健康。我們的不良飲食、過度用藥和壓力，都會改變腸道裡正常好菌的生長。不正常的壞菌會引發毒素釋放到體內，造成局部發炎和體重增加，[6]於是引發系統性發炎。我認為如果腸道承受了這麼多壓力，補充益生菌對多數人的長期健康來說，是絕對必要的。

這些製劑是把冷凍乾燥過的細菌包裝成粉狀、錠狀或膠囊狀，最好服用多種微生物混合而成的製劑。如果你對乳製品敏感，就去找非乳類的品牌。

- 一天服用兩次微生物數量至少有十億到二十億的廣效性益生菌，早餐一次，晚餐一次。

● 可修復腸道的營養素

鋅、omega-3 脂肪酸、維生素A和其他可治癒腸道的營養素，都是基礎級行動計畫裡的一部分，但有些東西會很有幫助。

左旋麩醯胺酸是一種非必需胺基酸，是腸壁細胞的食物。它是粉狀的，通常會和其他有助修復腸道的化合物混合在一起。槲皮素是有效的抗發炎劑，有助於重建腸道平衡。

- 一天服用兩次兩千五百毫克的左旋麩醯胺酸，早餐一次，晚餐一次。
- 一天服用兩次五百毫克的槲皮素，早餐一次，晚餐一次。

醫療保健級計畫

為腸道進行檢驗和修復問題，是我執業裡的強項之一。可惜的是，多數受過傳統訓練的醫師，並不知道如何診斷像腸漏或食物敏感症這類常見的疾病，或者並不知道如何開立正確的檢驗項目，找出細菌或酵母菌過度增生，或者寄生蟲、幼蟲的問題。在「如何與醫師合作，得其所需」（www.bloodsugarsolution.com）裡，我說明了腸道疾病的檢驗及治療方法。市面上有安全又有效的療法，可以解決細菌增生、寄生蟲或幼蟲的問題，幫助病人好得更快一點。如果你的消化測驗分數高於十三，或者覺得自己可能有問題（就算你沒有消化方面的病症），也可以求助於功能醫學的執業醫師。

步驟五：強化排毒能力

毒素通常是看不見的，它們存在於我們的空氣和水中，也存在於我們的食物裡。無可避免地，我們的身體日積月累愈來愈多的毒素。體內毒素過高時，就會有礙你減重，更糟的是，會傷害你的新陳代謝，造成體重停滯。

乾淨綠化的生活，是追求健康、減輕體重和預防糖尿病的基石。你已經在第二十一章學會方法。但有些人體內累積了高量又頑強的有機污染物（殺蟲劑、多氯聯苯、磷苯二甲酸鹽、阻燃劑等），以及重金屬（汞、鉛、砷等），需要透過有助於解毒的食物、補充劑、藥草、三溫暖來幫忙排毒，甚至得透過螯合療法（chelating medication）來排泄重金屬。如果你在第十二章的毒素測驗分數，符合自我照護級或醫療保健級的資格，你就應該在計畫裡增加下列步驟。

自我照護級計畫

我們的身體具有天生的智慧，整個身體的構造設計，就是為了幫助我們轉化毒素。在今天這個毒化嚴重的環境裡，你一定要學會如何強化身體的排毒系統。這其實不難。

如果你的毒素測驗分數高於六：

- 食用更多十字花科蔬菜（青花菜、芥蘭、羽衣甘藍）、大蒜、綠茶、薑黃和整顆蛋。它們含有能提高解毒功能的植物營養素複合物。請把它們放進每日飲食裡。其他有效的解毒食物有香菜、芹菜、洋香菜、蒲公英葉、柑橘皮、石榴和迷迭香。
- 請服用可以提高穀胱甘肽（glutathione）和解毒功能的營養補充品，譬如ＮＡＣ（乙醯半胱胺酸）、牛奶薊（milk thistle）和維生素Ｃ（請看下文內容）。
- 利用三溫暖幫助自己定期排汗（請看下文內容）。

● 能提升排毒功能的營養補充品

你可以三種營養補充品都服用，或只服用ＮＡＣ，我個人認為這個補充劑最重要。

- **乙醯半胱胺酸**（N-acetyl-cysteine，簡稱ＮＡＣ）。這種胺基酸可以大幅提高穀胱甘肽，甚至可以用在急診室治療因服用過量止痛藥 Tylenol 所造成的肝功能衰竭。一天服用兩次六百毫克的乙醯半胱胺酸，早餐一次，晚餐一次。

- **牛奶薊**。從很久以前這種草本植物就是用來治療肝病，幫助提高穀胱甘肽。每天服用兩次一百七十五毫克標準萃取的牛奶薊，早餐一次，晚餐一次。
- **緩釋型抗壞血酸**（Buffered ascorbic acid，維生素C）。這種維生素對於增強解毒功能尤其有效。一天服用兩次一千毫克的維生素C，早餐一次，晚餐一次。維生素C過多恐怕會引起腹瀉。要是你有腹瀉問題，減輕劑量即可。

●溫熱療法或熱療法

幾百年來，世界各地的人都會利用三溫暖或熱療法來淨化身心。最近美國環保局（Environmental Protection Agency）發現三溫暖療法有利於排泄重金屬（鉛、汞、鎘，以及像 PCBs、PBBs 和 HCBs 之類的脂溶性化合物）[7]。此外，也可以改善第二型糖尿病患者的生活品質。[8]它可以降低血壓，減輕體重，釋放壓力。我認為它是一種懶人運動法。

遵照這些指示來安全地解毒。至於比較激烈的解毒方法，則必須在醫師或健康照護提供者的指導下方能進行。

- 如果你正在進行多種藥物治療，或者患有慢性病，請在進行熱療法之前先找你的醫師諮詢，再慢慢開始。
- 在做三溫暖或蒸氣浴之前，請先至少喝五〇〇 c.c. 的白開水。
- 做完三溫暖或蒸氣浴之後，再至少喝五〇〇 c.c. 的白開水。
- 一開始每週做三次三溫暖，慢慢增加到每週五到七次。
- 一開始的熱療先從十分鐘開始，每次增加五分鐘，直到達到每次三十到四十五分鐘的最大限度，但每十分鐘必須浸或沖一下冷水。三溫暖或蒸氣浴的溫度要維持在攝氏六十六度以下。
- 若想更密集地排毒，可以連續六週每天進行熱療法，過了六週之後，再以每週一次的熱療法繼續下去。

- 如果你一週做三到四次以上的三溫暖或蒸氣浴，建議你要另外補充多重礦物質，以替代被汗水排掉的礦物質。這種補充劑不含維生素，而是另外添加像鋅、鎂、鉀、鈉、鈣，這些會因流汗而喪失的礦物質。
- 紅外線三溫暖是以較低的溫度在作用，會比一般三溫暖更有效，也較能忍受。我有一套 Sunlighten 牌三溫暖設備，供全家人使用（請參考 www.bloodsugarsolution.com/sunlighten-saunas）。
- 做完三溫暖或蒸氣浴之後，請清掉皮膚上的毒素，沖個熱水澡，拿肥皂和毛刷將身體洗乾淨。
- 有些人會因為釋出毒素而出現一些症狀，譬如起疹子、頭痛、疲倦、反胃、腸躁症、精神錯亂或記憶力大減等。如果出現這類副作用，請服用緩釋型維生素C，或者求助功能醫學或綜合醫學的醫師。

醫療保健級計畫

如果你的分數告訴你必須進行醫療保健級計畫，醫師可能會先幫你檢驗重金屬，譬如汞和鉛，再另外建議其他排毒法，譬如營養補充品、靜脈注射營養補充品，還有螯合療法。

我發現來找我治療的病人（他們無可否認地比一般人病得更嚴重），有八〇%體內汞金屬含量過高，四〇%的汞金屬含量超高。但這些金屬都被藏在器官和組織裡，所以一般的血液檢驗檢測不出來。我建議做一種特別的檢驗，叫做螯合誘發試驗（chelation challenge），再配合DMSA或DMPS之類的療法，就可以找出被隱藏的汞金屬和其他金屬，也對體內金屬含量有更清楚的認識。如果你體內金屬濃度過高，有療法可以幫忙清除體內的金屬。在「如何與醫師合作，得其所需」裡（www.bloodsugarsolution.com），我說明了哪些檢驗可用來評估體內的排毒系統，以及有機污染物和重金屬的濃度。此外，我也列舉幾種療法。要想幫助人們減重和改善糖胖症，這通常是很重要的一步。

步驟六：增進能量的新陳代謝

照著血糖解方的基礎計畫做，便等於是在增進你的新陳代謝——包括食用以植物為主、富含抗氧化劑的飲食，經常運動，減少暴露在毒素底下的機會，降低發炎現象。我們可以服用對粒線體有保護功能及富含抗氧化劑的補充劑，來維持和重建我們的新陳代謝，使它保持在最佳狀態。

如果你的能量新陳代謝測驗分數高於六，請照下列步驟做。

• 利用營養補充品來增進體力和減少氧化壓力

有糖胖症的人，粒線體功能通常不太好，需要額外協助來燃燒卡路里和脂肪。有幾種特殊的營養素，對於有壓力、毒素和老化問題的人來說尤其重要。把這些營養素當補充劑服用，可以大幅改善體力和提升粒線體功能，保護粒腺體不受傷害。硫辛酸曾被徹底地研究過[9]，它是粒線體最重要的營養素，有助於減輕體重、控制血糖和糖尿病的神經病變。這也是為什麼我把它放進基礎級計畫的營養補充品裡，但對於比較晚期的糖胖症患者來說，則可能需要更高劑量。下列是你應該放進養生計畫裡的營養補充品。

- 一天服用兩次三百到六百毫克的硫辛酸，早餐一次，晚餐一次。
- 一天服用兩次三百到五百毫克的左旋肉鹼（L-carnitine），早餐一次，晚餐一次。左旋肉鹼可以幫助粒線體裡的脂肪燃燒。[10]此外，對糖尿病神經病變的問題也很有助益。
- 一天服用一次一百毫克的輔酶Q10，早餐時服用。輔酶Q10可以幫助降低空腹胰島素和血糖，改善血壓和抗氧化狀態。[11]
- 一天服用兩次四百毫克的白藜蘆醇（resveratrol），早餐一次，晚餐一次。從深色葡萄裡找到的白藜蘆醇能影響長壽蛋白（sirtuins），後者是專門控管新陳代謝的主要基因，因此能改善胰島素功能。[13]此外，也有研究發現它是一種可能減緩老化的複合物。

- 新的研究發現「支鏈胺基酸」（branched chain amino acids）有助於提升粒線體功能，製造新的粒線體，還有改善胰島素敏感症。[14]此外，它們也能幫忙改善肌肉的大小、體力，以及運動協調力，甚至在動物研究裡能延長動物的生命。這個研究根據的，是我常用的一個德國產品，它的劑量用法是一天服用兩包，每包五．五公克，須先溶於水。請上 www.bloodsugarsolution.com，我會解釋如何使用，以及購買地點。

醫療保健級計畫

功能醫學的醫師會利用尿液檢驗來檢驗有機酸（organic acids），檢查你的粒線體功能和氧化壓力。他們可能會建議額外的營養補充品，譬如D－核糖（D-ribose）、肌胺酸、穀胱甘肽和精胺酸（arginine）。欲知更多有關粒線體的檢驗和治療方法，請上 www.bloodsugarsolution.com，參考「如何與醫師合作，得其所需」。

步驟七：緩和你的心緒

壓力會自己找上門，你根本不必去找它，它是生活裡無可避免的一部分。但是，深度放鬆和神經系統鎮定卻不會自動發生。沒有人傳授我們長期壓力的解毒劑是什麼，我們試著尋找——於是我們喝酒，用糖和垃圾食物麻痺情緒，在電視機或電腦螢幕前面發呆。但這些都是適應不良的行為，它們只會讓問題更嚴重。我們完全不知道哪裡可以找到暫停鈕或如何按下暫停鈕，但這是追求健康的關鍵所在。

我們所承受的壓力不曾減弱，不曾停歇，我們皮質醇始終居高不下。這不是好消息，因為過高的皮質醇會讓你身材中廣、失去肌肉，讓你飢餓、嗜糖，得到糖尿病。

每個人都有不同的暫停鈕，找到你自己的。有很多很棒的資源和課程可讓你達成這個目標，這是追求新陳代謝長期健康的關鍵所在，我們必須讓它成為生活的一部分。

如果你的壓力和腎上腺失常測驗分數高於七，下列步驟或許可以幫助你找回平衡。

自我照護級計畫

- 如果你沒有成立或加入團體來幫助自己，現在就去做——它可以是線上團體，不過理想的做法是找你生活中的夥伴組成團體。請參考第十六章如何藉由群眾的力量來追求健康。若欲學習如何成立自己的團體或加入團體，請上 www.bloodsugarsolution.com。
- 找出你生活裡的社交壓力源、心理壓力源和生理壓力源。複習 p.148-149 有關體力耗盡和補充的日誌練習。利用第二十一章「放鬆心情、療癒身體」的練習。必要時，求助專業的心理治療師或醫療專業人員。
- 試試看人生教練法（life coaching）。這是一種可以使人生更完整，幫忙克服障礙、茁壯成長的方法。我建議 Handel Group 這家組織，請他們來協助你轉型。請參考 www.bloodsugarsolution.com/handelgroup，尋找你的教練。
- 除了腹式呼吸、導引式想像、修復瑜伽（restorative yoga，或稱靜瑜伽）、伸展運動之外，請再結合一或兩種可以關掉暫停鈕的方法，譬如超級熱水澡或三溫暖（請參考 p.236 和 p.268-269）。或者使用我的 CD 版引導式放鬆法「終極平靜」，照指示進行呼吸練習、想像練習，以及其他等。
- 試試看那些有利於平衡壓力的草本植物，譬如冬蟲夏草、紅景天根部萃取物，以及亞洲人參根部萃取物（請看下文內容）。

我發現有很多方法可以打開我的暫停鈕，於是也把它們運用在我的很多病人身上。你必須找到對你管用的方法，但請務必去找，馬上做！在 www.bloodsugarsolution.com 的資源單元裡，我提供了更詳盡的建議。

● 有助減壓的營養補充品和草本植物

壓力會剝奪有利神經系統深層放鬆的必要營養素，譬如鎂、維生素B和維生素C。當你照著基礎級的營養補充品計畫做時，必須確保你備有足夠的存貨。

有些稱之為「調理素」（adaptogens）的植物性複合物，有助於調節和平衡壓力反應，糾正長期壓力下所產生的負面影響。[15]

我最常建議的營養補充品是冬蟲夏草、紅景天根部萃取物，以及亞洲人參根部萃取物。[16]用餐時服用人參，可以幫忙降低血糖，改善胰島素功能。

如果你這部分有些失衡，可以在養生計畫裡放進有助減壓的營養補充品：

- 一天兩次四百毫克的冬蟲夏草（含有人參酸〔cordycepic acid〕和腺苷〔adenosine〕）早餐一次，晚餐一次。
- 一天兩次五十毫克的紅景天根部萃取物（標準含量一%〔〇．五毫克〕的紅景天苷〔salidroside〕），早餐一次，晚餐一次。
- 一天兩次兩百毫克的亞洲人參根部萃取物（標準含量八%〔十六毫克〕的人參皂苷〔ginsenosides〕），早餐一次，晚餐一次。

醫療保健級計畫

我有些病人需要更多協助來解決長期壓力的問題。他們可能必須透過治療、教練指導，甚至藥物，在短期間內熬過人生困境。這時我會推薦好的心理諮商師、精神科醫師或人生教練給他們。欲知更多如何尋找適當支援的資訊，請參考資源單元和血糖解方的網站（www.bloodsugarsolution.com）。

【第二十五章】

血糖解方：每週檢核

我會在這裡概述整個計畫的每週重點，以及可供你檢核自己進度的清單。請每週檢討概要內容，再利用清單來核對你每天必須完成的行動項目。你可以在 www.bloodsugarsolution.com，找到可列印或可追蹤的版本。

第一週：良藥入口：打好營養基礎

營養基礎的打造工作很簡單：只要小心避開該避開的和攝取該攝取的就行了。以下是簡單的提醒。

避開什麼？

1. 形形色色的糖。
2. 所有麵粉產品（即便是零麩質）。
3. 所有加工食品。
4. 所有麩質和乳製品。
5. 如果你執行的是進階級計畫，那麼所有穀類和澱粉類蔬果也都要避開（除了每天二分之一杯的莓果之外）。

該攝取什麼？

1. 高品質的食物。
2. 低升糖負荷的飲食。
3. 富含植物營養素的食物。
4. 慢碳水化合物（Slow carbs），而非低碳水化合物（low carbs）。
5. Omega-3 和其他健康油脂。
6. 高品質的蛋白質。
7. 香草和有療癒功能的香料。
8. 一天三份正餐、兩份點心。
9. 專心進食。

第二週：利用營養補充品優化新陳代謝

營養補充品是改善糖胖症的必要和有效元素，它們對終生追求健康的我們來說很重要。雖然營養補充品多到令人眼花撩亂，但其實你只需要記住幾件事情：

1. 我們都營養枯竭。
2. 每個人都應該攝取多重維生素、魚油、維生素D和鎂，而且大部分人需要另外補充益生菌。
3. 糖胖症病患需要更多援助。

第一週的日常核對清單	
早餐前一個小時起床。做點你喜歡的運動，譬如散步或瑜伽。	☐
早餐。試試看高蛋白奶昔、雞蛋，或者試做膳食計畫裡的其中一個早餐食譜。	☐
寫飲食日誌。記錄你吃了什麼，還有感覺如何。	☐
上午點心。一把堅果和一片水果就是最棒的點心。	☐
寫飲食日誌。記錄你吃了什麼，還有感覺如何。	☐
午餐。試做我在 p.158-159 或者膳食計畫裡所提供的其中一道快速調理膳食。	☐
寫飲食日誌。記錄你吃了什麼，還有感覺如何。	☐
下午點心。試一點不一樣的。半顆酪梨加檸檬汁、鹽和胡椒怎麼樣？或者來點鷹嘴豆泥和蔬菜？試試膳食計畫裡一些很棒的點心。	☐
寫飲食日誌。記錄你吃了什麼，還有感覺如何。	☐
晚餐。同樣的，你可以試做 p.158-159 或膳食計畫裡的一道快速調理膳食。	☐
寫飲食日誌。記錄你吃了什麼，還有感覺如何。想想看你和食物的交手經驗對你這一天有什麼影響。你的體力和專注力有無改變？你的身體有什麼不一樣的感覺？你覺得這些改變如何？	☐

4. 執行基礎級行動計畫的人應該服用硫辛酸、鉻、生物素、肉桂、兒茶素和PGX高纖補充劑。
5. 另外，執行進階級行動計畫的人應該服用阿拉伯膠樹（心材）、蛇麻草萃取物、葫蘆巴種子萃取物、苦瓜萃取物和武靴葉。
6. PGX高纖補充劑必須在每頓飯前服用，其他補充劑則跟著早餐及晚餐分次服用。

第二週的日常核對清單	
早餐前一個小時起床。做點你喜歡的運動。	☐
早餐。試試看高蛋白奶昔、雞蛋，或者試做膳食計畫裡的一道早餐食譜。	☐
營養補充品。早餐時順便服用適當的營養補充品。	☐
寫飲食日誌。記錄你吃了什麼，還有感覺如何。	☐
上午點心。請參考 p.319-322 食譜裡的各種選擇。	☐
寫飲食日誌。記錄你吃了什麼，還有感覺如何。	☐
午餐。試做我在 p.158-159 或者膳食計畫裡所提供的一道快速調理膳食。	☐
寫飲食日誌。記錄你吃了什麼，還有感覺如何。	☐
下午點心。請參考 p.319-322 食譜裡的各種選擇。	☐
寫飲食日誌。記錄你吃了什麼，還有感覺如何。	☐
晚餐。利用 p.158-159 或膳食計畫裡說明的快速調理膳食。	☐
營養補充品。晚餐時順便服用適當的營養補充品。	☐
寫飲食日誌。記錄你吃了什麼，還有感覺如何。想想看你和食物的交手經驗對你這一天有什麼影響。你的體力和專注力有無改變？你的身體有什麼不一樣的感覺？你覺得這些改變如何？	☐

第三週：放鬆心情，療癒身體

放鬆是追求長期健康的基本元素，壓力對血糖平衡有很大的危害，放鬆可以幫忙逆轉整個情況。為了療癒你的身心，你應該每天練習放鬆。做法很簡單：

1. 找時間每天深度放鬆。
2. 一天練習五次腹式呼吸。
3. 這一週試做一次想像練習。
4. 來一次為期一週的媒體齋戒。
5. 試試看改善睡眠品質二十招的其中幾招。

第三週的日常核對清單	
早餐前一個小時起床。做點你喜歡的運動。	☐
早上的放鬆練習。一天就從腹式呼吸開始。如果有時間，可以做想像練習或修復瑜伽，也可以在晚餐前或睡前做。	☐
早餐。試試看高蛋白奶昔、雞蛋，或者試做膳食計畫裡的一道早餐食譜。	☐
營養補充品。早餐時順便服用適當的營養補充品。	☐
寫飲食日誌。記錄你吃了什麼，還有感覺如何。	☐
上午點心。請參考 p.319-322 食譜裡的各種選擇。	☐
寫飲食日誌。記錄你吃了什麼，還有感覺如何。	☐
午餐前。做腹式呼吸。	☐
午餐。試做我在 p.158-159 或者膳食計畫裡所提供的一道快速調理膳食。	☐
寫飲食日誌。記錄你吃了什麼，還有感覺如何。	☐
下午點心。請參考 p.319-322 食譜裡的各種選擇。	☐
寫飲食日誌。記錄你吃了什麼，還有感覺如何。	☐
晚餐前。做腹式呼吸。	☐
晚餐。試做 p.158-159 或膳食計畫裡說明的一道快速調理膳食。	☐
營養補充品。晚餐時順便服用適當的營養補充品。	☐
寫飲食日誌。記錄你吃了什麼，還有感覺如何。想想看你和食物的交手經驗對你這一天有什麼影響。你的體力和專注力有無改變？你的身體有什麼不一樣的感覺？你覺得這些改變如何？	☐
睡前放鬆。做腹式呼吸，並試試看另一種深度放鬆的技巧，譬如 UltraBath 熱水澡或修復瑜伽。	☐

第四週：好玩又聰明地運動

運動對健康、減重和血糖平衡來說很重要。要健康，就必須運動。好消息是，我們不必為了健身而在跑步機上拚命地跑，下列有幾個簡單祕訣可以讓你的運動變得好玩又有效：

1. 每天走路。
2. 追蹤你的心率。
3. 利用計步器來計算你行走的步數。
4. 試試看間隔訓練。
5. 增加肌力訓練。
6. 伸展運動。
7. 開心地玩吧。

第四週的日常核對清單	
早餐前一個小時起床。做點你喜歡的運動。	☐
早上的放鬆練習。一天就從腹式呼吸開始。如果有時間，可以做想像練習或修復瑜伽。	☐
伸展運動。一週至少兩次的三十到六十分鐘全身伸展運動。	☐
早餐。試試看高蛋白奶昔、雞蛋，或者試做膳食計畫裡的一道早餐食譜。	☐
營養補充品。早餐時順便服用適當的營養補充品。	☐
寫飲食日誌。記錄你吃了什麼，還有感覺如何。	☐
上午點心。請參考 p.319-322 食譜裡的各種選擇。	☐
寫飲食日誌。記錄你吃了什麼，還有感覺如何。	☐
午餐前。做腹式呼吸。	☐
午餐。試試看我在 p.158-159 或者膳食計畫裡所提供的一道快速調理膳食。	☐
寫飲食日誌。記錄你吃了什麼，還有感覺如何。	☐
下午點心。請參考 p.319-322 食譜裡的各種選擇。	☐
寫飲食日誌。記錄你吃了什麼，還有感覺如何。	☐
傍晚：幾乎每天都做三十分鐘的運動（先從快走開始）。	☐
晚餐前。做腹式呼吸。	☐
晚餐。試試看 p.158-159 或膳食計畫裡簡單說明的一道快速調理膳食。	☐
營養補充品。晚餐時順便服用適當的營養補充品。	☐
寫飲食日誌。記錄你吃了什麼，還有感覺如何。想想看你和食物的交手經驗對你這一天有什麼影響？你的體力和專注力有無改變？你的身體有什麼不一樣的感覺？你覺得這些改變如何？	☐
睡前放鬆。做腹式呼吸，並試試看另一種深度放鬆的技巧，譬如 UltraBath 熱水澡或修復瑜伽。	☐

第五週：乾淨和綠化的生活

毒素是日益嚴重的隱憂。環境毒素不斷被釋出，不只我們的星球，就連我們體內也被毒化。只要採取幾個簡單步驟，便能同時療癒身體和這個星球：

1. 吃有機、草飼、有利生態環境和乾淨的食物。
2. 喝乾淨的過濾水。
3. 沖刷你的體液，記住那四個P（p.248）。
4. 避開隱性環境化學物質和金屬。
5. 減少暴露在電磁輻射頻率（EMF）的機會。

第五週的日常核對清單	
早餐前一個小時起床。做點你喜歡的運動。	□
早上的放鬆練習。一天就從腹式呼吸開始。如果有時間，可以做想像練習或修復瑜伽。	□
伸展運動。一週至少兩次三十到六十分鐘的全身伸展運動。	□
喝過濾水。一天至少喝八杯二三〇 c.c. 的水。	□
使體液流動。記得四個 P（p.248）。	□
早餐。試試看高蛋白奶昔、雞蛋，或者試做膳食計畫裡的一道早餐食譜。	□
營養補充品。早餐時順便服用適當的營養補充品。	□
寫飲食日誌。記錄你吃了什麼，還有感覺如何。	□
上午點心。請參考 p.319-322 食譜裡的各種選擇。	□
寫飲食日誌。記錄你吃了什麼，還有感覺如何。	□
午餐前。做腹式呼吸。	□
午餐。試試看我在 p.158-159 或者膳食計畫裡提供的一道快速調理膳食。	□
寫飲食日誌。記錄你吃了什麼，還有感覺如何。	□
下午點心。請參考 p.319-322 食譜裡的各種選擇。	□
寫飲食日誌。記錄你吃了什麼，還有感覺如何。	□
傍晚：幾乎每天都做三十分鐘的運動（先從快走開始）。	□
晚餐前。做腹式呼吸。	□
晚餐。試試看 p.158-159 或膳食計畫裡說明的一道快速調理膳食。	□
營養補充品。晚餐時順便服用適當的營養補充品。	□
寫飲食日誌。記錄你吃了什麼，還有感覺如何。想想看你和食物的交手經驗對你這一天有什麼影響？你的體力和專注力有無改變？你的身體有什麼不一樣的感覺？你覺得這些改變如何？	□
睡前放鬆。做腹式呼吸，並試試看另一種深度放鬆的技巧，譬如 UltraBath 熱水澡或修復瑜伽。	□

第六週：個人專屬計畫

這聽起來可能很複雜，但其實很簡單。要讓這個計畫專屬於你個人，只需要遵守兩個原則：

1. 找出失衡的原因（壓力、毒素、過敏原、微生物、不良飲食）。
2. 增加可以恢復平衡的元素（真正天然的食物、營養素、荷爾蒙、睡眠、律動、乾淨的空氣和水、活動、愛、人際關係、意義、目標）

第六週的日常核對清單	
早餐前一個小時起床。做點你喜歡的運動。	☐
早上的放鬆練習。一天就從腹式呼吸開始。如果有時間，可以做想像練習或修復瑜伽。	☐
伸展運動。一週至少兩次三十到六十分鐘的全身伸展運動。	☐
喝過濾的水。一天至少喝八杯二三〇 c.c. 的水。	☐
讓體液流動。記住四個 P（p.248）。	☐
把它變成你的個人專屬計畫。增加第二十四章所提到的幾個重要的個人化步驟。	☐
早餐。試試看高蛋白奶昔、雞蛋，或者試做膳食計畫裡的一道早餐食譜。	☐
營養補充品。早餐時順便服用適當的營養補充品。	☐
寫飲食日誌。記錄你吃了什麼，還有感覺如何。	☐
上午點心。請參考 p.319-322 食譜裡的各種選擇。	☐
寫飲食日誌。記錄你吃了什麼，還有感覺如何。	☐
午餐前。做腹式呼吸。	☐
午餐。試試看我在 p.158-159 或者膳食計畫裡所提供的一道快速調理膳食。	☐
寫飲食日誌。記錄你吃了什麼，還有感覺如何。	☐
下午點心。請參考 p.319-322 食譜裡的各種選擇。	☐
寫飲食日誌。記錄你吃了什麼，還有感覺如何。	☐
傍晚：幾乎每天做三十分鐘的運動（先從快走開始）。	☐
晚餐前。做腹式呼吸。	☐
晚餐。試試看 p.158-159 或膳食計畫裡簡單說明的一道快速調理膳食。	☐
營養補充品。晚餐時順便服用適當的營養補充品。	☐
寫飲食日誌。記錄你吃了什麼，還有感覺如何。想想看你和食物的交手經驗對你這一天有什麼影響？你的體力和專注力有無改變？你的身體有什麼不一樣的感覺？你覺得這些改變如何？	☐
睡前放鬆。做腹式呼吸，試試看另一種深度放鬆的技巧，譬如 UltraBath 熱水澡或修復瑜伽。	☐

當你這麼做的時候，身體自然會恢復平衡。

在第二十四章，我簡單說明要打造個人專屬計畫所必須採取的步驟。要有效運用第二十四章，就必須：

1. 重做第二單元的測驗。
2. 記錄自己的分數。你可以利用 p.254 的表格，或者我在 www.bloodsugarsolution.com 所提供的表格。
3. 當測驗結果告訴你需要落實自我照護級或醫療保健級計畫，請照著第二十四章的指示進行。對多數人來說，第一次的六週計畫結束後，便能矯正失衡的問題。
4. 多加幾個步驟，再多執行一次六週計畫。

接下來的步驟：追求終生健康

你已經落實了整個計畫，接下來又是什麼呢？在第二十六章，你將學到如何堅持下去，終生保持健康。此外，也將學會如何處理一些常見的阻礙，以及情況若是沒有改善，該如何因應。

【第二十六章】

追求終生健康

等這個計畫結束後，你可能會想出去慶祝一番，大啖你最愛的食物——披薩、巧克力、杯子蛋糕、啤酒，或幾杯夏多內白葡萄酒（Chardonnay）。這是你應該抵擋住的誘惑，因為在這樣大吃大喝後，你的系統會負荷過多不良食物，於是出現嚴重的反應。如果你無法抵擋誘惑，就請吃得慢一點，小心選擇你想吃的東西。這可能會是食物所帶給你的最慘痛經驗之一。

在本章裡，我會教你如何修正計畫，打造出不破壞環境、可長久遵守的飲食計畫和生活習慣。

如何與食物共處

你應該終生堅守第十九章所學到的基本營養守則：少吃糖、麵粉和加工食品；每餐都吃高品質的全天然碳水化合物、蛋白質和油脂；根據50－25－25比例原則（五〇%的蔬菜、二五%不含油脂的好蛋白質，以及二五%的全穀類）來進食；算好有利生物運作的用餐時間，早餐吃蛋白質，睡前兩到三小時不進食；限制你對易成癮物質的攝取量，譬如咖啡因和酒精。

只有兩樣食物你必須考慮重新納入飲食：麩質和乳製品。你有兩個選擇。

選擇一：對乳製品和麩質敬而遠之

你可以對乳製品和麩質敬謝不敏，時間多久隨你高興。不管食品大廠告訴你什麼，你都不需要依賴這兩樣食物來保持身體的健康。如果你因避吃麩質和乳製品而覺得精神不錯，就將它們完全排除在你的膳食計畫外，或者偶爾吃一點就好。

等你重新調整好自己的新陳代謝，建立一套能滋養自己的進食模式和自我照護模式之後，再來談靈活彈性。凡事適可而止，依然是最好的建議。就算你選擇長期避開麩質、乳製品或其他食物，這輩子還是可能偶爾想吃它們，或者碰上不得不吃的時候。假如它們不會在你身上引起致命反應，而且你也不是那種一吃它們就停不下來的少數人，吃一點其實無妨。

你的內在智慧是重要關鍵。傾聽你的身體，保持平衡，找到其中律動，這是追求健全的新陳代謝和一輩子健康所必備的關鍵鑰匙。

選擇二：重新納入乳製品和麩質

大部分的人可能都會想試著把乳製品和麩質重新放進膳食裡。我建議你們至少先實驗一下這些食物，看看它們會不會讓你出現什麼症狀。重點是要慢慢地、有系統地實驗：

1. 先從乳製品開始。
2. 連續三天，一天至少吃兩到三次。
3. 至少追蹤七十二小時的反應（下文會說明方法）。
4. 如果你有反應，立刻停止攝取乳製品。
5. 等候三天。
6. 然後再試麩質。過程如同乳製品：連續三天，一天至少吃兩到三次，至少追蹤七十二小時，如果發現有反應，立刻停止。

你預期會有什麼反應？每個人的反應都不一樣，可能會有很多細微反應，但以下反應是最常見的幾種：

- 體重增加
- 嗜食
- 體液滯留
- 鼻塞
- 胸悶
- 頭痛
- 腦霧
- 記不住事情
- 心情不好（沮喪、焦慮或憤怒）
- 睡眠問題
- 關節痛
- 肌肉痛
- 疼痛
- 疲倦
- 皮膚有異狀（青春痘）
- 消化功能或腸道功能有異（脹氣、放屁、腹瀉、便秘、胃酸逆流）

像這樣的反應可能在你吃完這些食物後立刻發生，也可能七十二小時都不會發生。如果七十二小時內沒有任何反應，就算安全過關。

【飲食日誌】

日期	攝取的食物	症狀

但要是有反應，我建議你立刻從膳食計畫裡移除那項與你體質不合的食物，時間至少十二週。對大多數人來說，十二週的時間已足夠降溫發炎的系統和修復腸道。過了這段時間之後，你可能可以再重新攝取它，但是要小心，攝取量盡量少（也許一週不超過一或兩次），才不會又重蹈覆轍。

如果你連續十二週不吃這種食物，但反應還是在，那就最好一輩子對它敬而遠之，或者去看善於處理食物過敏原的醫師、膳食專家或營養專家。

追蹤你的症狀，其實相當簡單。只要利用 p.285 的飲食日誌就行了，或者上 www.bloodsugarsolution.com 下載。

千萬記住，如果計畫執行了十二週之後（六週基礎級計畫再加上六週整合性的個人化步驟），你的發炎測驗分數還是居高不下，表示你可能不只對麩質和乳製品過敏。在這種情況下，我建議你落實更進一步的消除—重新引入計畫（elimination-reintroduction program），譬如《終極簡單飲食》（*The UltraSimple Diet*）（www.bloodsugarsolution.com/ultrasimple-diet）所提的計畫。在那本書及相關的 DVD 家庭函授版的課程計畫「七天內啟動你的新陳代謝：終極簡單計畫，讓你快速安全地減重十磅」（www.bloodsugarsolution.com/ultrasimple-challenge）裡，我提供了全套的指南，教你如何消除和重新引入所有重要的食物過敏原，以便確定自己到底對哪些食物過敏。

如何與營養補充品共處

我強烈推薦你終生落實基本的營養補充品計畫。如果我們居住的是一個無毒的世界，只吃真正天然的食物，沒有長期壓力，想放鬆的時候就放鬆，有足夠的運動量，與我們的社群有緊密關係，當然就不需要任何營養補充品。可是，我們居住的世界不是如此，這也是為什麼九九％的美國人都缺乏營養。確實遵守營養補充品計畫，才能提供你的身體多種有利長期健康的必備原料。

如果你採取的是進階級計畫，至少必須花一年時間照進階級的營養補充品計畫而行。一年後再次做計畫執行前所做過的檢驗，並重新接受自我評估測驗，評量自己的進展。要是數值在理想範圍內，症狀也已減輕，便可以回復到基礎級的營養補充品計畫。

如果你照著第二十四章的部分個人化步驟服用額外的營養補充品，請繼續服用三到六個月，再重新檢查自己的測驗分數。你可能需要長期服用那些營養補充品。但如果你的測驗分數顯示你已經不再需要自我照護級或醫療保健級計畫，你可以停止服用。但要是情況還是沒有改善，請求助功能醫學的醫療人員。

如何與放鬆共處

如果你閱讀到這裡還在問有哪些放鬆技巧，這表示你恐怕從沒練習過！要活得健康，就必須學會每天放鬆。在生活中融入放鬆的技巧，隨時補充新的技巧，才能避開壓力和它的破壞力。

【專欄】特別提醒正在進行進階級計畫的人

如果你是採取進階級計畫，可能在計畫執行之後，得重新攝入全穀類和水果。但如果你有專屬於個人的步驟計畫得完成，就等你十二週的計畫都落實之後（六週基礎級計畫再加上六週的整合性個人專屬步驟）再進行。當你把這些食物再加進來時，份量務必要少（每份食物每天不要超過半杯的量）。過程中必須小心監控體重和血糖，如果你發現身體狀況變差，立刻移除這些食物，直到新陳代謝又恢復正常為止。

如何與運動共處

運動是你會想終生落實的計畫之一。事實上，運動久了之後，你可能會想（或需要）增加運動量。假如你還沒開始運動，僅是一天三十分鐘的散步對你來說，就構成很大差別了。但是等到當你開始減重，身材逐漸恢復時，你會需要更多運動來維持現狀和增進健康。

請將間隔訓練和肌力訓練整合進你的運動計畫裡（請參考第二十一章）。還有千萬不要忘了放進遊戲成分——探索新鮮有趣的運動方法。你可能討厭運動，不過我相信你將找到不只有益，而且還很有趣的運動。

乾淨綠化的生活是保護自身健康、地球健康，以及孩子未來的最好方法之一。請照第二十三章的建議，盡可能地慢慢整合。

如何與個人專屬計畫共處

等你完成第二十四章的所有步驟，又另外執行了六到十二週的計畫之後，請再做一次測驗，重新評估當初失衡的地方。很多人可能會發現自己不再失衡，不用再繼續進行自我照護級或醫療保健級的個人專屬計畫。在這種情況下，你可以選擇停止個人專屬計畫。

但要是你的情況還是符合自我照護級或醫療保健級計畫，就該繼續下去。此外，也可能得求助功能醫學或整合醫學的從業人員，來協助你整合其他額外的療法。欲知更多額外檢驗和治療計畫的資訊，請上網查詢「如何與醫師合作，得其所需」（www.bloodsugarsolution.com）。

如何與檢驗共處

在計畫執行的過程中找到醫師合作是很重要的。你應該每兩到三個月針對不正常的部分重新檢驗，看看報告結果。最後再按比例減少檢驗次數，變成每六個月或一年做一次。久而久之，你就會知道自己身體的運作方式，你該如何配合它，不要找它麻煩，以後就不再需要那麼多醫學檢驗和照護計畫。

要是計畫不成功，該怎麼辦

讓我把話說清楚。在現代社會裡追求和保持健康，是件很了不起的行為，這是一種破壞性和革命性的行動。我們必須深入危險的食物叢林，小心抵擋各種精心設計下的誘惑，擊退會喚醒我們原始衝動的行銷手法，躲開食物推銷者、飲食計畫破壞者，以及上千種來自網路、電視和其他媒體的干擾。

你必須有自己的一套求生技巧，還要有一套計畫來擊退路上的各種阻礙。如果你能找出那些地雷，先發制人地處理掉它們，就不會遇到太大挫敗，所得成效也會更顯著。

這裡有五點理由說明何以計畫可能不會成功：

1. 飲食計畫有問題

人們往往以為自己吃的是低糖、低精製的麵粉、低碳水化合物，但事實並非如此。很多東西會偷偷混進來，譬如吃了太多太甜的水果或者燕麥這類高碳水化合物的早餐。這些食物可能被認為是健康食品，但卻會讓你出現問題。請照著進階級計畫做，看看結果如何。六週完全不碰穀類、水果和澱粉類蔬菜。

小心監測和分析自己的飲食計畫，這一點很重要。一定要仔細讀標籤上的內容。更好的方法是——

只吃沒有標籤的新鮮食物。

2. 運動不當或效率不佳

如果你從來不運動，那麼只要做一點點運動，剛開始的效果就會很好。可是隨著體力的改善，身體愈來愈健康，勢必需要強度更大的運動來達到同樣效果。舉例來說，一個體重一百三十六公斤的人一輩子從沒走過路，如果能走一條街，便等於大量運動。但對於常跑馬拉松的人來說，可能必須在五分鐘內跑十哩，才可能得到同樣的運動量。

在鍛鍊身體的同時，也要慢慢增加你的運動強度和耐受度，開始增加間隔訓練，才能繼續改善體重、血糖和胰島素的問題。第二十二章會教你如何做間隔訓練。如果你還沒開始進行任何肌力訓練，現在就開始——一週兩到三次，每次二十分鐘。

3. 隱性食物敏感症和麩質不耐症或乳糜瀉

長達六週完全不吃麩質和乳製品，這是血糖解方的關鍵策略。但有些人難免會對其他食物過敏或敏感，這時就需要更完善的排除飲食法。我曾在我寫的《終極簡單飲食》裡概要說明排除式的照護計畫，目的是要找出有哪些敏感症或令人過敏的食物可能引起發炎。

4. 超載的毒素

對很多人來說，石化物和重金屬這類毒素的累積，會造成嚴重的問題。原因可能是你過度暴露在這類環境中；你具有難以排毒的基因體質；或者兩者兼具。如果你符合以上描述，可能需要做重金屬解毒療法和三溫暖，再藉助不同的營養補充品來提高排毒能力，譬如乙醯半胱胺酸、牛奶薊和維生素C。這都屬於第二十四章個人專屬步驟的一部分。

請注意，重金屬排毒法是一種醫療行為，需要有經驗的醫療專業人士的指導。

5. 七步驟的失衡

對許多人來說，要想完全痊癒，第六週的個人專屬步驟很重要。我們很少聽到醫師或媒體，談到我們必須注意個人生化機能和新陳代謝的失衡問題，因此我們以為這部分可以省略，其實不然。

血糖解方裡的基礎級飲食計畫和生活習慣計畫，已足以協助八〇%的糖胖症病患者，但還是有些人需要進一步的照護方法。

務必小心進行書中所有測驗和自我照護步驟。如果你都做了，還是不見起色，可能必須求助功能醫學或整合醫學的專業醫療人員。因為你可能有更嚴重的失衡問題——譬如消化道裡長蟲，甲狀腺功能低下，或者其他有礙健康的失衡問題。把這些潛在問題處理掉，才能完全治癒你的疾病。

既然你已經走上追求健康這條路，何不就加入我們的運動，一起創造更健康的世界。

第五單元

重拾健康計畫

如果你想立刻上路旅行，那就自己去吧。
但如果你想旅行得遠一點，大家一起去。

——非洲諺語

【第二十七章】聯手追求健康：創造社會運動

我們的健康一直在被我們敲詐，過去一百年來，我們慢慢、默默地壓榨它。現在的食物、社會環境、家庭環境、學校環境、工作環境、信仰環境，以致社區環境、健康醫療機構和政府政策，都讓我們難以做出健康的選擇。呈現在我們眼前的各種選擇，只是在助長壞習慣的養成。但其實只要我們團結，透過正確的資訊、工具、支援和集體行動來**重拾健康**，健康還是可以掌握在我們自己手裡。

我們的食物選擇因政府大力補助不良油脂，和糖的大量生產而受到影響。政府的食物金字塔圖反應的是產業利益，而非科學根據，不過二〇一〇年飲食指南報告和新的「我的餐盤」活動，倒是往正確的方向跨進一步，開始建議大家攝取以植物為主的天然食物，加上少許肉類、糖和精製食品。另一方面，食品藥物管理局已經無法再保護我們免於藥物的傷害。全球排名第一的糖尿病藥物梵蒂雅被允許在美國境內繼續使用，即便已有證據顯示，自從它在一九九九年問世以來，已經造成四萬七千件的心臟病死亡病例。

醫療保健改革期間，預防醫學研究機構（Preventive Medicine Research Institute）創辦人歐尼斯醫師、克里夫蘭診所（Cleveland Clinic）的健康主任麥克・羅伊森（Michael Roizen）和我，協助參議員哈金斯、參議員威登（Senator Wyden）和參議員柯寧（Cornyn）推出《二〇〇九年重拾健康法案》（*Take Back Your Health Act of 2009*），目的是透過密集的生活療法，來幫助那些患有心臟病、糖尿病和前期糖尿病的人。過去十年來，醫療保健直接成本的儲蓄淨額預估有九兆三百億美元，這筆法案最後十分鐘才被擱在參議院的會議桌上討價還價。後來在和哈金斯參議員開了兩小時的會後，我堅持我們的唯一目標是推出一套可以反映科學的政策。他頓了一下才說：「你講得太有道理了。」

健康是人類的權利，卻一再被忽略和低估，該是時候拿回我們自己的權利了。

要重拾健康，不能只靠單一力量。藥廠老是承諾即將有突破性的新藥，來治療糖尿病、肥胖症和心臟病，但最後還是因它們的了無新意而感到失望，或者因為新藥有害而幻想破滅。食品業和瘦身業都承諾會有更快的解決辦法：只要吃這個或做這種運動，你的疾病和體重便都解決了。但是，從來就沒有快速的解方。

要解決集體健康的問題，必須透過我們每天遇到的數百種選擇來決定。而解決集體健康問題會帶來好的副作用，包括可以避免經濟崩盤、氣候改變，和環境惡化；重新活絡家庭、社區和信仰組織；逆轉肥胖症的流行和慢性病在地球的肆虐。這些改變是透過個人、家庭和社群所做的選擇慢慢形成，譬如開始對更健康的食品有需求，而這樣的需求已經說服了大型零售商沃爾瑪商場，開始提供有機和低糖、用好油的食品。就是要透過這樣的市場壓力才能推動經濟體大幅改革（包括食物的栽培種植者和生產者），降低環境負荷的毒素。

我們可以透過集體行動和 www.takebackourhealth.org 的線上工具，與我們選出的民意代表溝通，連結資源，從地方層面和全國層面加以改革。以下是幾個可以採取的具體步驟，或者可以透過言語、行動和投票提出的需求。

請上 www.takebackourhealth.org，貢獻你的點子，大家一起幫忙打造運動，重拾健康。

【現在就行動！】該是時候重拾我們的健康了

每兩名美國人就有一名患有前期糖尿病或糖尿病。今天誕生的孩子，每三個就有一個以後會得到糖尿病。這種可以從生活習慣上去預防和治癒的慢性病，每年奪走五千萬條人命，該是時候採取行動了。

- **照血糖解方的六週行動計畫做。**透過食物、營養補充品、運動、壓力管理工具，以及減少暴露在毒素下，來打造健康，平衡體內系統。
- **每天用叉子來決定自己的未來。**你的叉子叉的是什麼，這對你的健康、我們的經濟繁榮和環境生態有很大影響。
- **別再留戀螢幕。**把更多時間花在自我照護上，學習如何下廚烹調，出去散散步，在客廳裡跳舞，試著做瑜伽，練習深呼吸運動，或者和你心愛的人或朋友聯絡。

【現在就行動！】該是時候為我們的家人重拾健康了

你帶回家的是什麼，還有你選擇在家裡做什麼，這些控制權都在你手上。小小改變就足以影響全家人的健康和幸福，也影響食品業、農業和行銷手法。

- **在家吃飯。**一九〇〇年，只有二%的餐點是在家裡以外的地方吃的。但到了二〇一〇年，卻高達五〇%，每五個人就有一個人是吃麥當勞早餐。全家人在家圍桌吃飯的機會，只剩下一週三次，而且都是不到二十分鐘就解決，還邊看電視或邊傳手機簡訊，各自吃著不同食品廠製造的微波「食物」。我們抱怨沒有多餘時間下廚，但美國人花在看美食節目的時間，卻多過於為自己準備餐點的時間。
- **一起吃飯。**不管餐點多現代，都請找個地方一起坐下來享用，用心擺設餐桌。全家人圍桌吃飯是一種分享與感情的共鳴，也是一種滋養和溝通。研究顯示，經常和父母同桌吃飯的孩童，各方面的表現都較為優異，從成績到人際關係，甚至包括不容易惹禍上身，而且少了四二%的酗酒機率、五〇%的抽菸機率、六六%抽大麻的機率。家人經常同桌吃飯可以保護女孩免於暴食、厭食和濫用減肥藥，降低孩童肥胖症的發生率。在針對例行家事與美國學齡前兒童肥胖症所做的研究發現，即使是年紀小到四歲的孩童，若能經常與家人用餐，擁有足夠的睡眠，再加上平日不看電視，肥胖症罹患風險就會降低。恢復家人同桌吃晚飯的習慣，可以讓我們學會如何找回真正的天然食物和簡單快速的料理方法，教會孩子建立人與人之間的關係，保護自己的安全，建立社交技巧。

- **重新拿回廚房的主權**。丟掉所有含高果糖玉米糖漿、反式脂肪，以及標籤上第一或第二大成分是糖或脂肪的食品。盡可能以當地盛產的天然新鮮食材，來塞滿你的廚房。加入社區的農業合作社，購買便宜的新鮮蔬菜，或者到附近的農民市集採購。
- **設置菜園**。這將會是你所嚐過最美味、最營養、最環保的食物。如果你的空間有限，可以在頂樓或陽台用箱子來設置菜園。
- **節約、堆肥和回收再利用**。帶著自己的購物袋上市場。回收紙張、罐子、瓶子和塑膠容器。先從使用堆肥桶開始（去社區問問看有誰也需要肥料）。

【現在就行動！】該是在我們社區裡重拾健康的時候了

我們或許住在一個沒有人行道的社區，或者走在街上並不安全，也可能我們得步行五哩路才能買到蔬菜。很多人住的社區，唯一的雜貨店是加油站裡的便利商店。我們必須在雜貨店的通道裡冒險，因為這裡充斥著各種糖、油脂、鹽，和偽裝成食物的染色食品，全經過證實會致病和造成早逝。我家十哩內就有十家麥當勞，而且我還是住在偏遠的鄉下。

- **聯手追求健康**。小團體是讓事情更好辦的催化劑。找朋友、同事或教友或社區成員組成團體，支持你展開健康之旅。請上 www.takebackourhealth.org 學習方法。
- **組成虛擬團體**。請上 www.takebackourhealth.org，學習如何在臉書或其他社群網絡裡組成團體。
- **組個晚餐社團或烹調社團**。和其他家庭或朋友每週一次輪流下廚烹調美味健康的膳食。

【現在就行動！】該是從媒體和食品業的行銷手法裡重拾健康的時候了

孩童每天平均花七個半小時在螢幕前，看那些背後有重金投資、最沒有營養的食品廣告。[1]體重過重的孩子有五〇%的餐點，是在電視機前吃的。就算每天教導我們的孩子健全的營養有多重要，也抵擋不了一網打盡的行銷手法。疾病控制中心主任湯瑪斯．佛里登醫師，就建議我們禁止孩子接觸食品行銷。

- **禁絕所有液態熱量、速食、垃圾食物、加工食物的媒體行銷，尤其是以孩童為目標的媒體行銷。**我們的理智被食品業的行銷手法給淹沒，它們幾乎成功說服我們那些琳琅滿目、有害健康的食品選擇，都是有趣、方便、又買得起的，可以讓我們變得更強壯和更快樂。我們上了他們的當，每天全球要消耗掉十億罐可口可樂。有些社區縱使沒有醫療保健、教育、自來水或足夠食物，卻還是找得到可口可樂！我們應該（透過美國聯邦貿易委員會）禁止食品業對孩童從事任何行銷活動。全球已經有超過五十個國家這麼做，包括澳洲、英國、荷蘭和瑞典。我們也應該如法炮製。
- **對於標籤上未經證實的健康口號，應予以限制。**標籤上宣稱有益健康的食物，通常都是最不健康的。在含糖的早餐穀類食品裡添加一點纖維，並不會把它變得更健康。維生素水或開特力（Gatorade）因球星柯比．布萊恩和小皇帝詹姆斯的代言而讓人覺得很酷，但它會讓我們的孩子變成超級運動員嗎？還是會讓他們變得超級肥胖？食品藥物管理局應該限制這些「有益健康」的口號。
- **媒體齋戒**。家裡一週（或兩週）內完全不接觸媒體，或者在工作職場、學校組成一個媒體齋戒團體。

【現在就行動！】該是時候在校園裡重拾健康了

學校已經成為危險地帶，因為那裡充斥著空熱量、垃圾食物，和過於簡化的體育課程。如果大部分學校的廚房都只有油炸鍋、微波爐，結帳櫃檯上擺的是糖果和垃圾食物，我們的孩子怎麼可能有健康的身體？若是校園裡供應的食物跟海洛英或古柯鹼一樣會讓人上癮，那麼誰該負起這個責任？美國陸軍前任副參謀長傑克．基恩將軍（General Jack Keane）曾告訴我，七〇%的從軍申請者，其體能狀況並不適合從軍。學校的營養午餐自一九四六年起開辦，原因就是當時軍隊裡的新兵都瘦到無法入伍。可是，由於我們學校的營養午餐使然，現在我們的孩子在某種程度上也因過胖而無法入伍。

- **重新開辦學校的營養午餐。**美國《二〇一〇兒童健康、不挨餓法案》（The Healthy, Hunger-Free Kids Act）要求垃圾食物退出校園，將營養標準一式套用在校園裡販售的所有食物（包括走廊裡的自動販賣機），並支持學校直接購買農場的新鮮農產品，在校園裡設置菜園，以及多加利用當地食材。雖然這些做法無法立刻解決自我照護和營養方面的教育缺乏問題，但至少是個開端。請看電影《兩位憤怒的媽媽》（*Two Angry Moms*），就會知道如何奪回學校餐廳的主權。
- **支持學校成為安全地帶。**讓學生在學校裡只能吃到有益健康和優化腦部功能的食物。
- **支持分區法的改革。**不准速食店或販售垃圾食物的商店開在學校附近。
- **支持「只在學校餐廳裡飲食」的校園政策。**研究顯示，如果學校禁止學生在走廊或課室裡飲食，就算飲食習慣沒任何改變也沒運動，孩童的體重也能減輕四．五公斤。
- **在校園設置菜園。**教導孩子食物的起源，讓他們快樂體驗新鮮蔬果的真實存在。
- **支持學校把自我照護和營養教育放進課程裡。**和當地或地區性的學校董事會合作，為全國各地的學校引進類似梅米特．奧斯所設計的健康團隊（HealthCorps）計畫。
- **把基本的烹調技術帶回校園。**把這些技術變成課程的一部分，成為必要的生活工具。

【現在就行動！】該是在工作職場上重拾健康的時候了

工作職場是危險的環境。到處都是洋芋片，冰箱裡裝滿含糖和咖啡因的汽水，一根蔬菜也沒有，抽屜裡裝滿糖果，再加上不利於我們健康的高壓環境。電子郵件和黑莓機，將我們的身心打壓到每天二十四小時都在工作。某大型公司的人資主管告訴我，他們打算在員工度假時，禁止他們收發郵件。

當星巴克公司健康醫療支出高過於咖啡豆的採購支出，或者通用汽車的健康醫療支出高過於鋼鐵採購支出時，就代表一定得做些改革。其實這些企業只要多投資點錢去打造更健康的環境、開辦健康課程，以及默許一些有利健康的條件，就能有最大收益。

- **在工作職場上找出幾名健康鬥士，加以訓練。**這些人可以擔任領導人，帶領員工組成團體，照著血糖解方的線上課程一起追求健康。
- **改善工作職場上的飲食文化，方法是改良點心區和自助餐區。**提供真正天然的新鮮食品，少一點加工、含糖食品。提倡工作職場中午百樂派對風氣（potluck，美國一種經常舉行的聚會形式，參加者每人各帶一道菜餚來分享），藉此減輕要求大家自行準備健康午餐的心理負擔和成本，也可聯絡同事間的感情。
- **提供動機（包括經濟誘因），讓員工願意參與健康計畫。**Safeway 連鎖超市的史帝夫・柏特（Steve Burd）提供經濟誘因，鼓勵員工參與有益健康的生活改革計畫，稱為健康措施（Healthy Measures）[2]。如果這套措施也能在全美落實，可以為我們醫療保健帳單一年省掉五千五百億美元。
- **以工作職場為基礎來推動自我照護級計畫和團體互助計畫。**一些公司行號開始了解到，解決員工健康不佳的問題，並非是一種成本負擔或負債，而是一種投資。**假性出席**（presenteeism），只是來上班，而不是在上班（意思是員工雖然生病或心情不好，還是照常上班，以致工作效率低落），反而可能讓公司付出兩到三倍的直接醫療成本，而這大多源於肥胖症，以及疲憊、腦霧和工作士氣低落等，這類和憂鬱症有關的症狀，它們會造成生產力喪失。然而，這些可以從生活習慣上去預防的健康問題，卻讓全球企業一年損失兩兆美元的生產力。從工作職場上去為健康多盡一點心，所產生的投資報酬率將高達百分之一千到兩千。世界經濟論壇（The World Economic Forum）設計了一種健康診斷應用程式（Wellness App），目的是要向企業界證明，打造健康計畫可以幫它們省下多少成本（http://www.weforum.org）。

【現在就行動！】該是時候在宗教場所重拾健康了

豈不知你們的身子就是聖靈的殿嗎？這聖靈是從神而來，住在你們裡頭的。而且你們不是自己的人，因為你們是重價買來的。所以，要在你們的身體上榮耀神。（哥林多前書 6:19-20）

馬鞍峰教會的會眾多達三萬名，教會牧師李克．華倫在我們推出但以理計畫時（請參考第十六章），提出一個基本主張。上帝要我們健康。他在佈道裡直言，西方世界的各大宗教傳統——猶太教、基督教和伊斯蘭教——都有道德、人心和靈性方面的教義，支持心靈成長。但全球各地的猶太教堂、教會、寺廟和清真寺裡，卻鮮少討論健康和身體這類議題。沒有任何拉比（猶太牧師）、教士、傳道人、牧師或伊瑪目（imam，伊斯蘭禮拜導師）要求教友關心心靈之餘，也要關心身體。教堂和寺廟的功能等同於社區活動中心，但它們提供了很多品質不良、高熱量、高糖和高澱粉的食品，幫助他們的教友早日上天堂。

- **鼓勵關心心靈之餘，也不要忘了關心身體**。社會變革通常始於信仰組織，譬如廢止制度、公民權和人權等。但健康卻是最常被忽略的人類權利。我們可以透過信仰組織裡存在的社群和連結關係，以及社交網絡來支援和追求身心靈的健全。
- **在讀經班裡增加「身體研究」這門課**。將「身體」和心靈這兩個課題合併進信仰組織的小型讀經團體裡，研讀像但以理計畫這類健康生活課程（www.danielplan.com）。
- **在信仰組織裡營造健康的文化**。聚會和辦活動時，請提供健康食品。舉辦大家可以一起參加的健身活動，請參考我們在馬鞍峰教會的一些例子（www.danielplan.com）。

【現在就行動！】該是在我們的民主制度裡重拾健康的時候了

我曾於二〇〇九年六月與其他預防學和健康學的專家們，受邀參加以預防和健康為主題的白宮論壇（White House Forum）。由於我們向來鼓吹真正的醫療保健改革，因此在會中建議政府成立跨部會的委員會來支援、協調和研擬各單位的健康推廣活動。二〇一〇年六月，歐巴馬總統成立美國預防、健康推廣，和公共衛生委員會（National Coucil on Prevention, Health Promotion, and Public Health），參議員湯姆・哈金（Senator Tom Harkin）提名我加入總統任命的二十五人小組，這個小組必須負責向行政機關和新的委員會提供建言。這等於朝正確的方向跨進一大步，不過仍然百事待舉。

請寫信或電子郵件給你的民代，要求他們支持類似以下的健康法案：

- **不健康的食物一概退出校園、托兒所、醫療保健院所，甚至所有政府機關。**政府必須根據最新的科學新知（透過美國農業部），為校園的營養標準建立一套嚴格的規範。同樣的，我們也需要為其他公部門和政府旗下機構，譬如軍隊、退伍軍人事務局、原住民衛生局（Indian Health Service），以及社區的健康中心打造營養計畫。
- **支持改革遊說制度。**我們必須改革競選金融法（campaign finance laws），才不會在政治協商過程中受到食品大廠、大型農產公司和大型藥廠政治獻金的操控。
- **資助蔬果生產。**改革農業法案（Farm Bill）。農業政策應該支持公眾健康和鼓勵蔬果生產，而不是支持像玉米、黃豆這類商品化產品。現在有八〇%的政府補助金流向黃豆和玉米，而垃圾食物大多是利用它們製造出來的。我們需要重新思考補助金的用途，將多數提撥給規模較小的農場，獎勵更多的蔬果栽植。
- **提供誘因，鼓勵在貧民社區開設超市。**貧窮和肥胖症總是形影不離。原因之一，就是全美各地處處可見的食物荒漠問題。窮人也有權利享用高品質的食物。我們需要想辦法為他們提供好的食物。

- **把加工食品所造成的真正社會成本放進定價裡。**包括它所帶來的醫療成本，以及導致生產力喪失所造成的成本。
- **對糖課稅。**香菸和酒精都有課稅，這方法可以多少賠償各種預防和治療計畫的成本支出。糖和香菸、酒精一樣會令人成癮。科學家建議含糖飲料應該每盎司課稅一分美元，此舉可以減少糖的消耗量，也減少肥胖症和醫療保健成本的支出，並為肥胖症和慢性疾病的預防及治療計畫提供資金來源。
- **打造公共保健廣告活動。**把追求健康這件事打造得又酷又性感。揭穿食品大廠、大型農產公司和大型藥廠的暗中破壞手段。使出最能傳達消費者和孩童情感需求的廣告手法。
- **全力支持成立健康部隊。**我們的目標是二〇二〇年以前在全國各地的社區，訓練出一百萬名保健工作人員和捍衛者。透過集體追求健康的行動創造雙重革命：改變我們的醫療本質（生活習慣和功能醫學），以及改變醫療方式（透過互助團體）。這些社區裡的保健生力軍會「陪護」病人，協助他們在食物和生活習慣上做出更好的選擇，也幫忙清理住所、工作職場、學校、信仰組織和周遭環境。

【現在就行動！】該是時候從「生病照護」系統裡重拾健康了

《新英格蘭醫學期刊》的前任主編瑪莎·安卓（Marcia Angell）曾寫過一篇尖刻的文章，批判大型藥廠對醫學研究、教育、保健和藥物政策的無孔不入。[3]大型藥廠除了每年花三百億美元對醫師們行銷藥物之外（美其名為「醫學進修教育」〔continuing medical education〕），還把許多學術研究人員延攬為自己的雇員。雖然大型醫學研究中心裡的領導人都有收取輔助金，從事與藥廠「有合約」的研究計畫，但這類研究通常都是出資者設計、執行和幕後代寫。這些有利益衝突的研究論文篇幅往往很長。作者不只可以領取輔助金，還能進入藥廠的諮詢委員會，領取大額的演說費用，參與藥廠的專利和使用權協商會議。

所以，看起來那些建立在科學證據上的醫學知識，其實並不是真的那麼講究科學證據，但我們可以改變這一點。

- **導正醫療保健費用償付辦法上的錯誤誘因。**糖尿病的預防和治療計畫曾經在紐約市成功落實，病人的併發症、住院治療和截肢手術件數，都因此降低。不過，這套計畫被醫院喊停，原因是院方的收入大幅滑落。因為只要切除糖尿病造成壞死的腳趾，院方便可從醫療保險那裡領取六千美元的償付金，利潤大過於只依賴營養諮商所補貼的一百美元。換言之，這整套系統是透過更多病人和肥胖的病人在賺錢。
- **支持真正的醫療保健改革。**我們需要改革的不只是保險法規，也包括我們現有的醫療型態（生活習慣和功能醫學），以及醫療保健的落實方法（從小團體、社區和醫療保健組織裡去落實）。歐尼斯醫師、柯寧和我曾在華盛頓特區的健康改革過程中被問到，我們代表什麼組織。我們回答，我們不代表任何人或任何組織，只代表病人和科學。他們接受我們的說法，但臉上帶著不解。這也難怪。在醫療保健的改革過程中，製藥產業派出了三名說客來遊說每個國會議員，一天花費超過六十萬美元，只為確保藥廠的需求不會在立法過程中被忽略。
- **強制規定醫學院課程和實習計畫，必須提供營養學和生活醫療這兩項醫學訓練。**我們都知道，造成疾病和醫療保健成本居高不下的主要原因，都是一些可以從生活習慣上預防的因子。如果這些因子的問題被解決了，將可消除九〇%的心臟病和糖尿病。但目前每四所醫學院才有一所提供營養學課程，只有二八%的醫學院達到美國國家科學院建議的最低下限——二十五小時的營養教育。[4]其實這些營養學課程可以大半解決那些因營養缺乏所造成的疾病，譬如壞血病和軟骨病。

如果我們可以減少一半的心臟病案例，降低八〇%的糖尿病個案（包括併發症），醫院恐怕會破產。藥廠將發現利潤嚴重滑落，許多醫師可能必須被迫開設「生活醫療機構」，而不是專精心臟病手術的醫院。

- **全力支持和制訂單元式和分級式的營養學課程。**如果食物才是最有效的療法，那麼就必須要求醫療保健專業人員接受營養教育。我們必須為醫療保健產業裡的專業人員擬訂和資助營養課程，解決適任專家市場供給不足的問題（未來才能擴大現有的照護計畫，譬如功能醫學研究所所提供的照護計畫）。
- **為慢性病的生活療法提供償付機制。**雖然為了預防和治療慢性病，各大主流醫學學會都曾對生活醫療的科學證據共同發表過評論，且幾乎採支持的立場，[5]但是這套辦法到現在都還沒納入醫學訓練或業務裡。如果要讓它成為主流醫學之一，就必須有人願意掏錢接受這本書所推薦的生活療法。
- **為營養科學找到更多資金。**國會應該要求提撥更多資金給營養科學，並檢驗和測試創新的治療模式。膳食政策的責任應該交由像醫學研究機構這類獨立科學團體來負責，而不是由會受到政治或企業操控的農業部來負責。一九八〇年代，美國農業部提出低脂膳食金字塔，一天至少八到十一份的麵包、米飯、麵類和穀物，結果肥胖症和糖尿病也同時上身。把政治和健康混為一談，只會致命。
- **終結醫學和產業之間不負責任的關係。**像美國心臟學會和美國膳食學會這類公眾保健組織，應避免與產業有任何合夥、代言或財務關係，才不會折損自己的獨立色彩和公信力。美國膳食學會的活動竟然是可口可樂贊助的？還有，就因為含糖早餐穀類食品內含一些全麥成分，美國心臟學會便可理所當然地向公眾大力推銷含糖穀類是有益心臟的健康食品？這有可信度嗎？

重拾健康：成為群眾運動的一分子，成為對話的一員

任何行動如果只有一個人或一家組織在推動，恐怕不足以改變任何事情。這讓我想起泰瑞莎修女（Mother Teresa）說過的一句話：「**沒有偉大的行動，只有靠大愛完成的各種小行動。**」

一次跨出一步、一次做出一個選擇，一次來一點改變。一句話，一個行動，一張選票。

請上 www.takebackourhealth.org，踏出第一步，加入這個運動，學習如何連手追求健康，而且一定要成功。

結論

逆轉流行病糖胖症

如果照這個趨勢繼續發展下去，今天在美國出生的孩童，每三個就有一個將來會罹患糖尿病。二〇二〇年以前，每兩個美國人就有一個會有糖胖症，而且九〇%不知道自己罹患糖胖症。這是全球最大規模的流行病，但幾乎百分之百可以預防。

我們不需要再做更多研究。糖尿病生活習慣試驗（Diabetes Lifestyle Prevention Trial）的十年追蹤結果，以及利用密集的團體生活療法所進行的前瞻性試驗（Look Ahead Trial），都證明以團體方式進行生活療法，比利用藥物預防糖尿病來得更有效。就算你已經有糖尿病或前期糖尿病，這也是最有效的治療方法。

科學就是這麼清楚明確。現在我們有足夠資訊來解決這個問題，卻沒有人起來號召行動或全球動員。我們在世界各地對抗愛滋病、瘧疾和肺結核，然而糖胖症所造成的死亡人數，遠遠超過那些傳染性疾病所造成的死亡總數，但我們面對糖胖症時，卻選擇緘默不語。

我希望你們每一個人都能把自己的體質從糖胖症調回最健康的狀態，這樣一來你們才會了解自己是有能力改變自身的基因與健康，方法是改變飲食內容和方法，利用營養補充品改善生化功能和新陳代謝，多活動筋骨，練習深度呼吸，以及追求乾淨綠化的生活。

你只要學會如何援助自己的身體，幫它發揮最大功能，就有辦法躲開疾病的侵襲。

此外，你也可以加入「重拾健康」運動——這是方法明確的一種運動，透過改變食物和生活習慣來預防、逆轉，甚至治癒大部分的慢性疾病，而慢性疾病是個人痛苦深淵的背後原因，也是我們全球經濟和社會結構無法承受的負擔。我們不需要新的發現，我們只要活用既有的知識，我們的孩子和孩子的孩子就能居住在一個沒有糖胖症的世界，過著健康又圓滿的生活。

血糖解方是一套供你追求健康的個人專屬計畫，也是我們可以透過團體聯手追求健康、靠群眾力量重拾健康的方法。

而這必須從我們每一個人開始做起。

第六單元

血糖解方的
膳食計畫和食譜

讓食物成為你的良藥，而良藥就是你的食物。

——醫學之父 希波克拉底（Hippocratic）

【第二十八章】

你的六週膳食計畫

雖然這本書提供的指南，已經足夠你成功展開和落實血糖解方行動計畫，但很多人還是想進一步知道自己究竟該吃什麼東西。

黛柏．摩根（Deb Morgan）是烹調的靈感女神，也是克里帕廚房（Kripalu Kitchen，部落格）背後的傑出策畫者，在她的協助下，我開發了足供兩週的每日菜單，可以在行動計畫的過程裡輪流使用。事實上，你可以自由使用行動計畫裡，任何一天的任何一份食譜。不過，為了讓整個計畫更簡單方便，我也設計了每日菜單。

比較簡單的方法是，前十四天先照我所準備的菜單烹調。兩週後，你就會比較清楚自己的身體想要什麼，以及如何適當補充營養。而這時候剩下的四週時間，你就可以將食譜和每日菜單混合搭配使用。

我會針對每週食譜開出完整的採買清單，讓你輕鬆買到營養美味膳食所需的所有材料（請參考p.353-354）。

如果你對食物有個人偏好或者礙於文化傳統，對食材有不同要求，也可以使用替代品。譬如，用絕對素食者和一般素食者的食材，來取代動物性蛋白質，以豆腐、天貝或其他形式的素食蛋白質來取代。只要你堅持食用高纖和高營養密度的食物，還是能得到同樣效果。

這裡的所有食譜都可用於基礎級計畫，其中大部分也都適用於進階級計畫，或者稍微變更一下便能適用。此外，我也提供了祕訣，教你們如何自己動手做美味的沙拉（請參考p.350-352）。另外，線上

www.bloodsugarsolution.com 還有更多食譜，包括適合孩童的食譜。

只要照這套計畫做，便能讓糖尿病的治療變得更有趣和更美味。好好享用吧！

第一週菜單

第一天

早餐：選擇可以多樣化；請參考早餐食譜。

點心：選擇可以多樣化；請參考點心食譜。

午餐：水煮羽衣甘藍捲鮭魚沙拉（請看 p.322）。

晚餐：清蒸小扁豆雞肉，烤藜麥佐羽衣甘藍和杏仁（請看 p.332-333）。

第二天

早餐：選擇可以多樣化；請參考早餐食譜。

點心：選擇可以多樣化；請參考點心食譜。

午餐：白豆沙拉佐核桃青醬雞肉（請看 p.323-324）。

晚餐：羊皮紙裹魚柳青蔬佐美洲山核桃枸杞野米飯（請看 p.334-335）。

第三天

早餐：選擇可以多樣化；請參考早餐食譜。

點心：選擇可以多樣化；請參考點心食譜。

午餐：藜麥酪梨沙拉佐黑豆蓋芝麻葉（請看p.324-325）。
晚餐：菠菜火雞肉糕佐小米花椰菜泥（請看p.335-336）和燜綠蔬佐紅洋蔥番茄乾（以日光曝曬成乾的番茄）（請看p.336）。

第四天

早餐：選擇可以多樣化；請參考早餐食譜。
點心：選擇可以多樣化；請參考點心食譜。
午餐：乾豌豆迷迭香湯及辣烤南瓜（請看p.325-326）
晚餐：亞洲豆腐甜豌豆炒芝麻花生醬蓋糙米飯（請看p.336-337）。

第五天

早餐：選擇可以多樣化；請參考早餐食譜。
點心：選擇可以多樣化；請參考點心食譜。
午餐：雞肉蔬菜粥（請看p.326）。
晚餐：地中海蝦佐烤玉米糕（請看p.337-338）。

第六天

早餐：選擇可以多樣化；請參考早餐食譜。
點心：選擇可以多樣化；請參考點心食譜。
午餐：藜麥鍋巴法式鹹派（請看p.326-327）
晚餐：黑豆湯、烤孜然飯，以及大蒜芥蘭和花椰菜（請看p.338-340）。

第七天

早餐：選擇可以多樣化；請參考早餐食譜。

點心：選擇可以多樣化；請參考點心食譜。

午餐：豆腐炒飯（請看 p.327-328）。

晚餐：鮭魚山核桃糕佐桃子酸辣醬，以及香煎瑞士甜菜佐杏仁薄片（請看 p.340-341）。

第二週菜單

第一天

早餐：選擇可以多樣化；請參考早餐食譜。

點心：選擇可以多樣化；請參考點心食譜。

午餐：鮮蝦酪梨沙拉蓋芝麻葉（請看 p.328）。

晚餐：椰子咖哩雞蔬菜蓋糙米飯（請看 p.341 和 p.337）。

第二天

早餐：選擇可以多樣化；請參考早餐食譜。

點心：選擇可以多樣化；請參考點心食譜。

午餐：愛心園蔬菜湯佐花豆（請看 p.328-329）。

晚餐：香菜杏仁酥貝，山藥泥以及炒菠菜和西洋菜（請看 p.342-343）。

第三天

早餐：選擇可以多樣化；請參考早餐食譜。
點心：選擇可以多樣化；請參考點心食譜。
午餐：鷹嘴豆米飯沙拉佐義大利香醋（請看 p.329-330）。
晚餐：紅燒羊肉石榴甜醬蓋白豆佐檸檬青花菜（請看 p.343-344）。

第四天

早餐：選擇可以多樣化；請參考早餐食譜。
點心：選擇可以多樣化；請參考點心食譜。
午餐：萵苣包咖哩蛋沙拉佐烤蘆筍（請看 p.330）。
晚餐：墨西哥紅椒拌藜麥，香烤條狀玉米餅羽衣甘藍和香烤南瓜（請看 p.344-346）。

第五天

早餐：選擇可以多樣化；請參考早餐食譜。
點心：選擇可以多樣化；請參考點心食譜。
午餐：清蒸紅扁豆（請看 p.330）。
晚餐：烤鮭魚佐香菜薄荷酸辣醬，白豆玉米沙拉和烤夏蔬（請看 p.346-348）。

第六天

早餐：選擇可以多樣化；請參考早餐食譜。
點心：選擇可以多樣化；請參考點心食譜。

午餐：番茄乾火雞肉漢堡（請看 p.331）。

晚餐：豆腐腰果蓋印度香米（請看 p.348-349）。

第七天

早餐：選擇可以多樣化；請參考早餐食譜。

點心：選擇可以多樣化；請參考點心食譜。

午餐：清蒸羽衣甘藍包雞肉黑豆佐酪梨莎莎醬（請看 p.331-332）。

晚餐：夏夜普羅旺斯魚湯（請看 p.349-350）。

【第二十九章】

食譜和採買清單

■早餐食譜

【終極奶昔】

這種奶昔能提供有利排毒功能的基本蛋白質，及亞麻仁油的 Omega-3 脂肪酸、有利於消化與排泄的豐富纖維，以及來自於莓果和水果的抗氧化劑及植物營養素。它能保持你血糖的平衡，幫忙控制一整天的食欲。

你會在這裡找到三種不同奶昔，你可以根據自己的口味改變食譜。

請參考 www.bloodsugarsolution.com 的指示，它會告訴你到哪裡訂購我最喜歡的高蛋白粉。

注意事項：一天頂多兩次在奶昔裡放亞麻仁，不可超過兩次。如果你是採取進階級計畫，請省略食譜裡的水果。

米蛋白奶昔

份數：一人份　**準備時間**：五分鐘　**烹調時間**：無

這份令人滿足的奶昔是最容易準備的，而且很好消化。

- 兩匙米蛋白粉（或者照你購買的產品上頭的份量指示）
- 一湯匙有機的亞麻仁和琉璃苣調合油
- 兩湯匙磨碎的亞麻仁籽
- 喜歡的話，可以加冰塊（用過濾水製成的冰塊）
- 一八〇至二四〇 c.c.的過濾水
- 二分之一杯新鮮或冷凍的非柑橘類有機水果（譬如櫻桃、藍莓、覆盆子、草莓、桃子、梨子或香蕉）
- 要加不加都可以：四分之一杯堅果，已經泡一個晚上的水（譬如杏仁、核桃、美洲山核桃，或其他組合）

把所有食材放進攪拌機裡，充分打碎攪拌。

水果／堅果奶昔

份數：一人份　**準備時間**：五分鐘　**烹調時間**：無

這份食譜是以嫩豆腐取代米蛋白，這是一份很不錯的乳脂奶昔。

- 四分之一杯已經濾乾水的嫩豆腐
- 二分之一杯無糖、無麩質的純豆漿（譬如Silk牌豆漿）
- 一湯匙有機的亞麻仁和琉璃苣調合油
- 兩湯匙磨碎的亞麻仁籽
- 二分之一杯新鮮或冷凍的非柑橘類有機水果（譬如櫻桃、藍莓、覆盆子、草莓、桃子、梨子或香蕉）
- 喜歡的話，可以加冰塊（用過濾水製成的冰塊）
- 六〇至一二〇c.c.的過濾水
- 要加不加都可以：四分之一杯堅果、泡一晚上的水（譬如杏仁、核桃、美洲山核桃、或其他組合）

把所有食材放進攪拌機裡，充分打碎攪拌。

堅果奶昔

份數：一人份　**準備時間**：五分鐘　**烹調時間**：無

這種奶昔刻意不加黃豆。

- 二分之一杯無糖、無麩質的純杏仁漿或榛果漿
- 四分之一杯堅果，已經泡一個晚上的水（譬如杏仁、核桃、美洲山核桃，或其他組合）
- 一湯匙有機的亞麻仁和琉璃苣調合油
- 兩湯匙磨碎的亞麻仁籽
- 二分之一杯新鮮或冷凍的非柑橘類有機水果（譬如櫻桃、藍莓、覆盆子、草莓、桃子、梨子或香蕉）
- 喜歡的話，可以加冰塊（用過濾水製成的冰塊）
- 六〇至一二〇c.c.的過濾水

把所有食材放進攪拌機裡，充分打碎攪拌。

【荷包蛋蓋菠菜】

份數：四人份　**準備時間**：兩分鐘

烹調時間：三到四分鐘

適用於基礎級及進階級計畫

- 半杯水
- 一杯切成丁的番茄
- 六杯剁碎的菠菜或嫩菠菜（去莖）
- 四顆大一點的有機蛋
- 一點海鹽和／或胡椒
- 半湯匙的新鮮百里香
- 少許特級初榨橄欖油

以中高溫加熱煎鍋，倒入水、番茄和菠菜。

試著在菠菜中間撥出一個小洞，輕輕把蛋打在裡

面。撒點鹽、胡椒和新鮮的百里香。蓋上鍋蓋，將蛋燜煮到你喜歡的熟度。這時的菠菜應該爛熟，水也收乾了。再從上面淋點橄欖油。

每份營養成分：卡路里81，碳水化合物4.7公克，纖維1.6公克，蛋白質7.2公克，油脂4.7公克，膽固醇186毫克，鈉99毫克，鈣87毫克。

【炒豆腐】

份數：四人份　**準備時間：**五分鐘

烹調時間：十分鐘

適用於基礎級和進階級計畫

- 四五〇克板豆腐
- 兩湯匙特級初榨橄欖油
- 半湯匙剁碎的小洋蔥
- 一茶匙咖哩粉
- 兩杯切得很細的瑞士甜菜
- 半根磨碎的胡蘿蔔
- 半茶匙乾燥的奧瑞岡
- 半茶匙乾羅勒
- 半茶匙無小麥成分的日式醬油

先沖洗豆腐，拍乾，揉碎，靜置一旁。在大煎鍋裡以中溫加熱橄欖油，先炒洋蔥約五分鐘，直到顏色變褐。加咖哩粉攪拌一下，再把豆腐放進洋蔥裡拌勻。把剩下材料放進去，持續攪拌，直到材料全都熱透，甜菜也被煮爛。

每份營養成分：卡路里155，碳水化合物5.1克，纖維2.0克，蛋白質10.2克，油脂11.6克，膽固醇0毫克，鈉184毫克，鈣260毫克。

【芝麻薑豆腐】

份數：四人份　**準備時間：**五分鐘

烹調時間：十五分鐘

適用於基礎級和進階級計畫

- 四五〇克板豆腐
- 一湯匙芝麻油
- 一茶匙剁碎的薑
- 一茶匙剁碎的大蒜
- 四分之一湯匙無小麥成分的日式醬油
- 一湯匙日式味醂或料酒
- 半湯匙糙米醋
- 兩湯匙芝麻

先沖洗豆腐，拍乾，切成小方塊。以中溫加熱煎鍋，放進芝麻油。把豆腐小心放入鍋內，煎個五分鐘，不時幫豆腐翻面，直到所有面都焦黃為止。再將剩下的食材倒在豆腐上面，稍微翻攪。等到沸開，再調低溫度，燜六到八分鐘，直到汁液收乾，豆腐微微發亮。

每份營養成分：卡路里147，碳水化合物5.5克，纖維1.7克，蛋白質10.5克，油脂10.4克，膽固醇0毫克，鈉236毫克，鈣297毫克。

【酪梨香草煎蛋捲】

份數：兩人份　**準備時間：**五分鐘

烹調時間：七分鐘

適用於基礎級和進階級計畫

- 三顆蛋　• 一湯匙剁碎的新鮮羅勒
- 一湯匙水或無糖豆漿　• 半顆成熟的酪梨，切片
- 一撮海鹽　• 黑胡椒，視個人口味添加
- 一湯匙特級初榨橄欖油
- 半茶匙新鮮百里香

把蛋打進碗裡，加水或豆漿打散。放點海鹽。以中溫加熱小煎鍋或煎蛋鍋，再倒油進去。油一熱（千萬不要讓它冒煙），就倒蛋進去。利用鍋鏟從鍋邊的蛋緣處小心鏟起，讓蛋液往鍋底流動。等蛋液凝固，再把新鮮的香草和切片的酪梨鋪在一半的蛋皮上。關火，將蛋皮對折，視個人口味在上頭撒點黑胡椒。

每份營養成分：卡路里236，碳水化合物5.0克，纖維3.5克，蛋白質9.4克，油脂20.7克，膽固醇279毫克，鈉213毫克，鈣52毫克。

點心食譜

【魔鬼蛋】

份數：六人份　**準備時間：**五分鐘

烹調時間：十五分鐘

適用於基礎級和進階級計畫

- 六顆蛋　• 半湯匙西班牙紅椒粉（pakrika）
- 一湯匙特級初榨橄欖油
- 一湯匙剁碎的蒔蘿泡菜　• 一撮海鹽

把蛋放進裝有冷水的鍋裡，煮到水沸，轉中溫，再煮十二到十五分鐘，時間長短視蛋的大小而定。特大的蛋得煮十七分鐘。關火，讓蛋繼續泡在熱水裡兩分鐘，再從水裡輕輕撈出來，放在一旁等待冷卻。冷卻後，剝開蛋殼，縱向對切。

輕輕挖出中間的蛋黃。

把煮好的蛋黃放進小碗裡用叉子壓成泥，再加進橄欖油、泡菜、西班牙紅椒粉和鹽混和均勻。然後，把混合好的蛋黃泥放回對切的蛋白上，再撒上一點西班牙紅椒粉。用蓋子蓋起來，放進冰箱冷藏，至少可存放五天仍保新鮮。可以當點心食用，或者加進沙拉裡。

每份營養成分：卡路里84，碳水化合物0.5克，纖維0克，蛋白質5.6克，油脂6.6克，膽固醇186毫克，鈉120毫克，鈣22毫克。

【蜂蜜杏仁奶油沾醬】

份數：四湯匙　**準備時間：**三分鐘

烹調時間：無

適用於基礎級計畫

- 四分之一杯的生杏仁堅果仁醬
- 一湯匙生蜂蜜
- 一撮小豆蔻

混合所有材料，可用來沾蘋果、梨子或生菜。

注意事項：如果你是採用進階級計畫，只能拿這沾醬沾蔬菜吃。

每份營養成分：卡路里115，碳水化合物7.7克，纖維0.6克，蛋白質2.4克，油脂9.2克，膽固醇0毫克，鈉2毫克，鈣45毫克。

【薄荷口味的鷹嘴豆泥】

份數：八人份，每份兩湯匙　**準備時間：**十分鐘

烹調時間：無

適用於基礎級和進階級計畫

- 半杯杏仁

- 一罐（四百二十五克）鷹嘴豆，請瀝乾和沖洗過

- 一湯匙烤過的芝麻

- 兩瓣大蒜

- 兩湯匙新鮮薄荷葉

- 四分之一杯新鮮檸檬汁
- 一茶匙孜然
- 幾撮海鹽和胡椒

- 半杯水

用食物調理機搗碎杏仁、鷹嘴豆、芝麻和大蒜。再把剩下材料放進去攪拌混合，直到滑順為止。可以搭配生菜或蘋果片吃。

每份營養成分：卡路里239，碳水化合物34.9克，纖維

維10.3克，蛋白質11.9克，油脂6.8克，膽固醇0毫克，鈉14毫克，鈣95毫克。

【水煮梨和腰果醬】

份數：四人份

準備時間：十分鐘再加泡腰果的時間

烹調時間：十五分鐘

只適用於基礎級計畫

腰果醬的部分

- 一杯生腰果
- 兩滴香草精
- 一湯匙生蜂蜜

腰果用水泡一個晚上。瀝乾腰果，留下泡腰果的水。把腰果、蜂蜜和香草精放進攪拌機裡攪碎混合，加點泡腰果的水，直到滑順為止。然後靜置一旁。

梨子的部分

- 兩顆梨子
- 四分之一杯新鮮薄荷，多準備一些當配飾
- 一根肉桂

梨子削皮，縱向對切，去除籽。把兩半梨子切面朝下地放在一只燉鍋裡，加足量的水，淹過梨子為止。放進肉桂和薄荷，煮到水沸。用小火燉六到八分鐘，直到梨子變軟，但不糊爛。關火，讓梨子浸在熱水裡四到五分鐘，再從水裡撈出來，等待完全冷卻，或者在微溫狀態下送上桌，淋上腰果醬。

每份營養成分：卡路里276，碳水化合物32.2克，纖維4.7克，蛋白質5.9克，油脂16.0克，膽固醇0毫克，鈉8毫克，鈣43毫克。

【烤堅果和種籽】

份數：四人份

準備時間：一分鐘準備，五分鐘等待冷卻

烹調時間：十分鐘

適用於基礎級和進階級計畫

- 半杯核桃
- 半杯杏仁

- 四分之一杯南瓜籽
- 兩湯匙芝麻
- 四分之一杯葵花籽

烤堅果

預熱烤箱溫度到攝氏一百七十五度。把堅果放在乾燥的烤盤上，烤約八到九分鐘，不時查看一下。等堅果開始變色，釋出堅果香味，就表示烤好了。從熱烤盤上取出來，等候冷卻，放進密封容器裡，存放在乾冷的環境下，可保新鮮兩個禮拜。

烤種籽

預熱長柄鍋到中溫的狀態，放進種籽，持續攪拌直到種籽微褐。南瓜籽甚至會有點膨脹。立刻移開火源，冷卻後再儲藏。

把種籽混在一起放進密封容器裡，存放在乾冷的環境下，可保新鮮好幾個禮拜。

每份營養成分：卡路里254，碳水化合物7.3克，纖維3.6克，蛋白質9.8克，油脂22.8克，膽固醇0毫克，鈉3毫克，鈣118毫克。

午餐食譜

【水煮羽衣甘藍捲鮭魚沙拉】

份數：四人份　準備時間：十五分鐘

烹調時間：四十五分鐘

適用於基礎級和進階級計畫

- 一杯野米，淘洗過

- 三杯水

- 四片大小適當的羽衣甘藍葉

- 一罐（二百一十克）非鹽漬鮭魚

- 兩湯匙剁碎的紅洋蔥

- 一湯匙特級初榨橄欖油

- 一瓣大蒜，剁碎
- 一湯匙酸豆

- 六顆小番茄，切片

烹煮野米

把野米放在小鍋子裡，加一杯水，煮到水沸，調到中低溫，蓋上鍋蓋，燜煮四十五分鐘。利用濾網瀝乾多餘的水份。

準備羽衣甘藍葉

在大煎鍋裡倒入兩杯水，煮到水沸。將羽衣

甘藍葉放進水裡，蓋上鍋蓋，關火。一分鐘過後，用冷水沖洗羽衣甘藍葉。

瀝乾罐頭鮭魚的汁液。把鮭魚（包括魚皮和小骨頭）放進中型碗裡，利用叉子將魚肉撥成片。放進洋蔥、油、大蒜、煮熟的米飯和酸豆。

在四只盤子上一片片攤開水煮過的羽衣甘藍葉，將鮭魚肉和切片的番茄平均分配給四只盤子。隨個人喜好加添事先做好的無糖沙拉醬，或淋點橄欖油。最後像捲墨西哥餅一樣將甘藍葉捲起來，好好享用。

注意事項：如果你採取的是進階級計畫，請省略掉食譜裡的米飯。

每份營養成分：卡路里324，碳水化合物39.0克，纖維5.5克，蛋白質19.9克，油脂10.9克，膽固醇33毫克，鈉112毫克，鈣66毫克。

【白豆沙拉】

份數：四人份　**準備時間：**十分鐘

烹調時間：五分鐘

適用於基礎級和進階級計畫

- 一湯匙特級初榨橄欖油
- 半小顆紅洋蔥，切丁
- 兩瓣大蒜
- 兩湯匙番茄乾（夏天可以改用新鮮的小番茄）
- 一罐（四百二十五克）的白腰豆，瀝乾水份
- 兩杯切片的新鮮蔬菜，要什麼蔬菜自己選（最好是芥蘭或甜菜，或者綠色蔬菜的綜合）
- 一撮海鹽
- 胡椒，隨個人口味添加

在煎鍋裡以中溫加熱橄欖油，放進洋蔥、大蒜和番茄乾。煎到洋蔥微褐。將鍋子從爐子上移開，等候冷卻。將瀝乾的豆子放進一只中型碗裡，把混炒後的洋蔥、新鮮蔬菜、鹽和胡椒加進去。飾以核桃醬雞肉（請看下道食譜），就可享用了。

每份營養成分：卡路里411，碳水化合物69.4克，纖維27.5克，蛋白質26.6克，油脂4.6克，膽固醇0毫克，鈉115毫克，鈣220毫克。

【核桃青醬雞肉】

加進白豆沙拉裡，就是四人份

準備時間：十分鐘　**烹調時間：**五分鐘

適用於基礎級和進階級計畫

- 約一百一十五克的去皮無骨雞肉
- 一撮海鹽
- 一湯匙葡萄籽油或特級初榨橄欖油
- 兩湯匙特級初榨橄欖油
- 四分之一杯生核桃
- 兩杯新鮮羅勒葉
- 兩瓣大蒜
- 一撮海鹽

將雞肉切成細長條狀，加鹽拌勻。在煎鍋裡熱一湯匙的葡萄籽油或橄欖油，或者以中高溫預熱鍋子。雞肉兩面煎熟，放在廚房紙巾上等候冷卻。

用食物調理機將核桃磨成細粉。沖洗羅勒，拍乾。把羅勒、大蒜和鹽放進食物調理機。趁調理機運轉時，淋兩湯匙的橄欖油進去，直到變成你想要的稠度。和雞肉條拌勻。用不完的核桃醬可以放進冰箱冷藏一個禮拜。

每份營養成分：卡路里161，碳水化合物1.6克，纖維0.8克，蛋白質9.2克，油脂13.5克，膽固醇18毫克，鈉112毫克，鈣30毫克。

【藜麥酪梨沙拉佐黑豆蓋芝麻葉】

份數：四人份　**準備時間：**五分鐘

烹調時間：二十五分鐘

適用於基礎級和進階級計畫

- 一杯藜麥
- 一又四分之三杯水
- 半杯紅椒切丁
- 兩棵大蔥，切薄片
- 四分之一杯南瓜籽，烤過
- 二湯匙特級初榨橄欖油
- 四分之三湯匙新鮮萊姆汁
- 一撮海鹽
- 四杯嫩芝麻葉
- 一顆新鮮的熟酪梨，切片
- 一罐（四百二十五克）黑豆，瀝乾並沖洗過
- 兩湯匙新鮮芫荽

沖洗藜麥，瀝乾。放進加水的平底鍋，蓋上鍋蓋，煮到水沸，轉小火。燜煮十二分鐘。關火，擱在原處，蓋上鍋蓋，續燜八分鐘，直到所有水份被吸乾。

從鍋裡舀起藜麥放進盤裡，用叉子戳鬆，等候冷卻。冷卻後加胡椒、大蔥和南瓜籽。拿一只小碗，調合橄欖油、萊姆汁和鹽。拌進藜麥裡。

端上桌時，請先在盤子上放芝麻葉，舀一匙藜麥沙拉在上面，再配上新鮮的酪梨切片，一匙瀝乾的黑豆，點綴一些芫荽。

加不加都可以：放一點切片的烤雞胸肉，撒點鹽和胡椒。

注意事項：如果你是採用進階級計畫，請不要用藜麥。

每份的營養成分：卡路里361，碳水化合物36.4克，纖維7.7克，蛋白質10.2克，油脂20.8克，膽固醇0毫克，鈉103毫克，鈣77毫克。

【乾豌豆迷迭香湯】

份數：六人份　**準備時間**：五分鐘

烹調時間：一小時

適用於基礎級和進階級計畫

- 一湯匙特級初榨橄欖油
- 一小顆洋蔥，切丁
- 兩瓣大蒜、切碎
- 一杯胡蘿蔔，切丁
- 半杯芹菜，切丁
- 一杯綠色乾豌豆，沖洗過
- 六杯水或蔬菜高湯
- 兩湯匙新鮮迷迭香，切碎
- 一茶匙海鹽
- 兩杯新鮮豌豆
- 視個人口味添加胡椒

在大湯鍋裡以中溫加熱橄欖油。放進洋蔥、大蒜、胡蘿蔔和芹菜，小炒五分鐘。放入乾豌豆和水或者蔬菜高湯，煮到湯沸。轉小火，加迷迭香。燉到乾豌豆變軟，大約四十分鐘。加鹽，續煮到豌豆變得更軟。如果想讓湯頭有滑順的口感，可以全倒進調理機打糊，或者倒一部分進去打糊。加點新鮮豌豆，再燜煮到豌豆軟掉，大約五分鐘，小心不要煮過頭。若有必要，加點鹽，並視個人喜好添點胡椒。和辣烤南瓜（請看下道食譜）一起端上桌，如果你是採進階級計畫，請選擇別的配菜。

每份的營養成分：卡路里182，碳水化合物29.2克，纖維11.7克，蛋白質11.0克，油脂3.0克，膽固醇0毫克，鈉336毫克，鈣67毫克。

【辣烤南瓜】

份數：四人份　**準備時間**：五分鐘

烹調時間：二十五分鐘

適用於基礎級計畫

- 四杯去皮的南瓜，切成瓣狀
- 一湯匙特級初榨橄欖油
- 一點西班牙紅椒粉、辣椒粉和牛角椒
- 一撮海鹽

將烤箱預熱到攝氏一百九十度。拿只大碗，

以橄欖油、各種辣椒粉和鹽拌勻南瓜。放在烤盤上烤二十五分鐘，烤到一半，記得翻面。南瓜軟了就表示熟了。

每份營養成分：卡路里93，碳水化合物16.4克，纖維2.8克，蛋白質1.4克，油脂3.5克，膽固醇0毫克，鈉44毫克，鈣75毫克。

【雞肉蔬菜粥】

份數：六人份　**準備時間：**五分鐘

烹調時間：五十分鐘

只適用於基礎級計畫

- 一湯匙芝麻油
- 一小根胡蘿蔔，切丁
- 兩根芹菜，切丁
- 一小顆洋蔥，切丁
- 兩塊有機的去皮雞胸肉，帶骨
- 一茶匙海鹽
- 一撮黑胡椒
- 兩杯綠色高麗菜，切薄片
- 一片月桂葉
- 一茶匙乾鼠尾草
- 一茶匙乾百里香
- 六杯水
- 兩茶匙蘋果醋
- 半杯長粒糙米，淘洗過
- 四分之一杯新鮮洋香菜，切碎

在大湯鍋裡，以中溫熱芝麻油。加入胡蘿蔔、芹菜和洋蔥，炒到洋蔥變透明。再把蔬菜推到鍋邊，將雞胸肉放在鍋子中間，撒點鹽和胡椒，兩面各煎一分鐘。把蔬菜舀過來，圍在雞肉四周。放進高麗菜、月桂葉、香料、水和蘋果醋。煮到水沸，再關火燜三十分鐘，直到雞肉熟透為止。

將雞肉從鍋裡取出來。等水煮沸，加米進去，轉到中火，加蓋，燜煮十分鐘，直到熟軟。同時從雞骨上剝下雞肉，將雞肉放回湯裡，加調味料，撒點洋香菜，端上桌。

每份營養成分：卡路里187，碳水化合物15.9克，纖維1.4克，蛋白質19.5克，油脂4.5克，膽固醇49毫克，鈉377毫克，鈣45毫克。

【藜麥鍋巴法式鹹派】

份數：八人份　**準備時間：**十分鐘

烹調時間：四十五分鐘

只適用於基礎級計畫

- 半湯匙特級初榨橄欖油
- 一小顆洋蔥，切丁
- 一小根胡蘿蔔，切丁
- 一顆紅椒，切丁

- 四分之一杯藜麥，淘洗過
- 一杯半無糖豆漿
- 兩湯匙新鮮百里香葉
- 兩杯花椰菜，取小花
- 半茶匙鹽
- 十顆蛋，先打好
- 一撮黑胡椒

預熱烤箱到攝氏一百七十五度。拿中型煎鍋，以中溫加熱橄欖油，加入洋蔥、胡蘿蔔和胡椒。炒到蔬菜變軟，洋蔥微黃，再把煎鍋從爐子上移開，冷卻幾分鐘。

在大碗裡將煮過的蔬菜和剩下的材料拌勻。拿出一只9×13吋見方的烤盤，抹一點油，將拌勻的材料倒進去。放進烤箱烤四十分鐘，或者烤到蛋凝固為止。端上桌前，先冷卻五分鐘。

每份營養成分：卡路里195，碳水化合物15.6克，纖維2.8克，蛋白質11.5克，油脂9.9克，膽固醇233毫克，鈉254毫克，鈣144毫克。

【豆腐炒飯】

份數：四人份　**準備時間：**五分鐘　**烹調時間：**四十五分鐘的煮飯時間，再加十分鐘的最後作業時間

只適用於基礎級計畫

- 一又四分之一杯的糙米，淘洗過
- 一湯匙大蒜，切碎
- 一湯匙薑，切碎
- 二杯半的水
- 一湯匙半無小麥成分的日式醬油
- 兩湯匙芝麻油
- 四百五十克板豆腐，沖洗過，切成四方塊
- 一湯匙糙米醋
- 一湯匙白酒
- 一小顆洋蔥，切丁
- 兩杯冷凍的青豌豆
- 一小根胡蘿蔔，切丁
- 兩根大蔥，切片

把米放進深平底鍋裡，加水煮沸，蓋上鍋蓋，轉小火燜煮四十分鐘，直到米飯熟透，沒有水份。

在一只大的深平底鍋或在一只淺鍋裡，以中高溫加熱芝麻油。放進豆腐，兩面各煎一分鐘。輕輕將豆腐從鍋裡舀起來，靜置一旁。在原來鍋子裡，放進洋蔥和胡蘿蔔，炒到軟，再加大蒜和薑，續炒幾分鐘。把飯放進去拌勻，擱在爐上靜候鍋底出現一點鍋巴。

在一只小碗裡混合日式醬油、醋和酒。倒在飯上，充分攪拌。讓飯出現一點鍋巴再翻攪。把豆腐倒回去，加入青豌豆和大蔥，輕輕攪拌均勻。續炒，直到豌豆也熟透，再端上桌。

每份營養成分：卡路里398，碳水化合物53.5克，纖維7.2克，蛋白質18.0克，油脂13.2克，膽固醇0毫克，鈉406毫克，鈣308毫克。

【鮮蝦酪梨沙拉蓋芝麻葉】

份數：四人份　**準備時間**：十五分鐘

烹調時間：四分鐘

適用於基礎級和進階級計畫

- 二百二十五克鮮蝦，去殼去泥腸
- 一撮海鹽
- 半茶匙辣椒粉
- 一湯匙特級初榨橄欖油
- 半顆紅椒，切丁
- 大蔥嫩莖四根，切片
- 三湯匙新鮮芫荽
- 一顆熟酪梨，切塊
- 一杯小番茄，對切
- 一湯匙萊姆汁
- 四杯芝麻葉

沖洗蝦子，拍乾。撒點鹽和辣椒粉。在煎鍋裡放半湯匙橄欖油，以中溫加熱。把蝦子小心放進鍋子裡，兩面各煎兩分鐘，直到熟透。從爐子上移開鍋子，放在旁邊冷卻。

把所有蔬菜放進等一下要上菜的碗裡，將剩下的橄欖油和萊姆汁都倒進去。把蝦子小心加進去，鋪在芝麻葉上，淋點特級初榨橄欖油，端上桌。

每份營養成分：卡路里198，碳水化合物11.5克，纖維4.8克，蛋白質14.0克，油脂11.7克，膽固醇111毫克，鈉202毫克，鈣85毫克。

【愛心園蔬菜湯佐花豆】

份數：六人份　**準備時間**：十分鐘

烹調時間：三十分鐘

適用於基礎級和進階級計畫

- 兩湯匙特級初榨橄欖油
- 半小顆洋蔥，切丁
- 一湯匙番茄糊
- 一茶匙芹菜、茴香或孜然籽
- 兩根芹菜莖，切片
- 一小根胡蘿蔔，切丁
- 一小顆蕪菁，去皮，切丁
- 兩杯羽衣甘藍或芥蘭，切碎
- 一大顆番茄，切碎
- 半茶匙海鹽
- 一罐（四百二十五克）花豆
- 一杯新鮮或冷凍玉米
- 五杯水
- 兩湯匙新鮮羅勒或兩茶匙乾羅勒
- 視個人口味添加鹽或胡椒
- 一些義大利香醋或檸檬汁

在一只大湯鍋裡以中溫熱油，然後炒洋蔥和大蒜直到出水。放進番茄糊，和洋蔥充分融合。放進芹菜、茴香或茴香籽，再放胡蘿蔔和蕪菁。炒幾分鐘，直到軟化。

加進蔬菜和番茄，炒一分鐘，然後放鹽。再把花豆連同汁液一起倒進去，還有玉米、水及羅勒。煮到沸開，再調回低溫，煨煮十五分鐘，

視個人口味加鹽和胡椒，淋點義大利香醋或檸檬汁。

每份營養成分：卡路里340，碳水化合物55.9克，纖維13.3克，蛋白質17.6克，油脂6.0克，膽固醇0毫克，鈉200毫克，鈣143毫克。

【鷹嘴豆米飯沙拉佐義大利香醋】

份數：六人份　**準備時間：**十分鐘

烹調時間：三十分鐘

只適用於基礎級計畫

- 四分之三杯糙米，淘洗過
- 二分之一顆紅椒，切丁
- 一杯半的水
- 二分之一根胡蘿蔔，磨碎
- 二分之一顆青椒，切丁
- 大蔥嫩莖三根，切片
- 四分之三杯小番茄，對切
- 兩湯匙特級初榨橄欖油
- 一湯匙義大利香醋
- 一小根芹菜莖，切丁
- 半茶匙乾奧瑞崗
- 一罐（四百二十五克）鷹嘴豆，瀝乾
- 兩湯匙新鮮羅勒
- 四分之一茶匙海鹽
- 四分之一杯洋香菜，切碎
- 一點黑胡椒

把米倒進加水的中型鍋裡，煮到水沸，調低溫度，加鍋蓋，以低溫大概煨煮二十五分鐘，直到米飯變軟。

同時把蔬菜和洋香菜放進一只中型碗裡，充分拌勻，靜置一旁。

把橄欖油、醋、香料、鹽和胡椒拌勻，做成油醋汁。

等到飯煮好了，就可以把所有東西拌在一起，做成熱沙拉；或者把飯倒在一只大淺盤裡等待冷卻，再拌入所有材料，做成可口的夏日冷沙拉。

每份營養成分：卡路里151，碳水化合物23.5克，纖維2.0克，蛋白質2.5克，油脂5.3克，膽固醇0毫克，鈉102毫克，鈣31毫克。

【萵苣包咖哩蛋沙拉佐烤蘆筍】

份數：八個萵苣包　準備時間：十分鐘

烹調時間：十分鐘

只適用於基礎級計畫

- 八片蘿蔓萵苣葉
- 八根蘆筍，修整過
- 一湯匙特級初榨橄欖油
- 一點海鹽
- 八顆煮熟的蛋
- 一根芹菜莖，切碎
- 兩根大蔥，切碎
- 四分之一杯素美乃滋（Vegenaise）
- 一茶匙半咖哩粉
- 一茶匙石磨芥末
- 現榨檸檬汁
- 四分之一茶匙海鹽

烤箱預熱到攝氏一百九十度。先沖洗蘿蔓葉，拍乾，擱在一旁。沖洗蘆筍，拍乾，和橄欖油、鹽拌勻。把蘆筍放在烤盤上烤八到十分鐘，直到變軟。擱在一旁等候冷卻。

將煮好的蛋切成小塊，放進一只中型碗裡。將剩下的材料丟進去，攪拌均勻。將蛋沙拉塗抹在蘿蔓葉上。每根蘆筍對切成半。特別粗的蘆筍可以縱切。將大小相當的蘆筍逐一放在每片蘿蔓葉裡，再將葉子捲起來。

每份營養成分：卡路里135，碳水化合物2.7克，纖維1.2克，蛋白質6.6克，油脂11.2克，膽固醇189毫克，鈉203毫克，鈣44毫克。

【清蒸紅扁豆】

份數：六人份　準備時間：五分鐘

烹調時間：四十五分鐘

適用於基礎級和進階級計畫

- 兩湯匙特級初榨橄欖油
- 半顆洋蔥，切丁
- 兩湯匙大蒜，切碎
- 兩茶匙黑色芥末籽
- 一茶匙孜然
- 一茶匙薑黃
- 半茶匙香菜
- 一小根胡蘿蔔，切丁
- 兩杯花椰菜，取小花
- 一又四分之一杯紅扁豆，沖洗過
- 六杯水
- 一杯番茄，切丁
- 兩杯青花菜，取小花
- 二分之一茶匙海鹽
- 一湯匙檸檬汁
- 切碎的新鮮洋香菜或香菜做為裝飾

在大湯鍋裡以中溫加熱橄欖油，炒洋蔥和大蒜直到變軟。加入芥末籽，攪拌到開始爆裂。放進其他香料，續炒一分鐘。加入胡蘿蔔和花椰菜，充分攪拌。放進紅扁豆和水，煮到水沸。調到低溫，煨煮到紅扁豆鬆軟，大約二十五分鐘。加入番茄、青花菜和鹽，續煨五分鐘。上桌之前，加入檸檬汁，撒點洋香菜或香菜。

每份營養成分：卡路里223，碳水化合物32.1克，纖維14.8克，蛋白質12.8克，油脂5.6克，膽固醇0毫克，鈉350毫克，鈣75毫克。

【番茄乾火雞肉漢堡】

份數：四份小肉餡　**準備時間：**十五分鐘

烹調時間：八分鐘

適用於基礎級和進階級計畫

- 三湯匙番茄乾
- 一茶匙特級初榨橄欖油
- 四百五十克有機火雞絞肉
- 一湯匙義大利香醋
- 兩到三湯匙新鮮羅勒，切碎
- 一湯匙大蒜，剁碎
- 一茶匙半法國第戎芥末醬（Dijon mustard）
- 一撮海鹽
- 一撮黑胡椒

把番茄乾放進溫水裡泡軟，大概需要十分鐘，視你想要的軟度而定。瀝乾，切碎番茄，再和剩下的材料混合均勻，製成四份肉餡。可以用烤架烤，用煎鍋兩面煎，或者放進烤箱裡以攝氏一百九十度烤到熟透，大約需時八分鐘。再放在一大盤沙拉上，端上桌。

注意事項：這些材料的風味會慢慢融合，所以可以先早點拌好。只要你使用的是新鮮火雞肉（不是冷凍的），就可以把這些做好的生肉餡冷凍起來日後使用。

每份營養成分：卡路里198，碳水化合物2.1克，纖維0克，蛋白質22.8克，油脂11.3克，膽固醇66毫克，鈉156毫克，鈣11毫克。

【清蒸羽衣甘藍包雞肉黑豆佐酪梨莎莎醬】

份數：四人份　**準備時間：**十五分鐘

烹調時間：十分鐘

只適用於基礎級計畫

- 半湯匙研磨好的孜然
- 兩茶匙西班牙紅椒粉
- 一撮牛角椒
- 一撮海鹽
- 二百二十七克無骨去皮雞胸肉
- 一湯匙特級初榨橄欖油或葡萄籽油
- 一湯匙新鮮檸檬汁或萊姆汁
- 兩杯水
- 四片羽衣甘藍葉

- 一罐（十五盎司）黑豆，瀝乾
- 一顆熟酪梨，切片
- 熱醬汁（可加可不加）

莎莎醬的部分

- 兩顆熟度適中的番茄，切丁
- 一湯匙紅洋蔥，切丁
- 一湯匙大蒜，剁碎
- 半湯匙橄欖油
- 一湯匙新鮮香菜，切碎
- 一湯匙新鮮檸檬汁
- 一撮海鹽

在一只大碗裡，混合孜然、西班牙紅椒粉、牛角椒和鹽。將雞肉切成長條薄片，均勻抹上橄欖油或葡萄籽油，然後和辛辣香料拌勻。

長柄煎鍋以中溫加熱，必要時塗一點油在鍋面。將雞肉片鋪在熱鍋上，兩面煎熟，大約五分鐘，視雞肉厚度而定，淋點檸檬汁或萊姆汁，放在一旁等候冷卻。

煎鍋裡放水，煮到水沸。放進羽衣甘藍葉，加鍋蓋，煮一分鐘，然後舀出來，在冷水下沖洗冷卻。

準備莎莎醬。把所有莎莎醬材料都放進小碗裡攪拌均勻。

準備菜捲。把雞肉片、黑豆、酪梨片和新鮮的莎莎醬，鋪在羽衣甘藍葉上。將菜葉捲起來，把邊整好。淋點熱醬在上頭，增加溫度。

每份營養成分：卡路里267，碳水化合物11.1克，纖維5.5克，蛋白質19.2克，油脂17.2克，膽固醇50毫克，鈉205毫克，鈣65毫克。

■晚餐食譜

【清蒸小扁豆雞肉】

份數：四人份　**準備時間**：十分鐘
烹調時間：五十五分鐘
適用基礎級和進階級計畫

- 兩湯匙芝麻油
- 一小顆洋蔥，切丁
- 兩根芹菜，切丁
- 兩小根胡蘿蔔，切丁
- 兩瓣大蒜
- 一湯匙番茄糊
- 兩大塊有機去皮雞胸肉，帶骨
- 一湯匙扎阿塔兒綜合香料＊（za'atar spice mix）
- 一茶匙海鹽
- 四分之一杯料酒（白酒或紅酒）
- 一杯法國小扁豆
- 五杯水或高湯
- 兩湯匙特級初榨橄欖油

在一只大鍋裡以中溫加熱芝麻油，將洋蔥、芹菜和胡蘿蔔放進去炒軟。加入大蒜和番茄糊，煮上幾分鐘。放入雞肉、扎阿塔兒綜合香料（或其他香料）和鹽，續煮幾分鐘，直到蔬菜開始黏鍋。

用料酒化開黏鍋的菜屑（炒菜時把酒淋在菜屑上，順道刮除，也能讓味道釋出來）。放進小扁豆和水或高湯，煮到水沸，調到中低溫，煨煮四十五分鐘，直到雞肉熟透，小扁豆變軟。在烹煮過程中，雞肉可能會和雞骨分離。上桌前，先去掉雞骨。

上桌前，先在雞肉上面淋點橄欖油。連同烤藜麥和羽衣甘藍、杏仁一起送上桌（請看下道食譜）。

＊注意事項：扎阿塔兒綜合香料是一種中東香料，內有鹽膚木（suamc）、百里香和芝麻籽。如果你在當地店裡買不到這種香料，可以用等量的百里香、奧瑞崗和芝麻籽替代。

每份營養成分：卡路里467，碳水化合物34.8克，纖維16.0克，蛋白質39.8克，油脂17.2克，膽固醇73毫克，鈉112毫克，鈣78毫克。

【烤藜麥佐羽衣甘藍和杏仁】

份數：四人份　**準備時間：**五分鐘　**烹調時間：**二十五分鐘

只適用於基礎級計畫

- 一湯匙芝麻油
- 一杯藜麥，淘洗過
- 兩杯羽衣甘藍，切成小片
- 一又四分之三杯水
- 半杯烤杏仁（請看p.322），切碎或切成細條

在中型湯鍋裡以低溫加熱芝麻油。放進藜麥，以中溫炒三到四分鐘，直到藜麥釋出香味。把切好的羽衣甘藍放進去攪拌。加水，煮到水沸。調成低溫，加蓋，煨煮十二分鐘。把鍋子從爐子上移開，不要打開鍋蓋，繼續靜置十分鐘。和烤好的杏仁拌勻，端上桌。

每份營養成分：卡路里272，碳水化合物33.2克，纖維5.1克，蛋白質9.6克，油脂12.1克，膽固醇0毫克，鈉17毫克，鈣110毫克。

【羊皮紙裹魚柳青蔬】

份數：四人份　**準備時間：**五分鐘

烹調時間：二十分鐘

適用於基礎級和進階級計畫

- 六百八十克新鮮魚柳（最好是黑線鱈或鱈魚）
- 一撮海鹽和新鮮研磨的胡椒
- 一小顆茴香球莖，切成絲
- 一小根青蔥，切成絲
- 一小根胡蘿蔔，切成絲
- 四根青花菜梗，縱切成片
- 四瓣大蒜，壓碎
- 一湯匙半特級初榨橄欖油
- 四片檸檬
- 半茶匙茴香籽，壓碎
- 兩湯匙白酒
- 新鮮洋香菜切碎，裝飾用

烤箱預熱到攝氏二百三十二度。把烘焙用的羊皮裁成八份，約是每份魚肉面積的兩倍大。然後，將羊皮紙兩兩疊放在同樣尺寸的鋁箔紙上。

將魚柳切成四份，視口味以鹽和胡椒調味。把蔬菜和大蒜分成四等份，放在每份羊皮紙／鋁箔紙上，最上面各放一塊魚肉，滴點橄欖油。把檸檬片逐一鋪在魚肉上，再撒點茴香籽。最後淋些白酒。

把羊皮紙和鋁箔紙折起來，裹住魚肉，邊緣捲好，完全密封。將裹好的紙捲放在大的烤盤上，烤二十分鐘，直到羊皮紙鼓漲。切開紙捲，以洋香菜裝飾。紙捲可以直接放在盤子端上桌，或者把魚和蔬菜小心取出來，放在大淺盤裡，再佐以美洲山核桃枸杞野米飯（請看下道食譜）

每份營養成分：卡路里277，碳水化合物11.8克，纖維3.4克，蛋白質40.9克，油脂6.9克，膽固醇94毫克，鈉223毫克，鈣95毫克。

【美洲山核桃枸杞野米飯】

份數：四人份　**準備時間：**五分鐘

烹調時間：四十五分鐘

只適用於基礎級計畫

- 一湯匙特級初榨橄欖油
- 半杯青蔥，切丁
- 一根胡蘿蔔，切丁
- 兩根芹菜莖，切丁
- 四分之三杯長香糙米
- 四分之一杯野米或印度米（wehani）
- 新鮮香料（我們建議用迷迭香和百里香）
- 一撮海鹽
- 兩杯水
- 三分之一杯乾枸杞
- 三分之一杯美洲山核桃，切碎烤過
- 切碎的新鮮洋香菜，裝飾用

在中型鍋子裡以中溫加熱橄欖油，先輕輕翻炒青蔥、胡蘿蔔和芹菜。放進米、香料和鹽，充分攪拌。加進水煮到水沸。蓋上鍋蓋，調成低溫，煨煮三十分鐘，直到米飯熟透。

等飯煮好，再加枸杞和美洲山胡桃，把飯翻鬆軟，再撒上新鮮洋香菜送上桌。

每份營養成分：卡路里303，碳水化合物45.3克，纖維4.1克，蛋白質7.3克，油脂11.1克，膽固醇0毫克，鈉84毫克，鈣65毫克。

【菠菜火雞肉糕】

份數：四人份　**準備時間：**十分鐘

烹調時間：三十分鐘

只適用於基礎級和進階級計畫

- 一杯半美洲山胡桃
- 四百五十克有機的火雞瘦絞肉
- 二百八十五克裝的冷凍菠菜，解凍，把水擠乾
- 兩顆蛋
- 一湯匙特級初榨橄欖油
- 半小顆洋蔥，切丁
- 一茶匙乾羅勒
- 四分之一茶匙海鹽
- 一撮黑胡椒

將烤箱預熱到攝氏一百九十度。用食物調理機將生的美洲山胡桃磨成質地細緻的粉末。把磨好的美洲山胡桃和其他材料全放進大碗裡充分混合，再放進抹了油的深長型烤盤裡，烤三十分鐘。從烤箱裡取出，在端上桌前，先冷卻五分鐘。可以連同小米花椰菜泥（請看下道食譜）和燜綠蔬佐紅洋蔥番茄乾（請看下道食譜）一起送上桌。

每份營養成分：卡路里418，碳水化合物7.4克，纖維4.5克，蛋白質24.7克，油脂34.5克，膽固醇139毫克，鈉255毫克，鈣100毫克。

【小米花椰菜泥】

份數：四人份　**準備時間：**五分鐘

烹調時間：三十分鐘

只適用於基礎級計畫

- 一湯匙特級初榨橄欖油
- 半顆小洋蔥，切丁
- 半杯小米，淘洗過
- 四杯花椰菜，切碎
- 一茶匙乾鼠尾草或一湯匙新鮮鼠尾草
- 一杯半的水
- 四分之一茶匙的海鹽
- 切碎的新鮮洋香菜，裝飾用

在中型湯鍋裡以中溫加熱橄欖油，將洋蔥炒成微褐。放進小米、花椰菜和鼠尾草，續炒一分鐘。加水，煮到水沸，然後放鹽。蓋上鍋蓋，調低溫度，煨煮二十分鐘，直到小米熟軟。煮好小米後，用馬鈴薯搗碎器充分攪拌。撒上切碎的新鮮洋香菜，端上桌。

每份營養成分：卡路里122，碳水化合物19.5克，纖維3.8克，蛋白質3.9克，油脂3.6克，膽固醇0毫克，鈉121毫克，鈣20毫克。

【燜綠蔬佐紅洋蔥番茄乾】

份數：四人份　**準備時間**：五分鐘

烹調時間：十分鐘

適用於基礎級和進階級計畫

- 半顆紅洋蔥，切片
- 兩湯匙曝曬陽光的番茄乾，切片
- 四到六杯切成薄片的綠色蔬菜（羽衣甘藍、甜菜和芥蘭的任意組合）
- 二分之一杯水
- 一湯匙特級初榨橄欖油
- 一點義大利香醋（可加可不加）

洋蔥、番茄和綠色蔬菜都放進裝了水的煎鍋裡。煮到水沸，再以低溫煨煮綠色蔬菜，直到變軟。端上桌前淋上橄欖油和義大利香醋。

每份營養成分：卡路里82，碳水化合物10.6克，纖維2.1克，蛋白質3.1克，油脂4.0克，膽固醇0毫克，鈉72毫克，鈣120毫克。

【亞洲豆腐甜豌豆炒芝麻花生醬】

份數：四人份　**準備時間**：五分鐘

烹調時間：十分鐘

適用於基礎級和進階級計畫

- 六百八十克板豆腐
- 兩湯匙花生醬
- 一湯匙白酒
- 一湯匙無小麥成分的日式醬油
- 半湯匙糙米醋
- 一撮紅辣椒片
- 一湯匙芝麻籽
- 一湯匙芝麻油
- 一湯匙薑，剁碎
- 一湯匙大蒜，剁碎
- 四根大蔥，切片，可多準備一點當盤飾
- 四杯甜豌豆

沖洗豆腐，拍乾。切成中型塊狀，靜置一旁。接著準備醬汁。把花生醬、酒、日式醬油、米醋、紅辣椒片和芝麻籽，全放進小碗裡拌勻，直到滑順為止。

在炒菜鍋或大煎鍋裡熱芝麻油，放進薑、大蒜和大蔥，翻炒一分鐘，小心別燒焦。加入豆腐，煎到兩面開始焦黃。放進甜豆續炒一分鐘直到熟軟。加入醬汁，續煮一分鐘。連同糙米立刻送上桌（請看下道食譜），多出來的大蔥可做為盤飾。

每份營養成分：卡路里346，碳水化合物29.0克，纖維10.3克，蛋白質25.2克，油脂16.3克，膽固醇0毫克，鈉319毫克，鈣462毫克。

【糙米飯】

份數：四人份　**準備時間：**兩分鐘

烹調時間：二十五分鐘

只適用於基礎級計畫

- 一杯粗圓糙米，淘洗過
- 一撮海鹽
- 兩杯水

把米放進中型的深平底鍋裡。加水，蓋上鍋蓋，煮到水沸。調低溫度，加鹽，蓋上鍋蓋。低溫煨煮，直到米飯變軟，水份蒸發。立刻端上桌。剩飯可以放進密封容器，存放在冰箱。糙米飯可以維持五天的新鮮度。

每份營養成分：卡路里172，碳水化合物12克，纖維1.6克，蛋白質3.6克，油脂1.3克，膽固醇0毫克，鈉44毫克，鈣21毫克。

【地中海蝦】

份數：六人份　**準備時間：**十分鐘

烹調時間：五分鐘

適用於基礎級和進階級計畫

- 四百五十克生蝦，去殼和去泥腸
- 一撮海鹽和胡椒
- 兩湯匙特級初榨橄欖油
- 一小顆紅洋蔥，切片
- 兩湯匙大蒜，剁碎
- 兩杯小番茄，對切
- 兩湯匙新鮮羅勒，切薄片
- 四分之一杯卡拉馬塔橄欖（kalamata olives），切丁
- 四杯嫩菠菜

沖洗蝦子，拍乾。撒點鹽和胡椒調味，靜置一旁。在大的煎鍋裡以中溫加熱橄欖油，加入洋蔥和大蒜，煎兩到三分鐘，直到洋蔥鬆脆。放進小番茄續煎一分鐘。放進蝦子，兩面各煎一分

鐘。加點新鮮羅勒和橄欖，攪拌後，將鍋子從爐子上移開，輕輕和菠菜拌勻，等菠菜軟化，連同烤玉米糕一起端上桌（請看下道食譜）。

每份營養成分：卡路里144，碳水化合物5.1克，纖維1.5克，蛋白質17.2克，油脂6.1克，膽固醇147毫克，鈉277毫克，鈣77毫克。

【烤玉米糕】

份數：四至六人份　**準備時間：**五分鐘

烹調時間：一小時（包括架設和燒烤時間）

只適用於基礎級計畫

- 兩杯粗玉米粉
- 六杯水
- 半茶匙鹽
- 兩湯匙特級初榨橄欖油

把粗玉米粉、鹽和水放進中型鍋子裡充分攪拌，避免成塊，慢慢煨煮等到沸開，以中低溫繼續攪拌，直到所有水份都被吸收，粗玉米粉的質地變得柔軟，這大約需要三十分鐘。

拿出9×13吋見方的烤盤，抹上一湯匙橄欖油。把玉米糊倒進烤盤，靜候二十分鐘，等它冷卻成玉米糕。冷卻後，切成方塊狀。

要燒烤玉米糕，必須先以中溫加熱長柄的平底煎鍋。把剩下的橄欖油倒進去，等油熱了，放進切成方塊的玉米糕，兩面各煎三分鐘，直到外表酥脆，裡面仍然軟嫩。立刻送上桌，或者食用間先放進烤箱裡保溫。

每份營養成分：卡路里141，碳水化合物30.0克，纖維2.9克，蛋白質2.7克，油脂1.5克，膽固醇0毫克，鈉203毫克，鈣10毫克。

【黑豆湯】

份數：五至七人份　**準備時間：**五分鐘

烹調時間：二十至二十五分鐘

只適用於基礎級和進階級計畫

- 一湯匙特級初榨橄欖油
- 一湯匙半無小麥成分的日式醬油
- 一湯匙大蒜
- 一小顆洋蔥，切丁
- 一湯匙檸檬汁
- 一湯匙孜然
- 切碎的新鮮洋香菜，盤飾用
- 兩罐（四百二十五克）黑豆
- 兩杯水或蔬菜高湯
- 一片月桂葉

以中溫加熱湯鍋裡的橄欖油。放大蒜和洋蔥進去，煮到洋蔥變透明。放進孜然，續炒幾分鐘，放進罐頭黑豆，連湯汁一起倒進去，加水或高湯以及月桂葉。煮到沸開，調低溫度，煨煮十到十五分鐘。加日式醬油和檸檬汁，續煮一分鐘。在上面撒點洋香菜，跟孜然烤飯（請看以下食譜）以及大蒜芥蘭花椰菜（請看下道食譜）一起端上桌。

每份營養成分：卡路里443，碳水化合物77.7克，纖維18.8克，蛋白質27.0克，油脂3.9克，膽固醇0毫克，鈉224毫克，鈣176毫克。

【烤孜然飯】

份數：四人份　**準備時間：**五分鐘

烹調時間：三十五分鐘

只適用於基礎級計畫

- 一杯長粒糙米，淘洗過
- 兩杯水
- 二分之一湯匙孜然
- 一撮海鹽

烤箱預熱到攝氏一百七十五度。把米鋪在烤盤上，撒上孜然，用烤箱大約烤十分鐘。不時翻面，確保烤得均勻。把烤好的飯和孜然放進深平底鍋裡加水，煮到水沸，加鹽，調低溫度，蓋上鍋蓋，煨煮到軟，大約二十分鐘

每份營養成分：卡路里175，碳水化合物36.5克，纖維1.7克，蛋白質3.7克，油脂1.4克，膽固醇0毫克，鈉45毫克，鈣30毫克。

【大蒜芥蘭花椰菜】

份數：四人份　**準備時間：**三分鐘

烹調時間：十分鐘

適用於基礎級和進階級計畫

- 一湯匙特級初榨橄欖油
- 一湯匙大蒜，剁碎
- 兩杯花椰菜，取小花
- 六杯羽衣甘藍或義大利羽衣甘藍（Tuscan kale），切碎
- 半杯水

在煎鍋裡加熱油，然後以中溫煎煮大蒜和花椰菜，直到花椰菜開始軟化。放進甘藍和水，蓋

上鍋蓋，煮到甘藍變軟，水份蒸發，需時大約三到四分鐘。

每份營養成分：卡路里96，碳水化合物13.4克，纖維3.3克，蛋白質4.4克，油脂4.1克，膽固醇0毫克，鈉59毫克，鈣165毫克。

【鮭魚山核桃糕】

份數：八份中型蛋糕　**準備時間**：五分鐘

烹調時間：三十分鐘

適用於基礎級和進階級計畫

- 一罐（二百一十五克）野生鮭魚
- 一又四分之三杯美洲山核桃
- 兩顆蛋
- 三小根大蔥，切碎
- 一小根芹菜莖，切碎
- 一湯匙特級初榨橄欖油
- 一湯匙萊姆汁
- 半湯匙海鹽
- 一撮西班牙紅椒粉

烤箱預熱到攝氏一百七五十度。罐頭鮭魚瀝乾水份。把美洲山胡桃放進食物處理器裡研磨成粉。加入剩下的材料，打開開關，震動混合。分成八份，逐一放在抹油的烤盤裡，烤到金黃，大概需時二十五到三十分鐘，淋上桃子酸辣醬（請看下道食譜），連同香煎瑞士甜菜佐杏仁薄片（請看下道食譜）一起送上桌。

每份營養成分：卡路里251，碳水化合物4.0克，纖維2.5克，蛋白質9.5克，油脂23.1克，膽固醇63毫克，鈉151毫克，鈣33毫克。

【桃子酸辣醬】

份數：八份　**準備時間**：五分鐘

烹調時間：十五分鐘

只適用於基礎級計畫

- 四顆成熟的新鮮桃子，或者兩杯冷凍桃子，去皮切丁
- 大蔥嫩莖三根，切碎
- 一湯匙半的特級初榨橄欖油
- 兩湯匙新鮮香菜
- 兩湯匙新鮮萊姆汁
- 半湯匙切丁的墨西哥胡椒（視個人口味添加）
- 一撮海鹽

在小型煮鍋裡以中低溫加熱桃子。如果是新鮮桃子，就加兩湯匙水到鍋裡。放進大蔥、橄欖

油、洋香菜、萊姆汁、墨西哥胡椒和鹽。以中低溫熬煮，直到桃子變成糊狀。別煮成醬汁，不過大概需要十二到十五分鐘才能混合所有味道。趁熱端上桌，或冷卻後再送上桌。

每份營養成分：卡路里44，碳水化合物5.4克，纖維0.9克，蛋白質0.6克，油脂2.7克，膽固醇0毫克，鈉21毫克，鈣9毫克。

【香煎瑞士甜菜佐杏仁薄片】

份數：四人份　**準備時間：**三分鐘

烹調時間：十分鐘

適用於基礎級和進階級計畫

- 四分之一杯切片杏仁
- 一湯匙特級初榨橄欖油
- 六杯瑞士甜菜，切碎
- 一撮海鹽

烤箱預熱到攝氏一百七十五度。把杏仁放在烤盤上稍微烤六到七分鐘。

在煎鍋裡以中溫加熱油。放進瑞士甜菜和鹽，續煎，直到甜菜變軟。放進杏仁，端上桌。

每份營養成分：卡路里74，碳水化合物6.4克，纖維1.6克，蛋白質2.2克，油脂6.4克，膽固醇0毫克，鈉154毫克，鈣45毫克。

【椰子咖哩雞蔬菜】

份數：四人份　**準備時間：**十分鐘

烹調時間：二十五到三十分鐘

適用於基礎級和進階級計畫

- 兩湯匙芝麻油
- 一湯匙芥末籽
- 一杯洋蔥，切碎
- 一湯匙大蒜，切碎
- 一湯匙咖哩粉
- 一撮牛角椒
- 兩大塊（或四小塊）雞胸肉，帶骨
- 半茶匙海鹽
- 一小根胡蘿蔔，切丁
- 兩杯花椰菜，取中型花
- 半顆青椒，切丁
- 一顆蘋果，切碎
- 一罐（三百七十克）椰奶
- 一杯半的冷凍豌豆
- 切碎的新鮮香菜，盤飾用

在大煎鍋裡以中溫加熱芝麻油。放進芥末籽，拌炒十分鐘直到芥末籽開始爆裂。小心別燒焦。立刻加入洋蔥和大蒜，續炒五分鐘，直到出水。加入咖哩、牛角椒，拌炒至洋蔥均勻裹上咖哩粉。加入雞肉、撒半茶匙的鹽，兩面煎。加入胡蘿蔔、花椰菜和青椒，續煮三到四分鐘。加入蘋果、椰奶和剩下的鹽，以低溫煨煮十五到二十分鐘，直到雞肉熟透。放進豌豆，再煨兩到三分鐘。以香菜當邊飾，端上桌。

每份營養成分：卡路里565，碳水化合物29.1克，纖維9.8克，蛋白質34.9克，油脂36.6克，膽固醇73毫克，鈉618毫克，鈣110毫克。

【香菜杏仁酥貝】

份數：兩人份　**準備時間：**十五分鐘

烹調時間：十分鐘

適用於基礎級和進階級計畫

- 六顆大扇貝
- 半杯白酒
- 兩撮鹽
- 四分之一杯生杏仁
- 一湯匙香菜籽
- 一撮黑胡椒
- 半湯匙葡萄籽油
- 兩茶匙義大利香醋

烤箱預熱到攝氏一百九十度。去掉扇貝裡的筋膜，沖洗，拍乾。混合酒和鹽，將扇貝醃漬十分鐘。同時把杏仁放進烤盤裡烤七到八分鐘。把香菜籽放進食物調理機裡粗磨，再放烤好的杏仁、一撮鹽和胡椒，研磨成粉。

把扇貝從醃汁裡拿出來，裹上磨好的杏仁粉，兩面各煎兩到三分鐘。淋點義大利香醋，和山藥泥（請看下道食譜）以及炒菠菜和西洋菜（請看下道食譜）一起端上桌。

每份營養成分：卡路里228，碳水化合物6.4克，纖維1.5克，蛋白質17.7克，油脂9.9克，膽固醇30毫克，鈉383毫克，鈣65毫克。

【山藥泥】

份數：四人份　**準備時間：**五分鐘

烹調時間：二十分鐘

只適用於基礎級計畫

- 三根山藥（體積小型到中型都可以）
- 兩湯匙特級初榨橄欖油
- 一撮海鹽

將山藥洗淨，放進大鍋子裡。裝水淹過山藥，煮到水沸。調低溫煨煮十五到二十分鐘，直到山藥變軟但還不至於變糊。從熱水裡取出山藥，靜置一旁，冷卻到你的手敢碰它為止。用刀子或手指撥開它的外皮，把鍋裡的水倒掉，將山藥放回鍋裡，放橄欖油和鹽，用叉子或馬鈴薯搗碎器把它搗碎。

每份營養成分：卡路里137，碳水化合物17.7克，纖維2.8克，蛋白質1.7克，油脂6.9克，膽固醇0毫克，鈉89毫克，鈣32毫克。

【快炒菠菜和西洋菜】

份數：四人份　**準備時間**：五分鐘

烹調時間：五分鐘

適用於基礎級和進階級計畫

- 一湯匙特極初榨橄欖油
- 兩杯新鮮的西洋菜
- 八杯新鮮的菠菜
- 一撮海鹽

在大煎鍋裡以中溫加熱橄欖油。放進西洋菜快炒到軟嫩，大約三分鐘。從爐子上移開，放進菠菜，等它變軟，再加鹽調味。

每份營養成分：卡路里46，碳水化合物3.6克，纖維1.4克，蛋白質2.1克，油脂3.6克，膽固醇0毫克，鈉113毫克，鈣87毫克。

【紅燒羊肉石榴甜醬蓋白豆】

份數：四人份

準備時間：三十分鐘，包括醃漬時間

烹調時間：二十到二十五分鐘

適用於基礎級計畫

- 兩湯匙義大利香醋
- 一湯匙大蒜
- 一湯匙法國第戎芥末醬
- 四塊羊腱
- 兩湯匙特級初榨橄欖油
- 半小顆洋蔥，切丁
- 一湯匙大蒜
- 兩湯匙石榴甜醬
- 一片月桂葉
- 一湯匙新鮮鼠尾草或一茶匙乾燥鼠尾草
- 四分之一茶匙海鹽
- 一罐（四百二十五克）白腰豆
- 四分之一杯水或紅酒
- 四分之一杯新鮮洋香菜
- 二分之一杯新鮮石榴籽，可加可不加

在一只大淺盤裡混合醋、大蒜和芥末醬。切除羊肉上面多餘的油脂，再放進盤裡，兩面沾上醃汁，靜置三十分鐘。

同時，在煮鍋裡以中溫加熱橄欖油。放進洋蔥和大蒜，炒到洋蔥微褐，大約八分鐘。加入羊

肉，兩面煎炙。把醃汁倒在羊肉上，續煎成兩面焦黃。放進月桂葉、鼠尾草、鹽，再連同汁液把白豆倒進去，加水或紅酒。以低溫煨煮，直到羊肉軟嫩，白豆煮熟，大約需時十五到二十分鐘，這得看羊肉厚度還有你喜歡的熟度而定。

用石榴籽和洋香菜裝飾羊肉和白豆，連同檸檬青花菜一起送上桌（請看下道食譜）。

每份營養成分：卡路里720，碳水化合物74.1克，纖維27.0克，蛋白質65.4克，油脂18.2克，膽固醇128毫克，鈉265毫克，鈣230毫克。

【檸檬青花菜】

份數：四人份　**準備時間：**兩分鐘

烹調時間：五分鐘

適用於基礎級和進階級

- 一湯匙特級初榨橄欖油
- 四杯青花菜，取大花
- 一撮海鹽
- 半顆檸檬切片

在大的煎鍋裡以中溫加熱橄欖油。加入青花菜，不斷翻炒，直到變軟。加鹽。和切片檸檬一起送上桌

每份營養成分：卡路里64，碳水化合物7.2克，纖維2.4克，蛋白質2.5克，油脂3.7克，膽固醇0毫克，鈉88毫克，鈣45毫克。

【墨西哥紅椒拌藜麥】

份數：八人份　**準備時間：**五分鐘

烹調時間：二十五分鐘

只適用於基礎級計畫

- 兩湯匙特級初榨橄欖油
- 一小顆洋蔥，切丁
- 兩湯匙大蒜，切丁
- 兩湯匙辣椒粉
- 一湯匙研磨好的孜然
- 一湯匙西班牙紅椒粉
- 半茶匙辣椒片
- 一茶匙乾燥的奧瑞岡
- 兩湯匙番茄糊
- 一湯匙紅酒或水
- 半杯藜麥，淘洗過
- 半顆青椒，去籽，切丁
- 一小顆西葫蘆，切丁
- 一罐（四百二十五克）黑豆
- 一罐（四百二十五克）花豆
- 四杯水或蔬菜高湯
- 一罐（二百三十克）番茄醬
- 一茶匙海鹽
- 新鮮萊姆榨汁

- 新鮮香菜切碎，盤飾用

在大湯鍋裡以中溫加熱橄欖油。放進洋蔥和大蒜，煮到出水。放進香料，續炒兩分鐘。放進番茄糊，續煮一分鐘。加水或紅酒，刮除鍋渣，放進藜麥，煮到藜麥變色。

放進青椒、西葫蘆，續煮幾分鐘，直到軟化。把豆子連同汁液一起倒入，加水或高湯，放進番茄醬，撒些鹽。等到湯沸，爐火調到低溫，煨煮十五分鐘。以萊姆汁和香菜裝飾。連同烤好的條狀玉米餅一起送上桌

每份營養成分：卡路里467，碳水化合物79.8克，纖維19.2克，蛋白質25.9克，油脂6.2克，膽固醇0毫克，鈉423毫克，鈣176毫克。

【香烤條狀玉米餅】

份數：四人份　**準備時間：**五分鐘

烹調時間：五分鐘

適用於基礎級和進階級計畫

- 一湯匙特級初榨橄欖油
- 四張有機玉米餅
- 一撮海鹽

烤箱預熱到攝氏一百九十度。玉米餅兩面刷油，切成條狀，放在烤盤上，烤約五分鐘，直到酥脆。從烤箱裡取出，立刻撒點鹽。

每份營養成分：卡路里62，碳水化合物10.7克，纖維1.5克，蛋白質1.4克，油脂1.8克，膽固醇0毫克，鈉69毫克，鈣21毫克。

【羽衣甘藍和香烤南瓜】

份數：四人份　**準備時間：**五分鐘

烹調時間：三十分鐘

只適用於基礎級計畫

- 兩杯冬南瓜（butternut squash，或稱奶油瓜），去皮，切塊
- 二分之一顆紅洋蔥，切薄片
- 兩茶匙特級初榨橄欖油
- 一撮海鹽
- 六杯羽衣甘藍或義大利羽衣甘藍，剁碎
- 四分之三杯水

烤箱預熱到攝氏一百九十度。用一湯匙的橄

欖油和少許鹽來拌勻切成塊的南瓜和紅洋蔥，放進烤盤，烤到南瓜變軟，大約需時二十五分鐘。

以中溫加熱煎鍋，加甘藍和水，煮上幾分鐘，再蓋上鍋蓋悶煮，等芥蘭變軟，水收乾，再加進烤好的南瓜和洋蔥，上面淋點橄欖油，即可送上桌。

每份營養成分：卡路里147，碳水化合物19.5克，纖維3.6克，蛋白質4.2克，油脂7.5克，膽固醇0毫克，鈉105毫克，鈣186毫克。

【烤鮭魚佐香菜薄荷酸辣醬】

份數：四人份　**準備時間：**十分鐘

烹調時間：二十分鐘

照護計畫：基礎級和進階級

- 六百八十克的野生鮭魚
- 一湯匙特級初榨橄欖油
- 一撮海鹽
- 一撮黑胡椒

酸辣醬的部分

- 一小把香菜，包括莖梗在內，沖洗過
- 兩湯匙新鮮薄荷葉，切碎
- 三湯匙特級初榨橄欖油
- 一湯匙半的大蒜，剁碎
- 一撮海鹽
- 一湯匙新鮮檸檬汁或萊姆汁
- 一撮紅辣椒片（可加可不加）

先以橄欖油、鹽和胡椒為鮭魚調味，靜置十分鐘。

把酸辣醬的所有材料放進攪拌機裡，打到質地滑順，釋出香味，靜置一旁。

以中高溫加熱長柄淺鍋、或者烤架或烤盤。把魚放在烤架上，魚皮朝下。烤到鮭魚皮有點焦黑，魚肉幾乎熟透為止。大約得花十五分鐘，這必須視魚肉厚度而定。將鮭魚翻面，再烤幾分鐘，直到魚肉全部熟透。把烤架從火源上移開，魚皮朝上放在大淺盤裡，輕輕剝掉魚皮，然後翻面準備上菜。把酸辣醬淋在鮭魚上面，佐以切瓣的檸檬或萊姆，再加上白豆玉米沙拉（請看下道食譜）和烤夏蔬（請看下道食譜）。

每份營養成分：卡路里479，碳水化合物1.9克，纖維0.5克，蛋白質38.1克，油脂34.6克，膽固醇107毫克，鈉226毫克，鈣43毫克。

【白豆玉米沙拉】

份數：四人份　**準備時間**：十分鐘

烹調時間：無

只適用於基礎級計畫

- 一罐（四百二十五克）的白腰豆或扁豆，瀝乾
- 一根現煮的玉米，把玉米粒剁下來，或者四分之三杯已解凍的冷凍玉米
- 一小根胡蘿蔔，磨碎或切丁
- 一根芹菜莖，切丁
- 一湯匙切碎的新鮮洋香菜

淋醬部分

- 三湯匙特級初榨橄欖油
- 一湯匙半的檸檬汁
- 一茶匙研磨好的孜然
- 半茶匙磨碎的香菜
- 半茶匙海鹽
- 新鮮香菜剁碎，視個人口味添加

將豆類、玉米、胡蘿蔔、芹菜和洋香菜混合拌勻，靜置一旁。

再把淋醬的材料全數混合拌勻，淋在沙拉上。

注意事項：這道沙拉可以立刻食用，也可以預先準備好，等味道慢慢融合——過一會兒再吃，味道更好。剩下的可以冰在冰箱裡。

每份營養成分：卡路里478，碳水化合物71.4克，纖維27.7克，蛋白質26.3克，油脂11.5克，膽固醇0毫克，鈉278毫克，鈣185毫克。

【烤夏蔬】

份數：四人份

準備時間：一小時又五分鐘（包括醃漬時間）

烹調時間：十五分鐘

適用於基礎級和進階級計畫

- 一把蘆筍，修剪過
- 一顆西葫蘆（zucchini）
- 一顆夏南瓜（summer squash）
- 一顆洋蔥
- 一顆紅椒
- 三分之一杯特級初榨橄欖油

- 一撮鹽
- 胡椒視個人口味添加

將蔬菜洗淨，切成你喜歡的大小和形狀。放進碗裡。和橄欖油、鹽和胡椒拌勻。蓋上蓋子，放進冰箱至少冷藏一小時。

以中高溫加熱烤架，把醃好的蔬菜放在烤架，不時翻面，烤到所欲熟度。你也可以把蔬菜放進溫度調到攝氏一百七十五度的烤箱裡烤。烘烤時間視蔬菜份量而定。

每份營養成分：卡路里143，碳水化合物7.7克，纖維2.9克，蛋白質2.7克，油脂12.3克，膽固醇0毫克，鈉49毫克，鈣33毫克。

【豆腐腰果蓋印度香米飯】

份數：四人份　**準備時間：**十分鐘

烹調時間：十分鐘

適用於基礎級和進階級計畫

- 半棵青花菜，含莖梗
- 一湯匙的薑，剁碎
- 四百五十克板豆腐
- 兩瓣大蒜，剁碎
- 一湯匙半的芝麻油
- 一大棵胡蘿蔔，切成火柴棒大小
- 一杯青江菜，切片
- 一杯荷蘭豆
- 一湯匙無小麥成分的日式醬油
- 四分之三杯生腰果
- 一茶匙熱芝麻油
- 一茶匙辣椒醬或海鮮醬（可加可不加）

先沖洗豆腐，拍乾，切成小方塊。把青花菜的花去掉，留下莖梗，去皮，切成火柴棒狀，暫擱一旁。在煎鍋裡以中溫加熱一半的芝麻油，放進薑和大蒜，炒一炒，再放豆腐，煎到有些焦黃。先把豆腐從鍋裡拿出來，放到一旁。

沖洗煎鍋，拭乾，加熱剩下的芝麻油。放進胡蘿蔔和青花菜梗，續炒，直到軟化加入青江菜和青花菜的花朵部分，續炒。然後加日式醬油、芝麻油和荷蘭豆，炒到荷蘭豆變軟為止。

把豆腐連同腰果放回鍋裡，熱透後，再連同辣椒醬或海鮮醬一起送上桌。

注意事項：如果你是採用進階級計畫，請省略香米的部分。

每份營養成分：卡路里354，碳水化合物24.4克，纖維7.5克，蛋白質18.3克，油脂23.5克，膽固醇0毫克，鈉601毫克，鈣365毫克。

【夏夜普羅旺斯魚湯】

份數：四人份　**準備時間**：十分鐘

烹調時間：十五分鐘

適用於基礎級或進階級計畫

- 一湯匙半的特級初榨橄欖油
- 一小顆洋蔥，切碎
- 兩瓣大蒜，切碎
- 兩顆中型的番茄，切丁
- 兩湯匙新鮮洋香菜，切碎
- 一湯匙新鮮百里香，切碎
- 一湯匙新鮮迷迭香，切碎
- 一片月桂葉
- 半茶匙紅辣椒片
- 四百五十克鮮魚（譬如黑線鱈或鱈魚），切成方塊狀
- 二百二十五克蝦子，帶殼，去泥腸
- 一杯白酒
- 兩杯魚高湯或蔬菜高湯
- 半茶匙海鹽
- 胡椒視個人口味添加
- 二百二十五克淡菜，洗過，去鬚
- 二百二十五克小蛤蜊
- 一顆檸檬，切成瓣狀
- 新鮮的洋香菜，切碎，盤飾用

在大鍋子裡以中溫加熱橄欖油。放進洋蔥、大蒜，炒幾分鐘，直到洋蔥變軟。加入番茄、香料和辣椒片，續煎幾分鐘。依序在蔬菜上面放入魚和蝦。

倒進白酒、高湯、鹽和胡椒，煮到湯沸。調低溫，蓋上鍋蓋，煨煮四分鐘。放進蛤蜊、淡菜，繼續煨煮，直到蛤蜊開口，需時大約五分鐘。等蛤蜊整個開口，魚肉熟透為止。

用長柄杓舀進碗裡，上面放切成瓣狀的檸檬，新鮮的洋香菜，並視個人口味添加胡椒。

每份營養成分：卡路里371，碳水化合物15.6克，纖維2.0克，蛋白質48.5克，油脂9.3克，膽固醇190毫克，鈉826毫克，鈣107毫克。

綜合建議

- 採買每週菜單之前：

1. 先清掉冰箱裡易腐敗的食物，想想看你

有什麼現成的東西可以取代採買單上想買的東西。

2. 想想看有哪些東西是你想多做一份，放進冰箱冷凍，方便日後食用。適合冷凍的食品有湯類和燉煮的食品、漢堡、肉塊、米飯類和醬汁。
3. 如果你有不能冷凍的剩菜，請先規畫好當週什麼時候會用到它們。

- 務必確定自己有足夠的保鮮盒。最好是耐熱玻璃或玻璃材質，才能保持食物風味。
- 與朋友交換食物——各自用自己的菜單做兩人份食物，與對方分享。這樣一來，如果你們星期一都有下廚，星期二就不必再下廚了。這方法也有助於增進朋友或鄰里間的情誼。
- 收好所有雜貨之後，再多花幾分鐘時間整理一下你的碗櫥和冰箱，按照使用時間依序排列你採買的食材。如果可以用保鮮盒把某頓膳食所需用到的冷藏食材全集中存放，加以標籤，就更理想了。
- 把每週菜單貼在冰箱上，才能提醒自己第二天有哪些食材需要先準備。
- 檢查一下當週菜單，看看有哪些項目是可以提前準備的。譬如烤堅果和種籽；製作醬汁、酸辣醬或香蒜醬；或者烤穀類。
- 計畫一下哪些膳食可以前一晚製作，或者放進慢燉鍋（Crock-Pot）烹調，譬如湯類、燉肉或燉菜餚、穀類。

幫自己準備沙拉吧！

書裡有很多膳食都會配上一大碗綠色蔬菜。為了節省準備時間，每週一就先把沙拉材料準備好。

- 洗淨蔬菜，切成方便食用的大小，分別放進密封的耐熱玻璃容器裡，集中存放在冰箱某處。每次準備兩到三天份量。必要時，可能一週內必須再準備一次。至少每兩週加點其他蔬菜，以維持新鮮度和變化。
- 把不需要冰箱冷藏的食材放進小玻璃罐裡，存放在同一層架子上。舉凡生的或烤好的堅果和種籽，只要放進玻璃罐裡，新鮮度可以維持好幾週。

簡單的淋醬製作方法，就是拿一點特級初榨橄欖油淋在生菜上，再淋點你喜歡的醋或擠點檸檬汁。可以用新鮮香料來加添風味，因此不需要準備太濃烈的淋醬。

注意事項：沙拉的菜色不被包含在每週的採買清單裡。你可以隨意挑選下列項目，放進每週的採買清單裡。這份清單也把可放進沙拉的剩菜加進來。

需要冷藏的食材：

- 芝麻葉
- 菠菜
- 綜合青蔬
- 小黃瓜
- 甜椒：紅椒、青椒、黃椒
- 芽類：豆苗、苜蓿芽、青花菜等
- 小番茄：葡萄番茄和櫻桃番茄
- 紅蘿蔔
- 甜菜
- 紅洋蔥
- 大蔥
- 青花菜的花部，先用熱水燙過並已冷卻
- 花椰菜的花部，先用熱水燙過並已冷卻
- 新鮮香料，譬如洋香菜、香菜和小迴香
- 石榴
- 新鮮的無花果
- 藍莓
- 覆盆子
- 蘋果（不要事先切開）
- 酪梨（不要事先切開）
- 白煮蛋
- 罐裝的鷹嘴豆（打開，瀝乾水）
- 罐裝的鮭魚或沙丁魚
- 沒吃完的穀類（冷藏前，先拌點芝麻油或橄欖油）
- 沒吃完的烤蘆筍或炒青菜
- 日本毛豆，先煮過並已冷卻。

不需冷藏的食材：

- 生的或烤過的種籽：葵花籽、南瓜籽、芝麻或亞麻仁等

- 生的或烤過的堅果：杏仁、核桃、美洲山核桃、腰果
- 乾燥的枸杞
- 特級初榨橄欖油
- 醋：香醋、蘋果醋、酒醋等
- 新鮮研磨的胡椒
- 乾燥的奧瑞岡和羅勒

第一週採買清單

調味料

- ☐ 特級初榨橄欖油
- ☐ 芝麻油
- ☐ 米酒醋
- ☐ 料理用的白酒
- ☐ 無小麥成分的日式醬油（天然醬油）
- ☐ 義大利香醋
- ☐ 蘋果醋

香草（乾燥的）

- ☐ 羅勒
- ☐ 月桂葉
- ☐ 鼠尾草
- ☐ 百里香

香料

- ☐ 黑胡椒
- ☐ 牛角椒
- ☐ 研磨好的孜然
- ☐ 孜然籽
- ☐ 茴香籽
- ☐ 辣椒粉
- ☐ 西班牙紅椒粉
- ☐ 海鹽

乾貨

- ☐ 野米（兩杯）
- ☐ 粗圓糙米（兩杯）
- ☐ 長粒米（二又四分之一杯）
- ☐ 藜麥（一杯）
- ☐ 小米（半杯）
- ☐ 乾的法國扁豆（一杯）
- ☐ 白腰豆（一罐）
- ☐ 黑豆（三罐）
- ☐ 乾豌豆（一杯）
- ☐ 生核桃（三分之二杯）
- ☐ 芝麻（一小罐容器）
- ☐ 生的山核桃（三又四分之一杯）
- ☐ 枸杞（三分之一杯）
- ☐ 粗玉米粉或事先調理好的玉米糊（兩杯）
- ☐ 天然花生醬
- ☐ 卡拉馬塔橄欖油（Kalamata）
- ☐ 日曬的番茄乾（半杯）
- ☐ 番茄糊
- ☐ 酸豆
- ☐ 兩罐二百一十二克的罐裝鮭魚

農產品

- ☐ 兩小顆紅洋蔥
- ☐ 四小顆黃洋蔥
- ☐ 一顆大蒜
- ☐ 一片薑
- ☐ 四把綠色蔬菜——請選擇羽衣甘藍、甜菜和芥蘭
- ☐ 芹菜
- ☐ 六小根胡蘿蔔
- ☐ 一小棵球莖茴香
- ☐ 兩小根蔥
- ☐ 兩棵青花菜、花椰菜苗或甘藍菜苗
- ☐ 兩顆紅椒
- ☐ 兩把大蔥
- ☐ 一棵花椰菜
- ☐ 一小顆冬南瓜
- ☐ 一小棵包心菜
- ☐ 豌豆（四杯）
- ☐ 小菠菜（四杯）
- ☐ 芝麻葉（四杯）
- ☐ 小番茄（兩品脫）
- ☐ 一顆酪梨

易腐敗的食物和冷凍食物

- ☐ 十四顆蛋
- ☐ 四塊帶骨的雞胸肉
- ☐ 一百一十五克去皮去骨的雞肉
- ☐ 四百五十克蝦子
- ☐ 二百二十五克鱈魚
- ☐ 四百五十克有機火雞絞肉
- ☐ 九百克板豆腐
- ☐ 二百八十克冷凍菠菜
- ☐ 二百八十克冷凍豌豆
- ☐ 二百八十克冷凍桃子

新鮮的香草和水果

- ☐ 一把羅勒
- ☐ 一把義大利洋香菜
- ☐ 一把香菜
- ☐ 一把迷迭香
- ☐ 一把百里香
- ☐ 一根墨西哥辣椒
- ☐ 紅辣椒
- ☐ 兩顆檸檬
- ☐ 兩顆萊姆

第二週採買清單

調味料

- ☐ 除了上週剩下來的，可以再添購
- ☐ 芥末籽
- ☐ 咖哩粉
- ☐ 胡荽籽

乾貨

- ☐ 椰奶（四百二十五克一罐）
- ☐ 兩罐四百二十五克的花豆
- ☐ 兩罐四百二十五克的白腰豆
- ☐ 紅扁豆（一又四分之一杯）
- ☐ 藜麥（半杯）
- ☐ 粗圓糙米（一又四分之三杯）
- ☐ 法國第戎芥末醬（一小瓶）
- ☐ 粗顆粒芥末醬（一小瓶）
- ☐ Vegenaise 素蛋黃醬（一小罐）
- ☐ 日曬的番茄乾（四分之一杯）
- ☐ 番茄醬（一罐八盎司）
- ☐ 完整的腰果（四分之三杯）
- ☐ 生杏仁（四分之三杯）

農產品

- ☐ 兩顆紅椒
- ☐ 一顆青椒
- ☐ 兩把大蔥
- ☐ 一杯青江菜
- ☐ 兩顆熟酪梨
- ☐ 一品脫的小番茄
- ☐ 六顆熟番茄
- ☐ 五顆黃洋蔥
- ☐ 一顆紅洋蔥
- ☐ 兩顆大蒜
- ☐ 一杯荷蘭豆
- ☐ 一把芥蘭
- ☐ 一把羽衣甘藍
- ☐ 一棵芹菜
- ☐ 六根胡蘿蔔
- ☐ 一小顆蕪菁
- ☐ 四杯芝麻葉

易腐敗的食物和冷凍食物

- ☐ 十顆蛋
- ☐ 四百五十克去殼、去泥腸的蝦子
- ☐ 六顆大扇貝
- ☐ 四百五十克鱈魚
- ☐ 六百八十克野生鮭魚
- ☐ 四百五十克淡菜
- ☐ 四百五十克小蛤蜊
- ☐ 四塊帶骨雞胸肉
- ☐ 四百五十克火雞絞肉
- ☐ 二百二十五克去骨去皮的雞胸肉
- ☐ 四塊羊腱
- ☐ 一袋二百八十克的冷凍豌豆和玉米
- ☐ 四百五十克板豆腐
- ☐ 四片有機墨西哥餅

新鮮的香草和水果

- ☐ 一把羅勒
- ☐ 一把義大利洋香菜
- ☐ 一把香菜
- ☐ 一把迷迭香
- ☐ 一把百里香
- ☐ 一把鼠尾草
- ☐ 一根墨西哥辣椒
- ☐ 兩顆檸檬
- ☐ 兩顆萊姆
- ☐ 一顆蘋果
- ☐ 一顆石榴

感謝

有機會寫書，是份好禮也是負擔。以我寫這本書的例子來說，它是一種收穫大於付出的經驗。寫這本書就像展開一場背後有廣大社群為後盾的旅程，我發現自己也在其中探索，而且處處有驚喜。

這一切都歸功於科學家和我的病人，許多科學家為了了解人體奧祕，默默從事吃力不討好的研究，而我的病人也願意相信我，與我攜手合作找出解方，根治現有醫學無法解決的問題。我從他們身上學到的知識遠超過他們所能想像。

我的經紀人 Richard Pine，從一開始就以無比的耐心、清晰的頭腦、深入的見解，以及含蓄卻一針見血的方式，在幫忙導引這本書。我的編輯 Tracy Behar，以及我在 Little, Brown 出版社的所有朋友和支持者，都看見了醫療保健危機下所出現的一線可能生機。我的宣傳人員 Bruce Bobbins 和ＤＫＣ團隊，都在幫忙我澄清訊息，讓世人聽見。我尤其要謝謝我的超級團隊：Spencer Smith、Anne McLaughlin、Shibani Subramanya、Daffnee Cohen、Rachel Goldstein，和 Bernie Plishtin，謝謝他們幫忙我把這一切化為可能，讓我每天都能做我熱愛的工作。

我的感謝名單超過一百人以上，可惜的是，我無法在此一一列舉。你應該知道我要謝的人就是你——謝謝你，謝謝你，還是謝謝你。不過，在此我必須特別感謝幾位曾啟發我、幫助我和支持我的人：Jeffrey Bland 十五年前幫我打開了世界（我的世界從此再也不一樣）；Sidney Baker 是我們這個時代最厲害的原創思想家之一，只是還沒有人注意到而已；我在功能醫學研究所的所有朋友和同僚——Laurie Hoffman、David Jones，以及幫忙促成此事的眾多無名人士。我也要感謝從不吝於付出時間和金錢，來支持我推動未來醫學的許多人：Bitzers、Musses、Maja Hoffmann 和 Stanley Buchthal、Adelaide Gomer、Alicia Wittink、Ritchie Scaife、Baldridges、Nevzlins、Damon Giglio、Donna Karan、Daphne Barak，以及其他許許多多的人。

沒有朋友和社群的鼎力相助，我根本無法辦到——謝謝你們一直都在，即便在我缺席的情況下——也謝謝那些無名人士。同樣的，你應該知道我要謝的人就是你：Marc David、David Piver、Zea Piver、Michael Bronner、Lisa Bronner、Michael Lerner、Colby Lewis、Dena Lewis、Jonathan Kalman、Michelle Kalman、Dan Ruderman、Ditte Ruderman、Paul DeBotton、Andrea DeBotton、Andy Corn、Lisa Corn、David Ludwig、Alberto Villoldo、Marcela Lobos，這份感謝名單恐怕寫不完。

另外，要特別感謝 Hillary、Bill、Chelsea 和 Marc 對這本書的鼎力支持，謝謝你們幫忙我們打造更美好的未來。

我要對那些與我共同攜手改造醫學的夥伴們說聲謝謝，他們感動了我，而且到現在都還在努力改革我們的思想和生活方式：Dean Ornish、Mehmet C. Oz、James Gordon、Andrew Weil、Deepak Chopra、Christiane Northrup、Daniel Goleman、Tara Goleman、Jon Kabat-Zinn、Leo Galland、David Eisenberg、Bethany Hayes、David Jones、Tracy Gaudet、Kenneth Pelletier、Peter Libby 和 Martha Herbert。更特別感謝 Arianna Huffinton，提供我們一個地方說出真相。

謝謝你，Rick Warren，還有謝謝我在馬鞍峰教會的所有朋友，謝謝你們相信健康是可以齊力追求的，讓一切可能成真。

「終極健康中心」是我真正看診病人的地方，要不是那裡有團隊全力支援我，我根本分身乏術。你們是我的靠山，是我生活的重心。你們對我的付出，我點滴在心，謝謝你們陪在我身邊，願意相信我。

最後要感謝，也是最重要的，是我的家人，謝謝他們忍受我對工作的狂熱（一大清早、深夜，還有無以數計的缺席時刻）。沒有你們的愛及對我的信任，我根本辦不到。謝謝你們，Pier、Rachel、

Misha、Thor、Ace、Ruth、Richard、Saul、Jesse、Carrie、Ben、Sarah、Paul、Lauren、Jake 和 Zachary。我要謝謝你們，因為你們，我每天早上都充滿感恩和喜樂地醒來。

資源

誠如先前承諾，下列是各種資源，可以幫忙你買到高品質的食物，過乾淨綠化的生活，放鬆心情，找到當地的功能醫學執業醫師，讓你的健康更上層樓。

馬克・海曼醫師的其他著作和資源

馬克・海曼醫師個人網站

www.drhyman.com

www.bloodsugarsolution.com

www.takebackourhealth.org

www.ultramind.com

終極健康中心（The UltraWellness Center）

45 Walker Street

Lenox, MA 01240

(413)637-9991

www.ultrawellnesscenter.com

在我們的團隊裡，有經驗豐富的功能醫學醫師、營養師、護士和健康教練，他們會帶領你落實飲食計畫，改良生活習慣，而且專精於各種檢驗、營養補充品和藥物治療。

《六星期大腦健康計畫》（*The UltraMind Solution*）

www.bloodsugarsolution.com/ultramind-solution

無論是情緒障礙、神經方面的問題、注意力不集中，或單純只是體力不好，和有點腦霧，六週行動計畫都能藉由身體的療癒，來幫忙改善你腦部的問題。

六星期大腦健康計畫公共電視特別節目（The UltraMind Solution PBS Special）

www.bloodsugarsolution.com/ultramind-dvd

學會所有疾病背後的七大系統問題，還有該如何做才能健康又有活力。

六星期大腦健康計畫（Six Weeks to an UltraMind）

www.bloodsugarsolution.com/six-weeks-to-ultramind

這套強而有力的自我訓練計畫會提供全套的影音和印刷資料，讓大腦健康計畫能以最簡單的方式融入你的生活。

終極平靜（UltraCalm）

www.bloodsugarsolution.com/ultracalm

你有壓力嗎？你飽受焦慮、強迫症或恐慌症之苦嗎？在這套聽力版課程裡，我會按步就班地帶領你化解壓力和焦慮。包括引導式想像、呼吸練習、營養祕訣和解毒等。

《歐賣尬！不用節食就能瘦身！？二十一世紀最新最強新陳代謝減肥法》（UltraMetabolism）

www.bloodsugarsolution.com/ultrametabolism

這本書承諾重新啟動你的身體，自動瘦身，因為它會開啟減重的訊息，關閉增重和疾病的訊息。

終極新陳代謝公共電視特別節目（The UltraMetabolism PBS Special）

www.bloodsugarsolution.com/ultrametabolism-dvd

這部片長兩小時的特別節目，可以讓你在家輕鬆學到終極新陳代謝課程裡的所有祕訣和步驟。

《終極新陳代謝食譜》（*The UltraMetabolism Cookbook*）

www.bloodsugarsolution.com/ultrametabolism-cookbook

這本書為了讓「終極新陳代謝」計畫火力全開，特別提供了兩百道食譜。這些食譜也很適合血糖解方。

終極簡單飲食（The UltraSimple Diet）

www.bloodsugarsolution.com/ultrasimple-diet

這是簡單的七天行動計畫，提供你必要的工具對付體重增加的兩大成因——毒素和發炎——讓你不只去除體重，也去除許多慢性症狀。

終極簡單挑戰（The UltraSimple Challenge）

www.bloodsugarsolution.com/ultrasimple-challenge

- **DVD 訓練課程：**以兩片 DVD 說明這套課程管用的原因，以及其中的方法，還有背後的科學根據，並提供每日的動機和指導，另有一個特殊單元教你如何減重，讓健康上身。
- **七天行動計畫指南：**包括膳食計畫、採買清單、推薦的營養補充品、運動和放鬆技巧、每日的核對清單、食物記錄、日誌和進度追蹤。
- **線上互助團體：**和眾人一起串連，展開行動計畫，分享彼此經驗。想要長期改變，最重要的是背後有眾人的支持。

甲狀腺終極解方（The UltraThyroid Solution）

www.bloodsugarsolution.com/ultrathyroid

學習七步驟，幫助你全面解決甲狀腺機能低下的問題，把你從失序狀況解救出來。

全面加強預防（UltraPrevention）

www.bloodsugarsolution.com/ultraprevention

一套創新的計畫，打破今日「頭痛醫頭、腳痛醫腳」的醫學迷思。

健康的五大力量（Five Forces of Wellness）

www.bloodsugarsolution.com/5forces

學習是哪五大失衡問題導致疾病，以及如何轉化成健康的五大力量。

《解毒盒》（*The Detox Box*）

www.bloodsugarsolution.com/detoxbox

目標是消除毒素和過敏原、提升免疫力、重建體力，附有ＣＤ、瞬間記憶卡，和快速啟動指南，能提供你一切所需，讓你在家也能落實安全、有效又有醫學根據的解毒計畫。

營養基因學（Nutrigenomics）

www.bloodsugarsolution.com/nutrigenomics

找出有哪些食物可供你的身體發揮自癒功能。

有利於健康生活、瑜伽和放鬆的各種工具

這裡有很多很棒的現成資源，幫助你活化放鬆效應，減輕壓力。以下有精選的最佳ＣＤ、生活療法產品（譬如各種生物反饋工具），以及居家三溫暖設備。

CD和DVD

一流壓力管理工具

醫學博士詹姆斯・哥頓（James Gordon, MD）／www.bloodsugarsolution.com/best-of-stress-management

簡單說，它會教你壓力和放鬆的科學原理，以及如何選擇適合你的壓力管理工具。

內觀冥想練習CD

喬・卡巴金（Jon Kabat-Zinn）／www.bloodsugarsolution.com/mindfulness-meditation

喬・卡巴金醫師提供暗示性的冥想法，帶你進入更深層的放鬆狀態，透過運動達到療癒目的，養成你對呼吸、體感和聲音的專注，使冥想充滿慈愛。

健康旅程

www.bloodsugarsolution.com/healthjourneys

這裡有各種自我療癒的資源，包括暗示療法錄音帶。

自然旅程

www.bloodsugarsolution.com/naturaljourneys

彼拉提斯、瑜伽、太極、健身、冥想、自我療癒的各式DVD。

克里帕瑜伽和健康中心（Kripalu Center for Yoga and Health）

www.bloodsugarsolution.com/kripalu

這裡有多種CD和DVD，有助於保健與放鬆。

生物反饋工具

天外之旅

www.bloodsugarsolution.com/wilddivine

一種生物反饋式的電腦遊戲，有助於你深層放鬆。

emWave

www.bloodsugarsolution.com/emwave

由心能量（HeartMath）的研發者所開發，是一種個人手持裝置，可以讓你重新調整自己的神經系統，減輕壓力。此外，也能連上你的電腦，內有許多運動可以幫忙舒緩你的心靈。

有助解毒的三溫暖設備

三溫暖設備供應商 Sunlighten Saunas

www.bloodsugarsolution.com/sunlighten

我個人偏好的紅外線三溫暖設備供應商。

三溫暖設備供應商 High-Tech Health

www.bloodsugarsolution.com/hightechhealth

另一個也不錯的紅外線三溫暖設備供應商。

Wi-Fi 體重計和血壓監測器

www.bloodsugarsolution.com/withings

這套非同凡響的 Wi-Fi 體重計可以讓你不費吹灰之力地自動追蹤體重和ＢＭＩ，並繪成圖表。你可以隨時透過智慧型手機或網頁瀏覽器取得資料，與你的社群網絡，以及我們的營養健康教練分享。

Wi-Fi 血壓監測器針對 ＩＯＳ 裝置做了特別的設計，可以連上 iPhone、iPad 或 iPod，即刻提供精確的血壓值。

■乾淨和綠色的生活

居家產品

以下產品有助於降低你的毒物負荷，保持居家的乾淨與綠化。

線上百貨 Green Home

www.bloodsugarsolution.com/greenhome

線上百貨公司和供應商，能滿足你對綠生活的所有要求，你可以在這裡找到可靠的最新資訊，來幫忙自己改善生活品質。

Gaiam 購物網

www.bloodsugarsolution.com/gaiam

Gaiam 專門為重視環保、綠色經濟、健康生活、另類醫療和個人開發的顧客，提供資訊、產品和服務。

家用產品公司 H3Environmental Corporation

www.bloodsugarsolution.com/h3environmental

Ｈ３代表的是我們所居住的三個家（three homes）：我們身體裡面的家，我們真正居住的家，以及我們在地球上的家。Ｈ３環境公司提供健康、精緻、優雅的家用產品，以及重要又實用的健康居家資訊。

家用產品店鋪 EcoChoices Natural Living Store

www.bloodsugarsolution.com/ecochoices

無害環境的居家產品。

防過敏家用產品專賣店 Allergy Buyers Club

www.bloodsugarsolution.com/allergybuyersclub

這家專賣店專售緩解過敏的產品，並提供有關過敏、鼻竇炎和氣喘的防治教育。它的頂級產品都是天然、環保、低過敏原的，最適合講究健康、乾淨的零污染居家環境。

居家產品專賣店 Lifekind

www.bloodsugarsolution.com/lifekind

Lifekind 提供的資訊和產品，能幫忙降低每日暴露於有害化學物質下的風險。它的產品都經過鑑定，被證實是有機的安全產品，不同於那些以成分不利健康的產品。

濾水器

濾水設備供應商 Custom Pure

www.bloodsugarsolution.com/custompure

Custom Pure 提供各種濾水系統，旗下訓練有素的專業人員可協助你選擇正確的設備，並負責安裝，定期保養，使濾水設備發揮最大功效。

空氣清淨器

空氣清淨器供應商 AllerAir

www.bloodsugarsolution.com/allerair

AllerAir 矢志為顧客提供最安全、最有效的空氣清淨技術。機型超過一百種，絕對可以滿足任何空氣淨化需求。

無毒居家清潔產品

清潔產品供應商 Seventh Generation

www.bloodsugarsolution.com/seventhgeneration

Seventh Generation 是居家清潔和個人清潔產品的領導品牌，有利於人體健康與環保。

清潔產品商 Ecover

www.bloodsugarsolution.com/ecover

Ecover 是在一家很獨特的生態工廠裡，以不破壞生態、講究經濟效益和社會責任的方式，生產洗滌用品和清潔用品。

清潔產品線上供應商 Life Without Plastic

www.bloodsugarsolution.com/lifewithoutplastic

LWP 是一家以網路販售為主的零售商，專門提供全球顧客非塑料的產品，有別於日常所見的塑料產品，譬如水瓶、保鮮盒和孩童專用的杯盤和水壺。

清潔化妝品

清潔化妝品資訊網 Cosmetic Safety Database

www.bloodsugarsolution.com/cosmeticdatabase

美國環保團體環境工作小組曾花六個月時間，調查一萬多種個人清潔產品成分對人體健康的影響和安全性，這個網站提供了完整的研究結果。

連盟團體 The Campaign for Safe Cosmetics

www.bloodsugarsolution.com/safecosmetics

這是一個聯盟組織，目標是通過立法，強制要求美容保健產業逐步淘汰使用已知有毒的化學物品。

天然化妝品

以下企業專門生產成分純淨的化粧品

Dr. Hauschka Skin Care

www.bloodsugarsolution.com/drahauschka

Sophyto Organtics

www.bloodsugarsolution.com/sophytoorganics

Avalon Cosmetics

www.bloodsugarsolution.com/avalonorganics

Evan Healy Skincare

www.bloodsugarsolution.com/evanhealy

Sumbody Skincare

www.bloodsugarsolution.com/sumbody

食物資源

你會在這些網站找到眾多有機食品、居家照護產品、保健產品、廚房用品，和寵物用品，以及其他珍貴資源。

有機必需品

The Organic Pages

www.bloodsugarsolution.com/theorganicpages

根據這個網站的說法，The Organic Pages™ 是非營利組織有機貿易協會（Organic Trade Association，簡稱OTA）所推出，目的是方便使用者快速找到經過鑑定的有機產品、生產商、成分、供應商，以及OTM會員提供的各項服務，和有機社群感興趣的項目。

有機商品線上供應商 Organic Provisions

www.bloodsugarsolution.com/orgfood

Organic Provision是一種簡便的方法，讓你在家裡就能挑選形形色色、品質一流的天然食品和產品。

天然有機食材供應商 Organic Planet

www.bloodsugarsolution.com/organic-planet

Organic Planet 是市場上主要的天然有機食材供應商。

有機食材購物網 Sun Organic Farm

www.bloodsugarsolution.com/sunorganicfarm

Sun Organic Farm 購物網提供直接供應商，供你線上訂購各種有機食品。

農產品

Earthbound Farms

www.bloodsugarsolution.com/earthboundfarm

經過包裝的新鮮有機農產品。

Maine Coast Sea Vegetables

www.bloodsugarsolution.com/seaveg

各種海帶，包括一些業經鑑定的有機食品。

有機冷凍和罐裝食品

有機蔬果供應商 Cascadian Farm

www.bloodsugarsolution.com/cfarm

各種有機冷凍水果和蔬菜，方便那些平日忙碌的人士。

有機莓果供應商 Stahlbush Island Farms, Inc.

www.bloodsugarsolution.com/stahlbush

有機冷凍莓果優質供應商。

食品供應商 Pacific Foods

www.bloodsugarsolution.com/pacificfoods

Pacific Foods 專門提供品質一流的湯底、高湯、榛果牛奶、大麻牛奶等。

食品供應商 Imagine Foods

www.bloodsugarsolution.com/imaginefoods

優質供應商，專門提供有機又美味的湯底。

肉類、禽肉、蛋和乳製品

肉品和乳製品供應商 Eat Wild

www.bloodsugarsolution.com/eatwild

草飼肉品和乳製品。

有機農場聯盟 Organic Valley

www.bloodsugarsolution.com/organicvalley

來自六百多家會員自營有機農場的有機肉類、乳製品、蛋和農產品。

有機農場 Peacful Pasture

www.bloodsugarsolution.com/peacefulpastures

草飼肉品、禽肉和乳製品。

食品供應商 Applefate Farms

www.bloodsugarsolution.com/applegatefarms

經過包裝的禽肉、肉品和熟食品。

有機蛋供應商 Pete and Gerry’s Organic Eggs

www.bloodsugarsolution.com/peteandgerrys

Omega-3 有機蛋。

乳製品供應商 Stonyfield Farm

www.bloodsugarsolution.com/vitalchoice

經過鑑定的有機乳製品和酸豆奶。

魚類

海鮮食品供應商 Vital Choice Seafood

www.bloodsugarsolution.com/vitalchoice

精選魚類、冷凍和罐裝野生鮭魚、沙丁魚、黑鱈魚和小比目魚。

海鮮食品供應商 EcoFish, Inc.

www.bloodsugarsolution.com/ecofish

不破壞生態的海鮮食品和資訊。

Crown Prince Natural

www.bloodsugarsolution.com/crownprince

以不破壞生態的野獲方式所生產的罐裝特色海鮮食品。

SeaBear

www.bloodsugarsolution.com/seabear

可充當零食的野生鮭魚乾。

堅果、種籽和油品

Barlean's Organic Oils

www.bloodsugarsolution.com/barleans

有機油品和研磨好的亞麻仁籽。

Omega Nutrition

www.bloodsugarsolution.com/omeganutrition

各種有機油品和亞麻仁籽及大麻籽。

Spectrum Naturals
www.bloodsugarsolution.com/spectrumorganic

提供形形色色的高品質油品、醋、亞麻仁產品，和烹調用產品供應商。

Maranatha
www.bloodsugarsolution.com/worldpantry

有機堅果和種籽黃油。

Once Again Nut Butter
www.bloodsugarsolution.com/onceagainnutbutter

有機堅果和種籽黃油。

豆類

Eden Foods
www.bloodsugarsolution.com/edenfoods

全系列的有機乾燥和罐裝豆類。

Westbrae Natural
www.bloodsugarsolution.com/westbrae

各種有機豆類和蔬菜產品（湯類、調味品、通心麵等）。

ShariAnn’s Organic
www.bloodsugarsolution.com/shariannsorganic

有機豆類、豆泥、湯類等。

穀類

Arrowhead Mills

www.bloodsugarsolution.com/arrowheadmills

有機穀類，有許多零麩質產品可供選擇。

Lundberg Family Farms

www.bloodsugarsolution.com/lundberg

有機穀類和零麩質產品項目，譬如野米。

Hodgson Mill, Inc.

www.bloodsugarsolution.com/hodgsonmill

全系列的全穀類、包括許多零麩質穀類。

Shiloh Farms

www.bloodsugarsolution.com/shilohfarms

有機全穀類、已發芽的穀類和零麩質穀類。

香料、調味品、醬汁、湯類等

Spice Hunter

www.bloodsugarsolution.com/spicehunter

全系列的有機調味品。

Frontier Natural Products Co-Op

www.bloodsugarsolution.com/frontiernaturalbrands

系列廣泛的有機香料、調味品、烘焙用香精、乾貨、茶，和烹調用小裝置。

Rapunzel Pure Organics

www.bloodsugarsolution.com/rapunzel

特級精選的調味品，譬如 Herbamare，是以海鹽和香料製成。

Seeds of Change

www.bloodsugarsolution.com/seedofchange

有機番茄醬、莎莎醬等。

Edward and Sons Trading Co.

www.bloodsugarsolution.com/edwardandsons

系列廣泛的有機素食品，包括味噌、醬汁、糙米餅乾等。

Flavorganics

www.bloodsugarsolution.com/flavorganics

經過鑑定的全產品系列有機純香精。

飲料

非乳品飲料、零麩質飲料

Westbrae WestSoy

www.bloodsugarsolution.com/westsoy

無糖豆漿。

Imagine foods (Soy Dream)

www.bloodsugarsolution.com/tastethedream

豆漿、米漿和冰淇淋。

White Wave

www.bloodsugarsolution.com/silksoymilk

Silk 牌豆奶飲料。

WholeSoy & Co.

www.bloodsugarsolution.com/wholesoyco

無糖的酸豆奶。

有機花草茶

Mighty Leaf Tea

www.bloodsugarsolution.com/mightyleaf

可生物分解的袋裝手工製散裝茶葉。

Choice Organic Teas

www.bloodsugarsolution.com/choiceorganicteas

有機公平交易茶。

Yogi Tea

www.bloodsugarsolution.com/yogitea

藥草茶。

Numi Tea

www.bloodsugarsolution.com/numitea

根據該網站的說法，Numi 可透過簡單的茶道，提升身心靈的幸福層次。

水

最優質的淨水過濾器是逆滲透過濾器，雖然這種設備比較昂貴，不過因為可以去除水中更多毒素，所以十分划算。如果你的預算不容許購買逆滲透設備，Brita 濾水器也是不錯的選擇。

Reverse-Osmosis Filters

www.bloodsugarsolution.com/h2odistributors

Brita Filters

www.bloodsugarsolution.com/brita

你可以拜訪我們位在麻州雷諾克斯的終極健康中心。請上 www.ultrawellnesscenter.com 或致電（413）637-9991了解如何與海曼醫師及其專業團隊（由醫師、護士和營養學家組成的團隊）預約時間。或者利用以下資源找到更多建議。

重視營養的醫師和組織

下列是醫師方面的資源，可協助你完成書中的許多計畫。

功能醫學研究所（The Institute for Functional Medicine，**簡稱 IFM**）

www.functionalmedicine.org

我本人是IFM的主席，這是一家可免稅（501c3）的非營利組織，其宗旨是以功能醫學作為醫療保健的標竿，為個人健康打造最高福祉。

全美整合醫學委員會（American Board of Holistic Medicine，簡稱ＡＢＩＨＭ）

www.holisticboard.org

ＡＢＩＨＭ的目標，是運用全方位整體醫學所整合的知識體，來建立醫療保健的標竿，如此一來，這些概念才能悉數整合進醫學實務、教育、保健計畫和研究裡。

美國環境醫學院（American Academy of Environmental Medicine）

www.aaem.com

美國環境醫學院的宗旨是，透過預防以及安全有效的疾病成因療法，來提升全民健康，方法是透過人與周遭環境之間的互動教育，協助醫師和其他專業人士參與公共服務。

美國進階醫學院（American College for Advancement in Medicine）

www.acam.org

這是一家教育組織，專門訓練醫師和醫療保健提供者進修整合醫學和功能醫學，尤其專精於解毒和螯合技術。

專業的檢驗所

你可以利用下列檢驗所進行本書提到的各種檢驗。請與曾受過整合醫學或功能醫學訓練的醫師合作，進行你所需要的檢驗。

Quest Diagnostics

www.bloodsugarsolution.com/questdiagnostics

這家檢驗所能符合多數傳統檢驗室的檢驗需求。

LabCorp

www.bloodsugarsolution.com/labcorp

多數傳統實驗室可以做的檢驗，這裡都有。

LipoScience

www.bloodsugarsolution.com/liposcience

有創新的核子醫學光譜儀可評估脂質分子的大小，也大幅改善了心血管風險因子評估的準確性。LabCorp 也能做同樣的檢驗。

IGeneX

www.bloodsugarsolution.com/igenex

專精於利用聚合酶連鎖反應（ＰＣＲ）技術檢測慢性感染（譬如萊姆病）。

Doctor's Data

www.bloodsugarsolution.com/doctorsdata

專精於重金屬毒性以及其他營養和新陳代謝障礙的檢驗。

Metametrix

www.bloodsugarsolution.com/metametrix

是營養和新陳代謝檢驗方面的領導者。

Genova Diagnostics

www.bloodsugarsolution.com/genovadiagnostics

提供基因、功能、新陳代謝和營養方面的檢驗。

Immuno Laboratories

www.bloodsugarsolution.com/TheRightFoodForYou

idG 食物敏感性檢驗。

Medical Diagnostic Laboratories

www.bloodsugarsolution.com/mdlab

進階級的感染檢驗。

DiagnosTechs

www.bloodsugarsolution.com/diagnostechs

可利用唾液檢驗（Saliva testing）檢測腎上腺功能、壓力荷爾蒙等。

Prometheus Labs

www.bloodsugarsolution.com/prometheuslabs

檢驗麩質和乳糜瀉。

關於作者

馬克・海曼醫師畢生投入突破性的全系統醫療法——功能醫學，立志找出慢性病的根本成因，加以解決。他是一名家庭醫生，曾十五度獲得《紐約時報》暢銷書作家的榮銜，也是國際公認的專業領域領袖，藉由私下診療、進修、寫作、研究、倡導和公共政策作業，全力提升功能醫學的能見度，增廣世人對它的認識及功能範圍，不再只從症狀下手，改而治療疾病的根本成因，阻擋慢性病的大肆流行。

海曼博士是功能醫學研究院（Institute for Functional Medicine）主席，曾獲二〇〇九年萊納斯包寧獎（Linus Pauling Award），表彰他在功能醫學上的卓越領導。他也是身心靈醫學中心（Center for Mind-Body Medicine）的董事之一，以及旗下食補訓練計畫（Food As Medicine training program）的教學人員之一。此外，也在梅米特・奧斯的健康團隊的顧問團裡擔任顧問，該組織專門在美國高中校園裡「教育全體學生」有關營養、健身和心理韌性的知識，藉此遏阻肥胖症的盛行。他也是非營利組織**健康為伴（Partners in Health）**的志工，曾在海地大地震發生後，立即前往馳援，直到現在都還在協助重建該國的健康照護系統。新聞節目《六十分鐘》（60 Minutes）曾為此訪問過他。

海曼博士曾在白宮委員會（White House Commision）面前，就輔助與另類醫學（Complementary and Alternative Medicine）的主題提出證詞，也曾與衛生署署長磋商過糖尿病的防治問題。他曾在參議院健保改革工作小組（Senate Working Group on Health Care Reform）面前，就功能醫學提出證詞，並於二〇〇九年六月參與以預防與健康為主題的**白宮論壇**。海曼博士曾獲參議員湯姆・哈金提名加入美國總統的**預防、健康推廣與整合，以及公共衛生顧問小組**，這是二十五人小組，專門為行政機關以及新成立的

全美預防、健康推廣及公共衛生委員會（National Councilk on Prevention, Health Promotion and Public Health），提供專業建言。為了讓慢性病的生活療法也有償付管道，海曼醫師在歐尼斯醫師和洛伊正醫師的協助下，向美國參議院提出了二〇〇九年重拾健康法案。他在華盛頓為醫改不斷奔走，最近才在國會的聽證會前針對功能醫學、營養和營養補充品的使用，提出自己的證詞。

海曼透過與康健人壽、美國老兵協會（the Veterans Administration）、谷歌、和馬鞍峰教會這類企業、教會團體及政府機構的合作，協助改善全球各地醫療保健的成效與成本。他曾主動加入一場信仰活動，擔任幕後重要推手，號召一萬四千名馬鞍峰教會教友報名健康生活計畫和研究。為了肯定他的努力，訴訟管理委員會（Council on Litigation Managment）頒贈他二〇一〇年專業精神獎（2010 Professionalism Award），以表揚他在專業領導方面的表率。此外，美國營養學院（American College of Nutrition）也為了表彰他對營養學不遺餘力的提倡與鼓吹，頒贈他二〇〇九年傳播媒體獎（2009 Communication and Media Award）。電視節目《奧茲醫師秀》（The Dr. Oz Show）、《六十分鐘》、《賴利金現場談話秀》（*Larry King Live*），以及新聞頻道 CNN 和 MSNBC 都曾專題介紹過他。

海曼先生是麻州雷諾克斯終極健康中心（The UltraWellness Center）的創辦人兼醫療主任，旗下有一群專精於整體保健方法的醫師、營養學家和護理人員。在他獨立執業之前，曾在領先全球的健康度假中心雷諾克斯峽谷農莊（Canyon Ranch）擔任聯合醫療主任。並於那段任職期間，與他人合著過一本《紐約時報》暢銷書《全面加強預防》（*UltraPrevention: The 6-Week Plan That Will Make Your Healthy for Life*），獲得美好人生圖書獎（the Books for a Better Life Award），該獎項專門表彰有利讀者自我提升的好書。後來，他又接續寫了《歐賣尬！不用節食就能瘦身！？二十一世紀最新最強新陳代謝減肥法》（*Ultrametabolism: The Simple Plan for Automatic Weight Loss*），並且上了公共電視特約節目。他最近的一本書和公共電視特約節目《六星期大腦健康計畫》（*The UltraMind Solution*）已於二〇〇八年十二月發行，強調以完備的方法，來解決精神疾病和認知障礙的背後成因。

海曼醫師在康乃爾大學（Cornell Unversity）取得學士學位，並以優異成績畢業於渥太華大學醫學院（Ottawa University School of Medicine）。他是在聖羅莎社區醫院（Comunity Hospital of Santa Rosa）完成舊金山大學（University of San Francisco）家庭醫學科的實習課程。

請上 www.drhyman.com，加入他的行伍，幫助我們重拾健康，或上推特 @markhymanmd 追他的推文，亦可上臉書 face.com/drmarkhyman 與他交流。

原書分章注釋

前言　糖胖症：你的無知可能害死你

1. Garber AJ, et al. Diagnosis and management of prediabetes in the continuum of hyperglycemia: when do the risks of diabetes begin? A consensus statement from the American College of Endocrinology and the American Association of Clinical Endocrinologists. *Endocr Pract.* 2008 Oct;14(7):933-46.
2. DECODE Study Group, European Diabetes Epidemiology Group. Is the current definition for diabetes relevant to mortality risk from all causes and cardiovascular and noncardiovascular diseases? *Diabetes Care.* 2003 Mar;26(3): 688-96.

第一章　隱密的流行病：糖尿病氾濫的美國

1. Lin SX, Pi-Sunyer EX Prevalence of the metabolic syndrome among US middle-aged and older adults with and without diabetes—a preliminary analysis of the NHANES 1999-2002 data. *Ethn Dis.* 2007 Winter;17(1):35-39.
2. http://www.who.int/mediacen tre/news/releases/2007/pr61/en/index.html.
3. Chan JC, et al. Diabetes in Asia: epidemiology, risk factors, and pathophysiology. *JAMA.* 2009 May 27;301(20):2129-40. Review.
4. http://apps.need.cdc.gov/DDTSTRS/FactSheet.aspx (National Diabetes Fact Sheet 2007).
5. http://www.cdc.gov/diabetes/statistics/cvd/fig5.htm.
6. Lakka HM, et al. The metabolic syndrome and total and cardiovascular disease mortality in middle-aged men. *JAMA.* 2002 Dec 4;288(21):2709-16.
7. Ott A, et al. Diabetes mellitus and the risk of dementia: The Rotterdam Study. *Neurology.* 1999 Dec 10;53(9):1937-42.
8. Key T, Reeves GK, Spencer EA. Symposium 1: Overnutrition: consequences and solutions for obesity and cancer risk. *Proc Nutr Soc.* 2009 Dec 3:1-5.
9. Targher G, Day CP, Bonora E. Risk of cardiovascular disease in patients with nonalcoholic fatty liver disease. *N Engl J Med.* 2010 Sep 30;363(14):1341-50. Review.
10. Pan A, et al. Bidirectional association between depression and type 2 diabetes mellitus in women. *Arch Intern Med.* 2010 Nov 22;170(21): 1884-91.
11. Emerging Risk Factors Collaboration et al. Diabetes mellitus, fasting glucose, and risk of causespecific death. *N Engl J Med.* 2011 Mar 3;364(9):829-41.
12. Huang ES, Basu A, O'Grady M, Capretta JC. Projecting the future: diabetes population size and related costs for the U.S. *Diabetes Care.* 2009 Dec;32(12): 2225-29.
13. Seligman HK, Schillinger D. Hunger and socioeconomic disparities in chronic disease. *N Engl J Med.* 2010 Jul1;363(1):6-9.
14. Yach D, Hawkes C, Gould CL, Hofman KJ. The global burden of chronic diseases: overcoming impediments to prevention and control. *JAMA.* 2004 Jun 2; 291(21):2616-22.
15. Ibid.

第二章　糖胖症的真正元凶

1. Action to Control Cardiovascular Risk in Diabetes Study Group, Gerstein HC, et al. Effects of intensive glucose lowering in type 2 diabetes. *N Engl J Med.* 2008 Jun 12;358(24):2545-59.
2. Chen L, et al. Reduction in consumption of sugar-sweetened beverages is associated with weight loss: the PREMIER trial. *Am J Clin Nutr.* 2009 May;89(5): 1299-306.
3. Bhashyam S, et al. Aging is associated with myocardial insulin resistance and mitochondrial dysfunction. *Am J Physiol Heart Circ Physiol.* 2007 Nov;293(5): H3063-71.
4. Ryan AS. Insulin resistance with aging: effects of diet and exercise. *Sports Med.* 2000 Nov;30(5):327-46. Review.
5. Gaziano JM, et al. Fasting triglycerides, high-density lipoprotein, and risk of myocardial infarction. *Circulation.* 1997 Oct 21;96(8): 2520-25.

第三章　讓我們不斷生病的七種肥胖症和糖尿病迷思

1. McCarthy MI. Genomics, type 2 diabetes, and obesity. *N Engl J Med.* 2010 Dec 9;363(24):2339-50. Review.
2. Rappaport SM. Implications of the exposome for exposure science. *J Expo Sci Environ Epidemiol.* 2011 Jan;21(1):5-9.
3. Lichtenstein P, et al. Environmental and heritable factors in the causation of cancer—analyses of cohorts of twins from Sweden, Denmark, and Finland. *N Engl J Med.* 2000 Jul13;343(2):78-85.
4. Olshansky SJ, et al. A potential decline in life expectancy in the United States in the 21st century. *N Engl J Med.* 2005 Mar 17;352(11): 1138-45.
5. Bibbins-Domingo K, et al. Adolescent overweight and future adult coronary heart disease. *N Engl J Med.* 2007 Dec 6;357(23):2371-79.
6. Diabetes Prevention Program Research Group, Knowler WC, et al. 10-year follow-up of diabetes incidence and

22. Kuncl RW. Agents and mechanisms of toxic myopathy. *Curr Opin Neurol.* 2009 Oct;22(5): 506-15. PubMed PMID: 19680127.

23. Tsivgoulis G, et al. Presymptomatic Neuromuscular Disorders Disclosed Following Statin Treatment. *Arch Intern Med.* 2006; 166:1519-24.

24. Preiss D, et al. Risk of incident diabetes with intensive-dose compared with moderate-dose statin therapy: a meta-analysis. *JAMA.* 2011 Jun 22;305(24): 2556-64.

25. The BARI 2D Study Group. A randomized trial of therapies for type 2 diabetes and coronary artery disease. *N Engl J Med.* 2009 Jun 11;360:2503.

26. Newman MF, et al. Neurological Outcome Research Group and the Cardiothoracic Anesthesiology Research Endeavors Investigators. Longitudinal assessment of neurocognitive function after coronary-artery bypass surgery. *N Engl J Med.* 2001 Feb 8;344(6): 395-402.

27. Saliba J, Wattacheril J, Abumrad NN. Endocrine and metabolic response to gastric bypass. *Curr Opin Clin Nutr Metab Care.* 2009 Sep;12(5):515-21. Review.

28. Sturm W, et al. Effect of bariatric surgery on both functional and structural measures of premature atherosclerosis. *Eur Heart J.* 2009 Aug;30(16):2038-43.

第四章　食物成癮症：修復你大腦裡的化學作用

1. Gearhardt AN, Corbin WR, Brownell KD. Preliminary validation of the Yale Food Addiction Scale. *Appetite.* 2009;52(2): 430-36.

2. Gearhardt A, et al. Food addiction, an examination of the diagnostic criteria for dependence. *J Addict Med.* 2009;3:1-7.

3. Colantuoni C, Schwenker J, McCarthy P, et al. Excessive sugar intake alters binding to dopamine and mu-opioid receptors in the brain. *Neuroreport.* 2001;12(16): 3549-52.

4. Volkow, ND, Wang, GJ, Fowler, JS, et al. "Nonhedonic" food motivation in humans involves dopamine in the dorsal striatum and methylphenidate amplifies this effect. *Synapse.* 2002;44(3): 175-80.

5. Malik VS, Schulze MB, Hu FB. Intake of sugar-sweetened beverages and weight gain: a systematic review. *Am J Clin Nutr.* 2006 Aug;84(2):274-88. Review.

6. Brownell KD, et al. The public health and economic benefits of taxing sugar-sweetened beverages. *N Engl J Med.* 2009 Oct 15; 361(16):1599-605. Epub 2009 Sep 16.

7. Wang YC, et al. Impact of change in sweetened caloric beverage consumption on energy intake among children and adolescents. *Arch Pediatr Adolesc Med.* 2009 Apr;163(4):336-43.

8. Ludwig DS, Peterson KE, Gortmaker SL. Relation between weight loss in the Diabetes Prevention Program Outcomes Study. *Lancet.* 2009 Nov 14;374(9702):1677-86.

7. Lim EL, et al. Reversal of type 2 diabetes: normalisation of beta cell function in association with decreased pancreas and liver triacylglycerol. *Diabetologia.* 2011 Oct;54(10):2506-14.

8. Henry B, Kalynovskyi S. Reversing diabetes and obesity naturally: a NEWSTART lifestyle program. *Diabetes Educ.* 2004 Jan-Feb;30(1):48-50, 55-56, 58-59.

9. Jessani S, et al. Should oral glucose tolerance testing be mandatory following acute myocardial infarction? *Int J Clin Pract.* 2007 Apr;61(4):680-83.

10. Khaw KT, et al. Association of hemoglobin A1c with cardiovascular disease acute mortality in adults: the European prospective investigation into cancer in Norfolk. *Ann Intern Med.* 2004 Sep 21;141(6):413-20.

11. Yaffe K, et al. The metabolic syndrome, inflammation, and risk of cognitive decline. *JAMA.* 2004 Nov 10;292(18):2237-42.

12. de la Monte SM, Wands JR. Alzheimer's disease is type 3 diabetes—evidence reviewed. J Diabetes Sci Technol. 2008 Nov; 2(6):1101-13.

13. Stein JL, Jack CR Jr, Weiner MW, Toga AW, Thompson PM; Cardiovascular Health Study; ADNI. Obesity is linked with lower brain volume in 700 AD and MCI patients. *Neurobiol Aging.* 2010 Aug;31(8):1326-39.

14. www.drhyman.com/acpm/life style-medicine

15. Haffner SM, et al. Mortality from coronary heart disease in subjects with type 2 diabetes and in nondiabetic subjects with and without prior myocardial infarction. *N Engl J Med.* 1998;339:229-34.

16. The NAVIGATOR Study Group. Effect of nateglinide on the incidence of diabetes and cardiovascular events. *N Engl J Med.* 2010. Apr 22;362(16):1463-76.

17. The NAVIGATOR Study Group. Effect of valsartan on the incidence of diabetes and cardiovascular events. *N Engl J Med.* 2010. Apr 22;362(16):1477-90.

18. The ACCORD Study Group. Effects of combination lipid therapy in type 2 diabetes mellitus. *N Engl J Med.* 2010. Apr 29;362(17):1563-74.

19. Taylor F, et al. Statins for the primary prevention of cardiovascular disease. *Cochrane Database Syst Rev.* 2011 Jan 19:CD004816.

20. Abramson J, Wright JM. Are lipid-lowering guidelines evidence-based? *Lancet.* 2007 Jan 20;369(9557):168-89.

21. Sirvent P, Mercier J, Lacampagne A. New insights into mechanisms of statin-associated myotoxicity. *Curr Opin Pharmacol.* 2008 Jun; 8(3):333-38.

4. Kahneman DA. Perspective on judgment and choice: mapping bounded rationality. Am Psychol. 2003 Sep;58(9):697-720. Review.

5. Barry CL, et al. Obesity metaphors: how beliefs about the causes of obesity affect support for public policy. *Milbank Q.* 2009 Mar;87(1):7-47.

第六章　功能醫學：逆轉此流行病的新一代方法

1. Snyderman R, Williams RS. Prospective medicine: the next health care transformation. *Acad Med.* 2003 Nov;78(11):1079-80.

2. Nelson RA, Bremer AA. Insulin resistance and metabolic syndrome in the pediatric population. *Metab Syndr Relat Disord.* 2010 Feb;8(1):1-14.

3. Silverstein JH, Rosenbloom AL. Type 2 diabetes in children. *Curr Diab Rep.* 2001 Aug;1(1):19-27. Review.

4. The Textbook of Functional Medicine. Institute of Functional Medicine, 2005.

第七章　認識七步驟

1. Choi HK, Willett W, Curhan G. Fructose-rich beverages and risk of gout in women. *JAMA.* 2010 Nov 24;304(20):2270-78.

第八章　步驟一：提升你的營養

1. Gillis L, Gillis A. Nutrient inadequacy in obese and non-obese youth. *Can J Diet Pract Res.* 2005 Winter;66(4):237-42.

2. Cordain L, et al. Origin and evolution of the Western diet: health implications for the 21st century. *Am J Clin Nutr.* 2005;8(2):341-54. Review.

3. United States Department of Agriculture. Agriculture Factbook Chapter 2: Profiling Food Consumption in America. 2001. Accessed online (http://www.usda.gov/factbook/chapter2.pdf).

4. Dufault R, et al. Mercury from chlor-alkali plants: measured concentrations in food product sugar. *Environ Health.* 2009 Jan 26;8:2.

5. Bray GA, Nielsen SJ, Popkin BM. Consumption of high-fructose corn syrup in beverages may play a role in the epidemic of obesity. *Am J Clin Nutr.* 2004 Apr;79(4):537-43. Review.

6. Eaton SB, Konner M. Paleolithic nutrition: a consideration of its nature and current implications. *N Engl J Med.* 1985 Jan 31;312(5): 283-89. Review.

7. Robson AA. Preventing diet induced disease: bioavailable nutrient-rich, low-energy-dense diets. *Nutr Health.* 2009;20(2): 135-66. Review.

consumption of sugar-sweetened drinks and childhood obesity: a prospective, observational analysis. *Lancet.* 2001;357:505-8.

9. Ellenbogen SJ, et al. Effects of decreasing sugar-sweetened beverage consumption on body weight in adolescents: a randomized, controlled pilot study. *Pediatrics.* 2006;117:673-80.

10. Schulze MB, et al. Sugarsweetened beverages, weight gain, and incidence of type 2 diabetes in young and middle-aged women. *JAMA.* 2004;292(8):927-34.

11. Palmer JR, et al. Sugar sweetened beverages and incidence of type 2 diabetes mellitus in African American women. *Arch Intern Med.* 2008;168(14):1487-92.

12. Fung TT, et al. Sweetened beverage consumption and risk of coronary heart disease in women. Am *J Clin Nutr.* 2009;89(4):1037-42.

13. Malik VS, Schulze MB, Hu FB. Intake of sugar-sweetened beverages and weight gain: a systematic review. *Am J Clin Nutr.* 2006;84(2):274-88.

14. Wang YC, et al. Impact of change in sweetened caloric beverage consumption on energy intake among children and adolescents. *Arch Pediatr Adolesc Med.* 2009; 163(4):336-343.

15. Dennis EA, et al. Water consumption increases weight loss during a hypocaloric diet intervention in middle-aged and older adults. *Obesity.* 2010 Feb;18(2): 300-7.

16. Forshee RA, Anderson PA, Storey ML. Sugar-sweetened beverages and body mass index in children and adolescents: A metaanalysis. *Am J Clin Nutr.* 2008:87:1662-71.

17. Lesser LI, et al. Relationship between funding source and conclusion among nutrition-related scientific articles. *PLoS Med.* 2007 Jan;4(1):e5.

18. http://consumerfreedom.com/about.cfm.

19. Swithers SE, Davidson TL. A role for sweet taste: calorie predictive relations in energy regulation by rats. *Behav Neurosci.* 2008;122(1):161-73.

20. Lenoir M, et al. Intense sweetness surpasses cocaine reward. *PLoS One.* 2007;2(1):e698.

21. Ludwig DS. Artificially sweetened beverages: cause for concern. *JAMA.* 2009 Dec 9;302(22): 2477-78.

第五章　食品大廠、大型農產和製藥公司是如何扼殺我們？

1. http://www.theatlantic.com/life/archive/2011/04/new.federal-guidelines-regulate-junk.food-ads-for-kids/238053/.

2. Nestle M. Food marketing and childhood obesity—a matter of policy. *N Engl J Med.* 2006 Jun 15;354(24):2527-29.

3. http://www.cspinet.org/new/200709171.html.

acid in the management of type 2 diabetes mellitus. *Endocr Metab Immune Disord Drug Targets*. 2009 Dec; 9(4): 392-98.

24. Kligler B, Lynch D. An integrative approach to the management of type 2 diabetes mellitus. *Altern Ther Health Med*. 2003 Nov-Dec;9(6):24-32; quiz 33. Review.

25. Kelly GS. Insulin resistance: lifestyle and nutritional interventions. Altern Med Rev. 2000 Apr;5(2):109-32. Review.

26. Kreisberg J. Learning from organic agriculture. *Explore*. 2006 Sep-Oct;2(5):450-52. Review.

27. Fairfield KM, Fletcher RH. Vitamins for chronic disease prevention in adults: scientific review. *JAMA*. 2002 Jun 19;287(23): 3116-26. Review.

第九章　步驟二：調整你的荷爾蒙

1. Maratou E, et al. Studies of insulin resistance in patients with clinical and subclinical hypothyroidism. *Eur J Endocrinol*. 2009 May; 160(5):785-90.

2. Ayturk S, et al. Metabolic syndrome and its components are associated with increased thyroid volume and nodule prevalence in a mild-to-moderate iodinedeficient area. *Eur J Endocrinol*. 2009 Oct;161(4):599-605.

3. Golden SH. A review of the evidence for a neuroendocrine link between stress, depression and diabetes mellitus. *Curr Diabetes Rev*. 2007 Nov;3(4):252-59. Review.

4. Van Cauter E, et al. Impact of sleep and sleep loss on neuroendocrine and metabolic function. *Horm Res*. 2007;67 Suppl 1:2-9.

5. Garruti G, et al. Adipose tissue, metabolic syndrome and polycystic ovary syndrome: from pathophysiology to treatment. *Reprod Biomed Online*. 2009 Oct; 19(4):552-63.

6. Chavarro JE, et al. Diet and lifestyle in the prevention of ovulatory disorder infertility. *Obstet Gynecol*. 2007 Nov;110(5):1050-58.

7. Chavarro JE, et al. Use of multivitamins, intake of B vitamins, and risk of ovulatory infertility. *Fertil Steril*. 2008 Mar;89(3):668-76.

8. Rhodes ET, et al. Effects of a lowglycemic load diet in overweight and obese pregnant women: a pilot randomized controlled trial. *Am J Clin Nutr*. 2010 Dec;92(6):1306-15.

9. Zitzmann M. Testosterone deficiency, insulin resistance and the metabolic syndrome. *Nat Rev Endocrinol*. 2009 Dec;5(12):673-81.

第十章　步驟三：減輕發炎現象

1. Deng Y, Scherer PE. Adipokines as novel biomarkers and regulators of the metabolic syndrome. *Ann NY Acad Sci*.

8. Chandalia M, et al. Beneficial effects of high dietary fiber intake in patients with type 2 diabetes mellitus. *N Engl J Med*. 2000 May 11;342(19):1392-98.

9. Reis JP, et al. Vitamin D status and cardiometabolic risk factors in the United States adolescent population. *Pediatrics*. 2009 Sep; 124(3):e371-79.

10. A scientific review: the role of chromium in insulin resistance. *Diabetes Educ*. 2004;Suppl:2-14. Review.

11. Lau FC, Bagchi M, Sen CK, Bagchi D. Nutrigenomic basis of beneficial effects of chromium(III) on obesity and diabetes. *Mol Cell Biochem*. 2008 Oct;317(1-2):1-10. *Epub*. 2008 Jul 18. Review.

12. Chaudhary DP, Sharma R, Bansal DD. Implications of magnesium deficiency in type 2 diabetes: A review. *Biol Trace Elem Res*. 2010 May;134(2):119-29.

13. Masood N, et al. Serum zinc and magnesium in type-2 diabetic patients. *J Coll Physicians Surg Pak*. 2009 Aug;19(8):483-86.

14. Albarracin CA, et al. Chromium picolinate and biotin combination improves glucose metabolism in treated, uncontrolled overweight to obese patients with type 2 diabetes. *Diabetes Metab Res Rev*. 2008 Jan-Feb;24(1):41-51.

15. Flachs P, et al. Cellular and molecular effects of n-3 polyunsaturated fatty acids on adipose tissue biology and metabolism. *Clin Sci*. 2009 Jan;116(1):1-16. Review.

16. Shay KP, et al. Alpha-lipoic acid as a dietary supplement: molecular mechanisms and therapeutic potential. *Biochim Biophys Acta*. 2009 Oct;1790(10):1149-60.

17. Ornish D, et al. Changes in prostate gene expression in men undergoing an intensive nutrition and lifestyle intervention. *Proc Natl Acad Sci U S A*. 2008 Jun 17;105(24):8369-74.

18. Kallio P, et al. Dietary carbohydrate modification induces alterations in gene expression in abdominal subcutaneous adipose tissue in persons with the metabolic syndrome: the FUNGENUT Study. *Am J Clin Nutr*. 2007 May;85(5):1417-27.

19. Salsberg SL, Ludwig DS. Putting your genes on a diet: the molecular effects of carbohydrate. *Am J Clin Nutr*. 2007 May;85(5):1169-70.

20. Giugliano D, Esposito K. Mediterranean diet and metabolic diseases. *Curr Opin Lipidol*. 2008 Feb;19(1):63-68. Review.

21. Reis JP, et al. Vitamin D status and cardiometabolic risk factors in the United States adolescent population. *Pediatrics*. 2009 Sep; 124(3):e371-79.

22. Chaudhary DP, Sharma R, Bansal DD. Implications of magnesium deficiency in type 2 diabetes: A review. *Biol Trace Elem Res*. 2010 May;134(2):119-29.

23. Poh Z, Goh KP. Current update on the use of alpha lipoic

thickness in obese juveniles. *Exp Clin Endocrinol Diabetes.* 2008 Apr;116(4): 241-45.

17. Pelsser, et al. Effects of a restricted elimination diet on the behaviour of children with attention-deficit hyperactivity disorder (INCA study): a randomised controlled trial. *Lancet.* 2011;377:494-503.

18. Cortese S, Morcillo Peñlver C. Comorbidity between ADHD and obesity: exploring shared mechanisms and clinical implications. *Postgrad Med.* 2010 Sep;122(5): 88-96. Review.

19. Rubio-Tapia A, et al. Increased prevalence and mortality in undiagnosed celiac disease. *Gastroenterology.* 2009 Jul;137(1):88-93.

20. Ludvigsson JF, et al. Smallintestinal histopathology and mortality risk in celiac disease. *JAMA.* 2009 Sep 16;302(11): 1171-78.

21. Sapone A, et al. Divergence of gut permeability and mucosal immune gene expression in two gluten—associated conditions: celiac disease and gluten sensitivity. *BMC Med.* 2011 Mar 9;9:23.

22. Catassi C, Fasano A. Celiac disease diagnosis: simple rules are better than complicated algorithms. *Am J Med.* 2010 Aug; 123(8):691-93.

23. Atkinson RL. Viruses as an etiology of obesity. *Mayo Clin Proc.* 2007 Oct;82(10):1192-98. Review.

24. Navas-Acien A, et al. Arsenic exposure and prevalence of type 2 diabetes in US adults. *JAMA.* 2008 Aug 20;300(7):814-22.

25. Jones OA, Maguire ML, Griffin JL. Environmental pollution and diabetes: a neglected association. *Lancet.* 2008 Jan 26;371(9609): 287-88.

26. Munhoz CD, et al. Stress-induced neuroinflammation: mechanisms and new pharmacological targets. *Braz J Med Biol Res.* 2008 Dec; 41(12):1037-46. Review.

27. Smith JK, et al. Long-term exercise and atherogenic activity of blood mononuclear cells in persons at risk of developing ischemic heart disease. *JAMA.* 1999 May 12 ;281(18):1722-27.

28. Church TS, et al. Reduction of C-reactive protein levels through use of a multivitamin. *Am J Med.* 2003 Dec 15;115(9):702-7.

第十一章　步驟四：改善你的消化功能

1. Larsen N, et al. Gut microbiota in human adults with type 2 diabetes differs from non-diabetic adults. *PLoS One.* 2010 Feb 5; 5(2):e9085.

2. Tsai F, Coyle WJ. The microbiome and obesity: is obesity linked to our gut flora? *Curr Gastroenterol Rep.* 2009 Aug;11(4):307-13. Review.

2010 Nov;1212(1):E1-E19.

2. Sedghizadeh PP, et al. Celiac disease and recurrent aphthous stomatitis: a report and review of the literature. *Oral Surg, Oral Med, Oral Pathol, Oral Radiol, and Endod.* 2002 Oct;94(4):474-78. Review.

3. Freeman MP, et al. Omega-3 fatty acids: evidence basis for treatment and future research in psychiatry. *J Clin Psychiatry.* 2006 Dec;67(12):1954-67. Review.

4. Vasquez, A. The clinical importance of vitamin D (cholecalciferol): a paradigm shift with implications for all healthcare providers, *Altern Ther Health Med.* 2004 Sep-Oct;10(5):28-36.

5. Holick, M. Vitamin D: importance in the prevention of cancers, type 1 diabetes, heart disease and osteoporosis. *Am J Clin Nutr.* 2004;79:362-71.

6. Wilkins CH, et al. Vitamin D deficiency is associated with low mood and worse cognitive performance in older adults. *Am J Geriatr Psychiatry.* 2006 Dec;14(12): 1032-40.

7. Mischoulon D, Raab MF. The role of folate in depression and dementia. *J Clin Psychiatry.* 2007; 68 Suppl10:28-33. Review.

8. Penninx BW, et al. Vitamin B(12)deficiency and depression in physically disabled older women: epidemiologic evidence from the Women's Health and Aging Study. *Am J Psychiatry.* 2000 May; 157(5):715-21.

9. Almeida C, et al. Subclinical hypothyroidism: psychiatric disorders and symptoms. *Rev Bras Psiquiatr.* 2007 Jun;29(2):157-59.

10. Smith RN, et al. A low-glycemicload diet improves symptoms in acne vulgaris patients: a randomized controlled trial. *Am J Clin Nutr.* 2007 Jul;86(1):107-15.

11. Koponen H, et al. Metabolic syndrome predisposes to depressive symptoms: a populationbased 7-year follow-up study. *J Clin Psychiatry.* 2008 Feb;69(2): 178-82.

12. Ludvigsson JF, et al. Coeliac disease and risk of mood disorder—sa general population-based cohort study. *J Affect Disord.* 2007 Apr; 99(1-3):117-26. Epub 2006 Oct 6.

13. Ch'ng CL, Jones MK, Kingham JG. Celiac disease and autoimmune thyroid disease. *Clin Med Res.* 2007 Oct;5(3):184-92. Review.

14. Wilders-Truschnig M, et al. IgG antibodies against food antigens are correlated with inflammation and intima media thickness in obese juveniles. *Exp Clin Endocrinol Diabetes.* 2008 Apr;116(4): 241-45.

15. Pradhan AD, et al. C-reactive protein, interleukin 6, and risk of developing type 2 diabetes mellitus. *JAMA.* 2001 Jul 18;286(3): 327-34.

16. Wilders-Truschnig M, et al. IgG antibodies against food antigens are correlated with inflammation and intima media

Engl J Med. 2004 Feb 12;350(7): 664-71.

3. Henriksen EJ, Diamond-Stanic MK, Marchionne EM. Oxidative stress and the etiology of insulin resistance and type 2 diabetes. *Free Radic Biol Med.* 2011 Sep 1;51(5):993-99.
4. Thomas DE, Elliott EJ, Naughton GA. Exercise for type 2 diabetes mellitus. *Cochrane Database Syst Rev.* 2006 Jul 19;3: CD002968. Review.
5. Fontana L. The scientific basis of caloric restriction leading to longer life. *Curr Opin Gastroenterol.* 2009 Mar;25(2):144-50. Review.
6. Valerio A, D'Antona G, Nisoli E. Branched-chain amino acids, mitochondrial biogenesis, and healthspan: an evolutionary perspective. *Aging.* 2011 May;3(5): 464-78.
7. http://www.ultrawellness.com/blog/resveratrol.

第十四章　步驟七：緩和你的心緒

1. Holt RI, et al. Hertfordshire Cohort Study Group. The relationship between depression and diabetes mellitus: findings from the Hertfordshire Cohort Study. *Diabet Med.* 2009 Jun;26(6): 641-48.
2. Pan A, et al. Bidirectional association between depression and type 2 diabetes mellitus m women. *Arch Intern Med.* 2010 Nov 22;170(21):1884-91.

第十五章　展開旅程

1. Dufault R, et al. Mercury from chlor-alkali plants: measured concentrations in food product sugar. *Environ Health.* 2009 Jan 26;8:2.

第十六章　駕馭群眾的力量

1. Boltri JM, et al. Diabetes prevention in a faith-based setting: results of translational research. J Public Health Manag Pract. 2008;14(1):29-32.
2. Knowler WC, et al. Reduction in the incidence of type 2 diabetes with lifestyle intervention or metformin. *N Engl J Med.* 2002;346(6):393-403.
3. Diabetes Prevention Program Research Group, et al. 10-year follow up of diabetes incidence and weight loss in the Diabetes Prevention Program Outcomes Study. *Lancet.* 2009 Nov 14; 374(9702):1677-86.
4. Ilanne-Parikka P, et al. Finnish Diabetes Prevention Study Group. Effect of lifestyle intervention on the occurrence of metabolic syndrome and its components in the Finnish Diabetes Prevention Study. *Diabetes Care.* 2008 Apr;31(4):805-7.
5. Look AHEAD Research Group, Wing RR. Long-term effects of a lifestyle intervention on weight and

3. Bäckhed F, Ding H, Wang T, Hooper LV, Koh GY, Nagy A, Semenkovich CF, Gordon JI. The gut microbiota as an environmental factor that regulates fat storage. *Proc Natl Acad Sci USA.* 2004 Nov 2;101(44):15718-23.
4. Cani PD, et al. Metabolic endotoxemia initiates obesity and insulin resistance. *Diabetes.* 2007 Jul;56(7):1761-72.

第十二章　步驟五：強化排毒能力

1. Jones OA, Maguire ML, Griffin JL. Environmental pollution and diabetes: a neglected association. *Lancet.* 2008 Jan 26;371(9609): 287-88.
2. http://www.ewg.org/reports/bodyburden2/newsrelease.php.
3. Lang IA, et al. Association of urinary bisphenol A concentration with medical disorders and laboratory abnormalities in adults. *JAMA.* 2008 Sep 17;300(11):1303-10.
4. Lee DH, et al. A strong doseresponse relation between serum concentrations of persistent organic pollutants and diabetes: results from the National Health and Examination Survey 1999-2002. *Diabetes Care.* 2006 Jul;29(7): 1638-44.
5. Navas-Acien A, Silbergeld EK, Pastor-Barriuso R, Guallar E. Arsenic exposure and prevalence of type 2 diabetes in US adults. *JAMA.* 2008 Aug 20;300(7): 814-22.
6. Fujiyoshi PT, Michalek JE, Matsumura F. Molecular epidemiologic evidence for diabetogenic effects of dioxin exposure in U.S. Air Force veterans of the Vietnam War. *Environ Health Perspect.* 2006 Nov;114(11):1677-83.
7. Chen JQ, Brown TR, Russo J. Regulation of energy metabolism pathways by estrogens and estrogenic chemicals and potential implications in obesity associated with increased exposure to endocrine disruptors. *Biochim Biophys Acta.* 2009 Jul;1793(7):1128-43. Review.
8. Hyman M. Systems biology, toxins, obesity, and functional medicine. *Altern Ther Health Med.* 2007 Mar-Apr; 13(2):S134-39. Review.
9. Remillard RB, Bunce NJ. Linking dioxins to diabetes: epidemiology and biologic plausibility. *Environ Health Perspect.* 2002 Sep;110(9):853-38. Review.
10. Griffin JL, Scott J, Nicholson JK. The influence of pharmacogenetics on fatty liver disease in the wistar and kyoto rats: a combined transcriptomic and metabonomic study. *J Proteome Res.* 2007 Jan;6(1): 54-61.

第十三章　步驟六：增進能量的新陳代謝

1. Hampton T. Mitochondrial defects may play role in the metabolic syndrome. *JAMA.* 2004 Dec 15; 292(23):2823-24.
2. Petersen KF, et al. Impaired mitochondrial activity in the insulinresistant offspring of patients with type 2 diabetes. *N*

Clin Nutr. 2005;59:393-98.

12. Liljeberg EH, Bjorck I. Milk as a supplement to mixed meals may elevate postprandial insulinanemia. *Eur J Clin Nutr*. 2001;55:994-99.

第二十章　第二週：透過營養補充品優化新陳代謝

1. Kelly GS. Insulin resistance: lifestyle and nutritional interventions. *Altern Med Rev*. 2000 Apr;5(2):109-32. Review.
2. Nikooyeh B, et al. Daily consumption of vitamin D- or vitamin D+ calcium-fortified yogurt drink improved glycemic control in patients with type 2 diabetes: a randomized clinical trial. *Am J Clin Nutr*. 2011 Apr;93(4):764-71.
3. Ou HY, et al. Interaction of BMI with vitamin D and insulin sensitivity. *Eur J Clin Invest*. 2011 Nov;41(11):1195-1201.
4. Woods MN, et al. Effect of a dietary intervention and n-3 fatty acid supplementation on measures of serum lipid and insulin sensitivity in persons with HIV. *Am J Clin Nutr*. 2009 Dec;90(6): 1566-78.
5. Okuda Y, et al. Long-term effects of eicosapentaenoic acid on diabetic peripheral neuropathy and serum lipids in patients with type II diabetes mellitus. *J Diabetes Complications*. 1996 Sep-Oct;10(5): 280-87.
6. Singh U, Jialal I. Alpha-lipoic acid supplementation and diabetes. *Nutr Rev*. 2008 Nov;66(11): 646-57. Review.
7. Davi G, Santilli F, Patrono C. Nutraceuticals in diabetes and metabolic syndrome. *Cardiovasc Ther*. 2010 Aug;28(4):216-26. Review.
8. Larrieta E, et al. Pharmacological concentrations of biotin reduce serum triglycerides and the expression of lipogenic genes. *Eur J Pharmacal*. 2010 Oct 10;644(1-3): 263-68.
9. Kirkham S, et al. The potential of cinnamon to reduce blood glucose levels in patients with type 2 diabetes and insulin resistance. *Diabetes Obes Metab*. 2009 Dec; 11(12):1100-13.
10. Fenercioglu AK, et al. The effects of polyphenol-containing antioxidants on oxidative stress and lipid peroxidation in type 2 diabetes mellitus without complications. *J Bndocrinol Invest*. 2010 Feb;33(2):118-24.
11. Vuksan V, et al. Beneficial effects of viscous dietary fiber from Konjacmannan in subjects with the insulin resistance syndrome: results of a controlled metabolic trial. *Diabetes Care*. 2000 Jan; 23(1):9-14.
12. Sood N, Baker WL, Coleman Cl. Effect of glucomannan on plasma lipid and glucose concentrations, body weight, and blood pressure: systematic review and metaanalysis. *Am J Clin Nutr*. 2008 Oct;88(4):1167-75. Review.

cardiovascular risk factors in individuals with type 2 diabetes mellitus: four-year results of the Look AHEAD trial. *Arch Intern Med*. 2010 Sep 27;170(17): 1566-75.

6. United Health Center for Health Reform and Modernization, The United States of Diabetes. November 2010 (www.unitedhealth group.com/reform).

第十七章　自我衡量

1. Schneider HJ, et al. The predictive value of different measures of obesity for incident cardiovascular events and mortality. *J Clin Endocrinol Metab*. 2010 Apr;95(4): 1777-85.

第十九章　第一週良藥入口：建立良好的營養基礎

1. Ebbeling CB, Leidig MM, Feldman HA, Lovesky MM, Ludwig DS. Effects of a low-glycemic load vs low-fat diet in obese young adults: a randomized trial. *JAMA*. 2007 May 16;297(19): 2092-102.
2. Larsen TM, et al. Diet, Obesity, and Genes (Diogenes) Project. Diets with high or low protein content and glycemic index for weight-loss maintenance. *N Engl J Med*. 2010 Nov 25;363(22): 2102-13.
3. Campbell TC. A study on diet, nutrition and disease in the People's Republic of China. Part I. *Bol Asoc Med P R*. 1990 Mar; 82(3):132-34.
4. Campbell TC. A study on diet, nutrition and disease in the People's Republic of China. Part II. *Bol Asoc Med P R*. 1990 Jul; 82(7):316-18. Review.
5. Jiang R, et al. Nut and peanut butter consumption and risk of type 2 diabetes in women. *JAMA*. 2002 Nov 27;288(20):2554-60.
6. Fung TT, et al. Dietary patterns, meat intake, and the risk of type 2 diabetes in women. *Arch Intern Med*. 2004 Nov 8;164(20): 2235-40.
7. Arya F, et al. Differences in postprandial inflammatory responses to a 'modern' v. traditional meat meal: a preliminary study. *Br J Nutr*. 2010 Sep;104(5):724-28.
8. Luopajärvi K, et al. Enhanced levels of cow's milk antibodies in infancy in children who develop type 1 diabetes later in childhood. *Pediatr Diabetes*. 2008 Oct; 9(5):434-41.
9. Frisk G, et al. A unifying hypothesis on the development of type 1 diabetes and celiac disease: gluten consumption may be a shared causative factor. *Med Hypotheses*. 2008;70(6):1207-9.
10. de Kort S, Keszthelyi D, Masclee AA. Leaky gut and diabetes mellitus: what is the link? *Obes Rev*. 2011 Jun;12(6)449-500.
11. Hoppe C, et al. High intakes of milk, but not meat, increase s-insulin and insulin resistance in 8-year-old boys. *Eur J*

第二十一章 第三週：放鬆心情，療癒身體

1. Grossniklaus DA, et al. Biobehavioral and psychological differences between overweight adults with and without waist circumference risk. *Res Nurs Health*. 2010 Dec; 33(6):539-51.
2. Galvin JA, et al. The relaxation response: reducing stress and improving cognition in healthy aging adults. *Complement Ther Clin Pract*. 2006 Aug;12(3):186-91.

第二十二章 第四週：有趣又聰明地運動

1. Jorge ML, et al. The effects of aerobic, resistance, and combined exercise on metabolic control, inflammatory markers, adipocytokines, and muscle insulin signaling in patients with type 2 diabetes mellitus. *Metabolism*. 2011 Sep;60(9):1244-52.
2. Goodpaster BH, et al. Effects of diet and physical activity interventions on weight loss and cardiometabolic risk factors in severely obese adults: a randomized trial. *JAMA*. 2010 Oct 27;304(16): 1795-802.
3. Rosen RC, et al. Erectile dysfunction in type 2 diabetic men: relationship to exercise fitness and cardiovascular risk factors in the Look AHEAD trial. *J Sex Med*. 2009 May;6(5):1414-22.
4. Church TS, et al. Effects of aerobic and resistance training on hemoglobin Ale levels in patients with type 2 diabetes: a randomized controlled trial. *JAMA*. 2010 Nov 24;304(20):2253-62. Erratum in: *JAMA*. 2011 Mar 2;305(9):892.

第二十三章 第五週：乾淨和綠化的生活

1. Galletti PM, Joyet G. Effect of fluorine on thyroidal iodine metabolism in hyperthyroidism. *J Clin Endocrinol Metab*. 1958 Oct; 18(10):1102-10.
2. Xanthis A, et al. Advanced glycosylation end products and nutrition-a possible relation with diabetic atherosclerosis and how to prevent it. *J Food Sci*. 2007 Oct;72(8):R125-29.
3. Dolan M, Rowley J. The precautionary principle in the context of mobile phone and base station radiofrequency exposures. Env*iron Health Perspect*. 2009 Sep; 117(9):1329-32.
4. Volkow ND, et al. Effects of cell phone radiofrequency signal exposure on brain glucose metabolism. *JAMA*. 2011 Feb 23; 305(8):808-13.
5. Genuis SJ. Fielding a current idea: exploring the public health impact of electromagnetic radiation. *Public Health*. 2008 Feb; 122(2):113-24.

第二十四章 第六週：個人專屬計畫

1. Persky VW, et al. Effect of soy protein on endogenous

13. Minich DM, Bland JS. Dietary management of the metabolic syndrome beyond macronutrients. *Nutr Rev*. 2008 Aug;66(8): 429-44. Review.
14. Pipe EA, et al. Soy protein reduces serum LDL cholesterol and the LDL cholesterol HDL cholesterol and apolipoprotein B: apolipoprotein A-I ratios in adults with type 2 diabetes. *J Nutr*. 2009 Sep;139(9):1700-6.
15. Yajima H, et al. Bitter acids derived from hops, activate both peroxisome proliferator-activated receptor alpha and gamma and reduce insulin resistance. *J Biol Chem*. 2004 Aug 6;279(32): 33456-62.
16. Krawinkel MB, Keding GB. Bitter gourd (Momordica Charantia): a dietary approach to hyperglycemia. *Nutr Rev*. 2006 Jul;64(7 Pt 1):331-37. Review.
17. Kanetkar P, Singhal R, Kamat M. Gymnema sylvestre: a Memoir. *J Clin Biochem Nutr*. 2007 Sep; 41(2):77-81.
18. Hasani-Ranjbar S, et al. The efficacy and safety of herbal medicines used in the treatment of hyperlipidemia; a systematic review. *Curr Pharm Des*. 2010; 16(26):2935-47.
19. Katan MB, et al. Efficacy and safety of plant stanols and sterols in the management of blood cholesterollevels. *Mayo Clin Proc*. 2003 Aug;78(8):965-78. Review.
20. Houston MC. Nutrition and nutraceutical supplements in the treatment of hypertension. *Expert Rev Cardiovasc Ther*. 2010 Jun; 8(6):821-33. Review.
21. Walker AF, et al. Hypotensive effects of hawthorn for patients with diabetes taking prescription drugs: a randomised controlled trial. *Br J Gen Pract*. 2006 Jun; 56(527):437-43.
22. Tai MW, Sweet BV. Nattokinase for prevention of thrombosis. *Am J Health Syst Pharm*. 2006 Jun 15;63(12):1121-23.
23. Kasim M, et al. Improved myocardial perfusion in stable angina pectoris by oral lumbrokinase: a pilot study. *J Altern Complement Med*. 2009 May;15(5):539-44.
24. Diabetes Prevention Program Research Group, et al. 10-year follow-up of diabetes incidence and weight loss in the Diabetes Prevention Outcomes Study. Lan*cet*. 2009 Nov 14;374(9702): 1677-86.
25. Hynian MA. The failure of risk factor treatment for primary prevention of chronic disease. *Altern Ther Health Med*. 2010 May-Jun;16(3):60-63. Review.
26. Taylor AJ, et al. Extended-release niacin or ezetimibe and carotid intima-media thickness. *N Engl J Med*. 2009 Nov 26;361(22): 2113-22.
27. Preiss D, et al. Risk of incident diabetes with intensive-dose compared with moderate-dose statin therapy: a meta-analysis. *JAMA*. 2011 Jun 22;305(24): 2556-64.

16. Xie JT, Mchendale S, Yuan CS. Ginseng and diabetes. *Am J Chin Med.* 2005;33(3):397-404. Review.

第二十七章 聯手追求健康：創造社會運動

1. http://www.yaleruddcenter.org.
2. http://online.wsj.com/article/SB124476804026308603.html.
3. http://bostonreview.net/BR35.3/angell.php.
4. Adams KM, Kohlmeier M, Zeisel SH. Nutrition education in U.S. medical schools: latest update of a national survey. *Acad Med.* 2010 Sep;85(9):1537-42.
5. http://www.acpm.org/Lifestyle Medicine.htm.

hormones in postmenopausal women. *Am J Clin Nutr.* 2002Jan;75(1):145-53. Erratum in: *Am J Clin Nutr.* 2002 Sep;76(3):695.

2. Galletti PM, Joyet G. Effect of fluorine on thyroidal iodine metabolism in hyperthyroidism. *J Clin Endocrinol Metab.* 1958 Oct;18(10):1102-10.
3. Schellenberg R. Treatment for the premenstrual syndrome with agnus castus fruit extract: prospective, randomised, placebo controlled study. *BMJ.* 2001 Jan 20;322(7279):134-37.
4. Estruch R. Anti-inflammatory effects of the Mediterranean diet: the experience of the PREDIMED study. *Proc Nutr Soc.* 2010 Aug;69(3):333-40.
5. Church TS, Earnest CP, Wood KA, Kampert JB. Reduction of C-reactive protein levels through use of a multivitamin. *Am J Med.* 2003 Dec 15;115(9):702-7.
6. Cani PD, Delzenne NM. The role of the gut microbiota in energy metabolism and metabolic disease. *Curr Pharm Des.* 2009; 15(13):1546-58. Review.
7. Cecchini M, LoPresti V. Drug residues stored in the body following cessation of use: impacts on neuroendocrine balance and behavior-use of the Hubbard sauna regimen to remove toxins and restore health. *Med Hypotheses.* 2007;68(4):868-79.
8. Beever R. The effects of repeated thermal therapy on quality of life in patients with type II diabetes mellitus. *J Altern Complement Med.* 2010 Jun;16(6):677-81.
9. Kamenova P. Improvement of insulin sensitivity in patients with type 2 diabetes mellitus after oral administration of alpha-lipoic acid. *Hormones.* 2006 Oct-Dec; 5(4):251-58.
10. Wu G, et al. Arginine metabolism and nutrition in growth, health and disease. *Amino Acids.* 2009 May;37(1):153-68.
11. El-Ghoroury EA, et al. Malondialdehyde and coenzyme Q10 in platelets and serum in type 2 diabetes mellitus: correlation with glycemic control. *Blood Coagul Fibrinolysis.* 2009 Jun;20(4): 248-51.
12. Sadruddin S, Arora R. Resveratrol: biologic and therapeutic implications. *J Cardiometab Syndr.* 2009 Spring;4(2):102-6. Review.
13. Jiang WJ. Sirtuins: novel targets for metabolic disease in drug development. *Biochem Biophys Res Commun.* 2008 Aug 29; 373(3):341-44. Epub 2008 Jun 23. Review.
14. Solerte SB, et al. Nutritional supplements with oral amino acid mixtures increases whole-body lean mass and insulin sensitivity in elderly subjects with sarcopenia. *Am J Cardiol.* 2008 Jun 2; 101(11A):69E-77E.
15. Yin J, Zhang H, Ye J. Traditional Chinese medicine in treatment of metabolic syndrome. *Endocr Metab Immune Disord Drug Targets.* 2008 Jun;8(2):99-111. Review.

血糖解方：慢性病的根源在血糖震盪，功能醫學名醫幫你量身打造屬於自己的血糖解方

The Blood Sugar Solution

作　　者——馬克·海曼（Mark Hyman）
譯　　者——高子梅
封面設計——萬勝安
責任編輯——劉素芬、張海靜
行銷業務——王綬晨、邱紹溢、劉文雅
行銷企劃——黃羿潔
副總編輯——張海靜
總 編 輯——王思迅
發 行 人——蘇拾平
出　　版——如果出版
發　　行——大雁出版基地
地　　址——231030 新北市新店區北新路三段 207-3 號 5 樓
電　　話——02-8913-1005
傳　　真——02-8913-1056
讀者服務信箱 E-mail——andbooks@andbooks.com.tw
劃撥帳號——19983379
戶　　名——大雁文化事業股份有限公司
出版日期 2024 年 8 月 二版
定價 520 元
ISBN 978-626-7498-13-2

國家圖書館出版品預行編目 (CIP) 資料料

血糖解方：慢性病的根源在血糖震盪，功能醫學名醫幫你量身打造屬於自己的血糖解方 / 馬克 . 海曼 (Mark Hyman) 著；高子梅譯 . -- 二版 . -- 新北市：如果出版：大雁出版基地發行，2024.08
面； 公分
譯自：The blood sugar solution : the ultra healthy program for losing weight, preventing disease, and feeling great now!
ISBN 978-626-7498-13-2(平裝)

1.CST: 糖尿病 2.CST: 慢性疾病 3.CST: 保健常識

415.668　　113009281

歡迎光臨大雁出版基地官網
www.andbooks.com.tw
訂閱電子報並填寫回函卡

如果

免責聲明
本書中包含的醫療保健建議及訊息，是用於補充，而不是取代您的醫師或其他受過訓練的專業健康建議。如果您知道或懷疑自己有健康問題，建議您在開始任何醫療計畫或治療之前，尋求您醫師的建議。
在本書出版日之前，已盡一切努力確保所含訊息的準確性。對運用書中建議的方法可能發生的任何醫療結果，出版社和作者不承擔任何責任。